Przemysław Zybowski

Der Gestaltkreis von Viktor von Weizsäcker

Przemysław Zybowski

Der Gestaltkreis von Viktor von Weizsäcker

Rezensions- und Rezeptionsgeschichte zu „Der Gestaltkreis. Theorie der Einheit von Wahrnehmen und Bewegen"

Südwestdeutscher Verlag für Hochschulschriften

Impressum / Imprint
Bibliografische Information der Deutschen Nationalbibliothek: Die Deutsche Nationalbibliothek verzeichnet diese Publikation in der Deutschen Nationalbibliografie; detaillierte bibliografische Daten sind im Internet über http://dnb.d-nb.de abrufbar.
Alle in diesem Buch genannten Marken und Produktnamen unterliegen warenzeichen-, marken- oder patentrechtlichem Schutz bzw. sind Warenzeichen oder eingetragene Warenzeichen der jeweiligen Inhaber. Die Wiedergabe von Marken, Produktnamen, Gebrauchsnamen, Handelsnamen, Warenbezeichnungen u.s.w. in diesem Werk berechtigt auch ohne besondere Kennzeichnung nicht zu der Annahme, dass solche Namen im Sinne der Warenzeichen- und Markenschutzgesetzgebung als frei zu betrachten wären und daher von jedermann benutzt werden dürften.

Bibliographic information published by the Deutsche Nationalbibliothek: The Deutsche Nationalbibliothek lists this publication in the Deutsche Nationalbibliografie; detailed bibliographic data are available in the Internet at http://dnb.d-nb.de.
Any brand names and product names mentioned in this book are subject to trademark, brand or patent protection and are trademarks or registered trademarks of their respective holders. The use of brand names, product names, common names, trade names, product descriptions etc. even without a particular marking in this works is in no way to be construed to mean that such names may be regarded as unrestricted in respect of trademark and brand protection legislation and could thus be used by anyone.

Coverbild / Cover image: www.ingimage.com

Verlag / Publisher:
Südwestdeutscher Verlag für Hochschulschriften
ist ein Imprint der / is a trademark of
AV Akademikerverlag GmbH & Co. KG
Heinrich-Böcking-Str. 6-8, 66121 Saarbrücken, Deutschland / Germany
Email: info@svh-verlag.de

Herstellung: siehe letzte Seite /
Printed at: see last page
ISBN: 978-3-8381-3647-9

Zugl. / Approved by: Berlin, Charité – Universitätsmedizin, Diss., 2008

Copyright © 2013 AV Akademikerverlag GmbH & Co. KG
Alle Rechte vorbehalten. / All rights reserved. Saarbrücken 2013

Danksagungen

An erster Stelle gilt mein herzlicher Dank Herrn Prof. Wilhelm Rimpau, der mich auf Viktor von Weizsäcker aufmerksam machte und auf diese Weise meinem Medizinstudium eine Wendung gegeben hat, die ich mir im Verborgenen schon lange gewünscht hatte. Sie kam gerade noch rechtzeitig, um einen mit der Medizin hadernden Geist eine sehr willkommene Alternative aufzuzeigen. Ich bedanke mich für die herzliche und jeder Zeit zum Diskurs bereite Betreuung, die über das heute übliche Maß weit hinausging.

Auch möchte ich mich an dieser Stelle bei Prof. Dieter Janz für die Bereitschaft zum persönlichen Gespräch, für wertvolle Anregungen und schließlich für das akribische Durchschauen des Manuskripts bedanken.

Meiner Familie, im Besonderen meinen Eltern danke ich für die beharrliche Unterstützung.

Inhalt

                                                                   Seite

1. Einleitung

1.1   Zur Person Viktor von Weizsäckers..8
1.2   Aufgabenstellung und Rechtfertigung der Arbeit..9

Erster Teil

Vorstellung der Gestaltkreistheorie

2.   Kurzdarstellung der Gestaltkreistheorie..13

3.   Warum hat VvW den Gestaltkreis verfasst: Leistungsprinzip und Funktionswandel als Ausgangsbegriffe für die Gestaltkreistheorie..........19

Zweiter Teil

Rezeptionen zum Gestaltkreis

4.   Sinnesphysiologie und der Gestaltkreis...27
4.1   Allgemeine Sinnesphysiologie..27
4.2   Gestaltkreis als Ausgangspunkt einer neuen Sinneslehre................................32
4.3   Konkrete Beispiele am GK orientierter experimentell-sinnesphysiologischer Experimentaluntersuchungen – und deren Beitrag zur Theoriebildung...........42
4.3.1 Alfred Auersperg: Coinzidentalkorrespondenz, Psychophysiologie der intentionalen Blickbewegung, Körperbild und Körperschema..................43

4.3.2	Frederik Buytendijks Mitarbeiter J. Linschoten: Optische Bewegungswahrnehmung – Kritik an der Gestaltpsychologie	48
4.4	Neuere Ergebnisse der Neurowissenschaften als Bestätigung der Gestaltkreistheorie	50
4.5	Angewandte Sinneslehre	59
4.5.1	Wahrnehmung der Füße	59
4.5.2	Zur psychosozialen Seite des Berührens - Architektur und der Gestaltkreis	61
4.6	Literatur: Sinnsphysiologie und der Gestaltkreis	65
5	**Am Gestaltkreis orientierte klinische Forschung**	**68**
5.1	Neurologie	68
5.1.1	Die Gestaltkreistheorie in Lehrbüchern für Neurologie	69
5.1.2	Sprachmotorisches Verhalten bei Aphasie – Ein klinisches Beispiel für den Funktionswandel	70
5.1.3	Alfred Auersperg: Großhirnpathologische Syndrome als Zeitigungsstörung der Aktualgenese	76
5.1.4	Störungen der Wahrnehmung und des Leiberlebens beim Parkinsonismus	78
5.1.5	Psychosomatik in der Neurologie	79
5.2	Psychiatrie	80
5.2.1	Phänomenologisch – anthropologisch orientierte Psychiatrie	80
5.2.2	Psychiatrie der Gegenwart – Forschung und Praxis - 1960/1967	83
5.2.3	Alfred Auersperg: Die Krise vom Standpunkt der teleologisch interpretierten Aktualgenese	88
5.2.4	Die Einführung des Gestaltprinzips in die Psychiatrie	89
5.3	Literatur: Am Gestaltkreis orientierte klinische Forschung	93
6.	**Der Gestaltkreis und seine Analogie zur Quantenphysik**	**96**
6.1	Einführung	96
6.2	Vergleich vom Gestaltkreis mit der Theorie der Komplementarität	97
6.3	Komplementarität in der Klinik	102
6.4	Komplementäre Erfahrung von Ganzheit im Gestaltkreis	105
6.5	Literatur: Der Gestaltkreis und seine Analogie zur Quantenphysik	110

7.	**Unterschiede des Gestaltkreises zur Kybernetik**	111
7.1	Einführung	111
7.2	Abgrenzung der Gestaltkreistheorie zur Kybernetik	113
7.3	Eine Gegenposition zu 7.2	121
7.4	Anwendungen kybernetischer Methoden in der Psychosomatik	126
7.5	Zusammenfassung	129
7.6	Literatur: Unterschiede des Gestaltkreises zur Kybernetik	132

8.	**Der Gestaltkreis in der Sportwissenschaft**	134
8.1	Einführung	134
8.2	Moderne Handlungstheorien und der Gestaltkreis	135
8.3	Weitere Theorien im Vergleich mit dem Gestaltkreis	141
8.4	Qualitative Bewegungsforschung und Medizinische Anthropologie	153
8.5	Integrale Bewegungswissenschaft und der Gestaltkreis	158
8.6	Zusammenfassung	161
8.7	Literatur: Der Gestaltkreis in der Sportwissenschaft	165

9.	**Der Gestaltkreis in der Allgemeinen Pädagogik**	169
9.1	Literatur: Der Gestaltkreis in der Allgemeinen Pädagogik	175

10.	**Von psychosomatischen zur anthropologischen Medizin**	176
10.1	Modelle und Methode in der Psychosomatik	177
10.1.1	Einführung: Modelle, Theorien und Systeme	177
10.1.2	Methodologie und Methodenwechsel in der Medizin	183
10.1.3	Beispiel eines Models: Ein Vergleich von Situationskreis und Gestaltkreis	188
10.1.4	Beispiel eines Modells: Eine Kritik an Hans Schäfers Sozialphysiologie	192
10.1.5	Beispiel eines Modells: Mehr-Komponentenmodell der Affektpsychologie	196
10.2	Am Gestaltkreis orientierte psychosomatische Klinik: Der „praktische" Gestaltkreis: als Grundlage von Therapien	198
10.2.1	Gestalttherapie	199
10.2.2	Situationskreis und Situationstherapie – Konzept einer integrativen Psychotherapie	208
10.2.3	Kunsttherapie	211
10.2.4	Ergotherapie	213

10.2.5 Konzentrative Bewegungstherapie..215
10.3 Literatur: Von psychosomatischer Medizin zur anthropologischen Medizin..219

11. Beiträge zum Gestaltkreis aus der Philosophie und der Theologie...........221
11.1 Philosophie...221
11.1.1 Der Gestaltkreis als integrierender Bestandteil des
WEIZSÄCKERschen Denkens...223
11.1.2 Der Gestaltkreis als Grundprinzip einer
philosophisch-medizinischen Anthropologie..227
11.1.3 Der Zeit- und Materiebegriff VvWs im Lichte neuerer Entwicklungen..........237
11.1.4 Selbstorganisationstheorie und Gestaltkreis im Vergleich...............................243
11.2 Theologie..246
11.2.1 Die Einführung des Subjekts in die Theologie...249
11.2.2 Menschwerden in Beziehung..259
11.3 Literatur: Beiträge zum Gestaltkreis aus der Philosophie und der Theologie..264

Dritter Teil
Rezensionen zum Gestaltkreis

12. Rezensionen..269
12.1 Rezensionen zur 1. Auflage aus dem Jahr 1940..269
12.1.1 Rezensionen aus den Gebieten der Neurologie, der Psychiatrie
und der Neurochirurgie..270
12.1.2 Rezensionen aus allgemeinen klinisch/medizinischen Zeitschriften..............278
12.1.3 Rezensionen aus nicht-medizinischen Zeitschriften..283
12.1.4 Rezensionen aus Tageszeitungen...291
12.1.5 Literatur: Rezensionen zur 1. Auflage aus dem Jahr 1940..............................295
12.2 Rezensionen zur 2. Auflage aus dem Jahr 1943..297
12.3 Rezensionen zur 3. Auflage aus dem Jahr 1947..300
12.3.1 Rezensionen aus allgemeinen klinisch/medizinischen Zeitschriften..............300
12.3.2 Rezensionen aus nicht-medizinischen Zeitschriften..306

12.3.3 Literatur: Rezensionen zur 3. Auflage aus dem Jahr 1943..............................308
12.4   Rezensionen zur 4. Auflage aus dem Jahr 1950...309
12.4.1 Rezensionen aus den Gebieten der Neurologie und der Psychiatrie................309
12.4.2 Rezensionen aus allgemeinen klinisch/medizinischen Zeitschriften................316
12.4.3 Rezensionen aus Tageszeitungen..325
12.4.4 Literatur: Rezensionen zur 4. Auflage aus dem Jahr 1950.............................329
12.5   Der Gestaltkreis in den Gesammelten Schriften, 1996.....................................331
12.6   Zusammenfassung der Rezensionen...333
12.6.1 Zusammenfassung der Rezensionen zur 1. Auflage..333
12.6.2 Zusammenfassung der Rezensionen zur 2. Auflage..336
12.6.3 Zusammenfassung der Rezensionen zur 3. Auflage..337
12.6.4 Zusammenfassung der Rezensionen zur 4. Auflage..338
12.6.5 Vergleich der Rezensionen..345

13.   Schluss und Zusammenfassung..347

Zitierte Arbeiten Viktor von Weizsäckers..354
Literaturverzeichnis..356

1. Einleitung

1.1 Zur Person Viktor von Weizsäckers

Viktor von WEIZSÄCKER (VvW) wurde am 21.4.1886 als Sohn des späteren württembergischen Ministerpräsidenten Karl WEIZSÄCKER in Stuttgart geboren. Er wird heute als Begründer der Psychosomatik ausgegeben, obwohl er diese Klassifizierung auf sich selbst nicht angewandt, ja ausdrücklich die Begründung der Psychosomatik als Spezialfach abgewiesen hat. Stattdessen beansprucht VvW für sich die Begründung der *anthropologischen Medizin*, also der psychosomatischen Medizin aller Fächer, die eine *medizinische Anthropologie* aus sich freisetzt.

VvW studiert Medizin in Tübingen, Freiburg und Heidelberg und promoviert nach dem medizinischen Staatsexamen im Jahre 1909 über die Frage der Blutgeschwindigkeit bei Anämie[1]. Betreut wird seine Promotionsarbeit von Johannes von KRIES, dem neukantianisch orientierten Freiburger Physiologen, durch den VvW besonders auf den Zusammenhang von Medizin und Philosophie aufmerksam wird. Bereits während seines Medizinstudiums lernt VvW die Südwestdeutsche Philosophie kennen und besucht Seminare bei Wilhelm WINDELBAND und Heinrich RICKERT. Auch auf die Studienzeit gehen die lange währenden und für das Werk VvWs prägenden Freundschaften mit dem Historiker und Philosophen Franz ROSENZWEIG und den Gebrüdern Rudolf (Biologe) und Hans (Theologe) EHRENBERG zurück.

Ab 1913 arbeitet VvW als klinischer Assistent von Ludolf von KREHL in der Medizinischen Klink in Heidelberg. Im ersten Weltkrieg ist VvW als Lazarettarzt an verschiedenen Orten tätig und habilitiert sich in dieser Zeit „Über die Energetik der Muskeln und insbesondere des Herzmuskels sowie ihre Beziehung zur Pathologie des Herzens[2]. 1919 wird VvW auf den Lehrstuhl der Nervenabteilung der Medizinischen Klinik in Heidelberg berufen und widmet seine Antrittsvorlesungen der Naturphilosophie, die bereits alle Elemente der *Medizinischen Anthropologie* enthalten. 1922 wird VvW außerordentlicher Professor für Neurologie. Ebenfalls im Jahre 1922 findet die erste Begegnung mit dem Philosophen Max SCHELER statt.

---

[1] Weizsäcker, V.v.: Beitrag zur Frage der Blutgeschwindigkeit bei Anämie. GS 2
[2] Weizsäcker, V.v.: Über die Energetik der Muskeln und insbesondere des Herzmuskels sowie ihre Beziehung zur Pathologie des Herzens. GS 2

1926 gründet VvW zusammen mit Martin BUBER und Joseph WITTIG die Zeitschrift „Die Kreatur". In das Jahr 1926 datiert auch die erste und einzige persönliche Begegnung mit Sigmund FREUD in Wien.
Immer noch in Heidelberg, wird VvWs 1930 ordentlicher Professor für Neurologie. Ein Jahr bevor er als Nachfolger von Otfried FOERSTER auf den damals berühmtesten Lehrstuhl für Neurologie nach Breslau berufen wird, erscheint 1940 VvWs bekanntestes Werk „Der Gestaltkreis".
Während des zweiten Weltkrieges ist VvW als Sanitätsoffizier tätig und errichtet ein arbeitstherapeutisches Lazarett in Breslau. 1945 verlässt er Breslau, wo er die bis heute größtenteils verschollene Privatbibliothek zurücklässt. Nach erneuter Kriegsgefangenschaft wird VvW auf ein eigens für ihn geschaffenes Ordinariat für Allgemeine Medizin in der Heidelberger Universität berufen. Nach längerer Krankheit stirbt VvWs am 8.1.1957 in Heidelberg.

1.2   Aufgabenstellung und Rechtfertigung der Arbeit

Das theoretische Hauptwerk des Arztes und Philosophen Viktor von WEIZSÄCKER „Der Gestaltkreis. Theorie der Einheit von Wahrnehmen und Bewegen" wurde 1940 verfasst und erschien 1950 in vierter Auflage zum letzen Mal zu seinen Lebzeiten. Die Gestaltkreistheorie stellt einen neuen Wissenschaftstypus dar, der die klassische Naturwissenschaft, die „die Wirklichkeit des kranken Menschen notwendig verfehlt"[1], ablöst und die anthropologische Medizin VvWs „vorbereitet"[2]. Dazu schreibt Rainer-M. E. JACOBI:

> „Mit der ‚Denkweise im Gestaltkreis' verbindet sich dann nicht nur ein neues Bild vom Menschen und seiner Wirklichkeit, sondern ein neues Bild der Welt im Ganzen, also auch der Weise, wie wir Menschen in dieses Ganze hineingehören."[3]

Es gehöre zu den Eigentümlichkeiten der Rezeption des WEIZSÄCKERschen Werkes, den Gestaltkreisbegriff am häufigsten zitiert zu finden und gleichzeitig

---
[1] Jacobi, R.-M. E.: Leben im Zwischen. (1996) S. 99
[2] Weizsäcker, V.v.: Der Gestaltkreis. GS 4. S. 99
[3] Jacobi, R.-M. E.: Leben im Zwischen. (1996) S. 97

feststellen zu müssen, so JACOBI, dass dies in den seltensten Fällen mit der Bemühung um sein Verständnis einhergehe.

Ausgehend von der über 2000 Titel umfassenden Rezeptionsbibliographie Wilhelm RIMPAUs zum Gesamtwerk Viktor von WEIZSÄCKERs ist es zum einen das Anliegen dieser Arbeit, Quellen, die den Gestaltkreis thematisieren, aufzuspüren, zu ordnen und zu wichten, und zum anderen einen Beitrag zur Vervollständigung der Rezeptionsbibliographie zu leisten. Insgesamt konnten mehr als 250 Quellen in verschiedene Themenschwerpunkte aufgeschlüsselt werden. Davon stellen ca. 190 Quellen Beiträge dar, die sich mehr oder minder ausführlich mit dem Inhalt des Gestaltkreises auseinandersetzen. Diese Rezeptionen werden im zweiten und zentralen Teil der Untersuchung vornehmlich ab dem Jahr 1950 zusammengetragen, da aus dem Vorwort der Ausgabe des Gestaltkreises von 1950 durch zahlreiche Quellenangaben seitens VvWs schon gewissermaßen eine Rezeptionsgeschichte zum Gestaltkreis hervorgeht. In jedem der Kapitel 4. bis 11. werden die wichtigsten Beiträge ausführlich vorgestellt; die Quellen dagegen, die keine neuen inhaltlichen Aspekte zum Kapitel liefern, werden am Ende eines jeden Kapitels nur (chronologisch) aufgeführt. Aus der Reihenfolge der Kapitel im zweiten Teil ergibt sich, dass jedes Kapitel zu einem gewissen Grade auch einen neuen Aspekt vom Gestaltkreis beschreibt respektive einen andern bereits erläuterten Aspekt weiter vertieft. So baut jedes Kapitel bezüglich seiner erläuternden Haltung gegenüber dem Gestaltkreis auf die vorhergehenden Kapiteln auf und trägt auch zum Verständnis der Gestaltkreistheorie bei.

Im dritten Teil der Untersuchung werden alle restlichen 59 Quellen ausführlich vorgestellt; bei diesen Quellen handelt es sich um Rezensionen, also meistens um oberflächliche Texte, zu den vier Auflagen des Gestaltkreises.

Der erste Teil der Untersuchung bietet eine allgemeine Zusammenfassung des Gestaltkreises und zeigt zudem seine Entstehungsgeschichte auf. Es bietet aber nur eine kleine Hilfe bei der Erfassung des Inhalts und kann die selbstständige Lektüre nicht ersetzen.

Die Untersuchung versteht sich als ein Arbeitsbuch, das in Form einer geordneten Referat- und Literatursammlung erstens das weite Spektrum der Gestaltkreis-Rezeption aufzeigt. Zweitens soll damit die Grundlage für eine intensivere Bearbeitung bestimmter in Zusammenhang mit dem Gestaltkreis stehender Themengebiete, also die Grundlage für eine kritisch-inhaltliche Überprüfung der

Gestaltkreis-Rezeption geschaffen werden, die hier nicht im Vordergrund steht. Es ist der erste Versuch einer umfassenden Rezeptionsgeschichte zur Theorie des Gestaltkreises.

Erster Teil

Vorstellung der Gestaltkreistheorie

2. Kurzdarstellung der Gestaltkreistheorie

Die Gestaltkreistheorie ist zu einem großen Teil aus der kritischen Haltung VvWs gegenüber einer Physiologie[1] entstanden, die sich mit immer feineren, aber prinzipiell mechanistischen Methoden und Erklärungsmodellen dem Lebensprozess zu nähern versuchte.[2] Das mechanistische Weltbild der Physiologie führt VvW auf die 300 Jahre alte von DESCARTES (1662) begründete Vorstellung zurück, dass der Mensch nach den Prinzipien einer Maschine funktioniert: Die Maschine als ein physikalisches raum-zeitliches Kontinuum, welches von Menschen erbaut wurde und deswegen auch von ihm gelenkt werden muss.[3] Nach diesem Prinzip arbeiten die klassischen Naturwissenschaften.[4]

„Seine" Physiologie sieht VvW aber in den Kategorien der Biologie begründet, die andere sind als die der Physik. In der Biologie ist die raum-zeitlich-kausale Darstellungsform nicht als eine Darstellung des Geschehen selbst, sondern seiner Grenzen zu sehen, denn „analysierbar (...) ist niemals die Gestalt selbst, sondern immer nur die Grenzen ihres Erscheinens oder Verschwindens (...)."[5]

> „Wir müssen uns daher bei der Darstellung selbst auf eine Ungültigkeit dieser Formen der klassischen Naturwissenschaften gefasst machen – nicht aber dieser selbst. Es handelt sich demnach hier nicht um verschiedene Geltungsbereiche von Physik und Biologie, sondern um einen Unterschied des Verhaltens zum gleichen Gegenstand. Die Biologie stellt das Werden eines Lebensgeschehens so dar, wie es dem Menschen erlebbar wird, während die Physik das Geschehen so darstellt, wie es ohne ihn geschehen könnte."[6]

Damit lässt sich die Einleitung des ersten Vorworts zum GK „Um Lebendes zu erforschen, muss man sich am Leben beteiligen" auch leichter verstehen. Synonym

---

[1] „W. hatte entscheidenden Anteil an der Entwicklung einer am Wahrnehmungsphänomen orientierten Sinnesphysiologie."
Sack, M.: Alfred Prinz Auersperg (1899 - 1968). (2005) S.62 (Seitenangabe richtet sich nach dem Manuskript)
[2] Ebd., S. 58
[3] Weizsäcker, V.v.: Über das Nervensystem. GS 4. S. 406
[4] Vgl. Kapitel 6, darin im Besonderen: Weizsäcker, C. F. v.: Gestaltkreis und Komplementarität. (1956)
[5] Weizsäcker, V.v.: Der Gestaltkreis. GS 4. S. 113
[6] Weizsäcker, V.v.: Zum Begriffswandel der Biologie. GS 4. S. 70

kann formuliert werden: Um den Gegenstand der Biologie zu erforschen, benötigt man einen anderen Umgang mit ihm als mit dem Gegenstand der Physik.[1]
Dieser Umgang soll aber nicht gleichbedeutend mit der Einführung einer spezifisch biologischen Betrachtungsweise neben und gleichgeordnet der Physik sein, denn einen Biologismus als Betrachtungsform fechtet VvW gerade an.[2] In erster Linie hat er keine spezifische Methode im Auge, sondern der GK soll als eine Theorie der Einheit von Wahrnehmen und Bewegen an die Stelle „einer Stufe der klassischen Naturwissenschaften treten".[3]

„(...) das Wesentliche des Gestaltkreises ist, dass das Wahrnehmen und das Bewegen einander vertretbare Zustände in jedem biologischen Akt sind, dass sie jeweils gegeneinander verborgen bleiben und dass an dieser Verschränkung, Vertretung und Verborgenheit auch das Subjekt und Objekt teilnehmen: das ‚Wirkliche' erscheint bald im einen, bald im anderen."[4]

Anschaulich beschreibt VvW jene gegenseitige Verschränkung/Verborgenheit von Wahrnehmen und Bewegen, von Subjekt und Objekt an seinem *Drehtürprinzip*: Indem ich mich bewege, lasse ich eine Wahrnehmung erscheinen, indem ich etwas wahrnehme, wird mir eine Bewegung gegenwärtig.

„Die Verschränkung enthält in sich die notwendige Bedingung, dass die Tätigkeit, wodurch mir etwas erscheint, selbst nicht erscheint und dass, indem mir etwas erscheint, ich auch tätig bin. Die Wahrnehmung enthält nicht die Selbstbewegung als Faktor, der sie bedingt: sie ist Selbstbewegung. Es ist so, dass, wenn ich durch eine Drehtür gehe, ich das Innere des Hauses nur sehe, wenn ich hereingehe, und dass nur, wenn ich herausgehe, es nicht mehr sehe."[5]

---

[1] Rumpf, W.: Über die verschiedenen Bedeutungen des „Gestaltkreis". Manuskript, S. 8
[2] Weizsäcker, V.v.: Der Gestaltkreis. GS 4. S. 88
[3] Ebd., S. 99
[4] Ebd., S. 93
[5] Ebd., S. 124

Der auf ARISTOTELES[1] zurückgehende Begriff der Selbstbewegung hat eine zentrale Stellung in der Gestaltkreistheorie, denn damit unterscheidet VvW die Bewegung lebender Wesen von der Bewegung unbelebter Materie. Im Gegensatz zu der Bewegung eines Tennisballes, die mit den Begriffen der Physik nach Ursache und Wirkung klar zu beschreiben ist, haftet der plötzlichen Bewegung eines fortfliegenden Vogels eine Spontaneität an, so dass eine klare äußere Ursache nicht zu erkennen ist. Die Bewegung lebender Wesen nennt VvW deshalb Selbstbewegung, womit er unterstreicht, dass hier „ein durch sich selbst und in Beziehung auf sich selbst tätiges Wesen,"[2] also ein Subjekt, die Bewegung ausführt. Genauer gesagt: Objekte, die ein Subjekt haben, bewegen sich, während leblose Objekte immer nur bewegt werden. Die Selbstbewegung entspricht dem Subjekt. Die von außen verursachte Bewegung eines Organismus, also die Umwelt (Objekte, die ein Subjekt haben) und die Selbstbewegung wirken aufeinander ein. Die Begegnung von Subjekt mit seinem Objekt, der biologische Akt, hat aber immer nur Augenblickscharakter:

> „Ihr ‚Bezugssystem' kann zwar eine gewisse Dauer besitzen, aber doch jederzeit zugunsten eines anderen geopfert werden. Es ist also eigentlich kein System, sondern eine Einordnung von biologischen Leistungen in einer Gegenwart."[3]

Kennzeichnend für den anderen, neuen Umgang mit dem Gegenstand der Biologie und somit für die Gestaltkreistheorie ist, dass dem Organismus als Subjekt durchweg eine aktive Rolle in der Auseinandersetzung mit seiner Umwelt, also auch in der Sinneswahrnehmung eigen ist.
Das bedeutet auch, dass die Subjektivität des beobachtenden Forschers in den wissenschaftlichen Erkenntnisprozess einzubeziehen ist.[4] VvW spricht in diesem Zusammenhang von einer „Einführung des Subjekts in die Biologie."[5]

> „Die methodische Besonderheit des Gestaltkreisansatzes besteht in der Einführung einer dritten Variablen in den physiologischen Untersuchungsaufbau. Werden üblicherweise im sinnesphysiologischen

---

[1] Arist.- Physik Aristoteles: Physik. (1829)
[2] Weizsäcker, V.v.: Der Gestaltkreis. GS 4. S. 101
[3] Ebd., S. 112
[4] Sack, M.: Alfred Prinz Auersperg (1899 - 1968). (2005) S. 63 (Seitenangabe richtet sich nach dem Manuskript)
[5] Weizsäcker, V.v.: Der Gestaltkreis. GS 4. S. 83

Experiment der Einfluss eines Reizes auf die Empfindung, bzw. der Einfluss eines Reizes auf die Motorik untersucht, so registrierte VvW drei Variablen (Reiz, Empfindung, Bewegung) zur gleichen Zeit. Über die Änderung des Versuchsansatzes hinaus mussten dann aber auch erkenntnistheoretische Grundbegriffe wie Raum, Zeit, Kausalität einer Revision unterzogen werden."[1]

Für die Erforschung von wahrnehmenden und sich bewegenden, also lebenden Subjekten formuliert VvW einen biologischen Zeit- und Raumbegriff, der nicht auf die Strukturen des physikalischen Raumes und der physikalischen Zeit reduziert werden kann: In der Biologie ist die Raum-Zeit-Struktur nicht als konstant vorausgesetzt, in der Bewegungen und Wahrnehmungen stattfinden, sondern die Selbstbewegung der Lebewesen „bewegt den Raum mit der Zeit."[2]

„Nicht also die ‚dreidimensionale homogene (...) Struktur' – der physikalische Raum – ist bestimmend, sondern im Gegensatz zum physikalischen Raum konstituiert sich der ‚biologische Raum' des lebendigen Organismus immer neu durch das Lebewesen selbst. Dieses bewegt sich in die biologische Zeit und den biologischen Raum hinein (Spontaneität, Selbstbewegung) als ein lebendiges ‚Subjekt,' nicht als ein mechanisches Gebilde (...). Der biologische Raum ist primär als Gestaltung aufzufassen, er schafft sich gleichsam durch das Lebewesen selbst, indem es ihn mit Leben erfüllt."[3]

Analog formuliert VvW für die Bedingungen des Wahrnehmens: Raum und Zeit sind nicht die primären und die Empfindungen die sekundären Qualitäten, wie die klassischen Naturwissenschaften meinen, sondern „Raum und Zeit sind in der Geschehens-Fortbildung entstanden und werden so in oder an den Dingen angetroffen. Die Welt und ihre Dinge sind nicht in Raum und Zeit, sondern Raum und Zeit sind in der Welt an den Dingen."[4]

---

[1] Sack, M.: Alfred Prinz Auersperg (1899 - 1968). (2005) S. 63 (Seitenangabe richtet sich nach dem Manuskript)
[2] Weizsäcker, V.v.: Der Gestaltkreis. GS 4. S. 267
[3] Jacob, W: Viktor von Weizsäcker (1886-1957). (1991) S. 370
[4] Weizsäcker, V.v.: Der Gestaltkreis. GS 4. S. 234

Nach VvW lassen sich weder die Wahrnehmungen noch die Bewegungen vollständig aus den anatomischen, physiologischen und raum-zeitlichen Daten und somit nach dem Ursache-Wirkungs-Prinzip erklären, denn sowohl Wahrnehmung als auch Bewegung stellen eine Begegnung von Organismus/Ich und Umwelt dar. Er nennt diese Begegnung den „biologischen Akt." Dieser gilt auch für den Forscher und gerade deshalb darf die Wissenschaft, sofern sie sich mit Lebewesen beschäftigt, nicht nach dem Prinzip der klassischen Wissenschaft forschen: Nicht *Erkenntnis erkennt Objektives*, sondern *ein Ich begegnet seiner Umwelt*.

Das Problem der objektiven Erkenntnis verdeutlicht VvW am Beispiel der Wahrnehmung: Einerseits sind Gegenstände im Raum fest an einem Ort. Durch die eigene Bewegung, Selbstbewegung, erscheinen manche von diesen festen Gegenständen - je nachdem welche man wahrnimmt, auf welche hin man sich einordnet – dennoch bewegt. Wenn man z.B. durch ein Wohnzimmer läuft, so verrücken sich die objektiv ruhenden Gegenstände in der Wahrnehmung gegeneinander. Stühle, Schränke führen Scheinbewegungen durch.

> „Es ist aber eine Quelle der Verwirrung darin enthalten, dass die Dinge sowohl im Raume sein wie in ihm erscheinen sollen. Man hat dann sozusagen zwei Räume, einen objektiven und einen subjektiven, einen wirklichen und einen Wahrnehmungsraum. Wie man diese beiden vergleichen solle – ob durch neue Wahrnehmungen, in denen dann wieder objektiv und subjektiv auseinanderfiele? -, wird nicht gesagt (...)"

Aus dieser Verschlingung, diesem Circulus vitiosus, ist zu entnehmen, dass eine solche Trennung und Gegenüberstellung, bei der das Subjektive und das Objektive schließlich gleichberechtigt nebeneinander wie zwei Objekte (deren Beziehung man alsdann untersuchen könnte), überhaupt unmöglich ist und der Wesensart jeden Wahrnehmens, nämlich immer Erlebnis von Etwas zu sein, widerspricht. Wir können Objektives nur im Subjekt, wir können Subjektives nur am Objekt haben. Man kann deshalb ihre Beziehung überhaupt niemals wie zwei gegenübergestellte Dinge oder Welten, deren jede für sich Bestand und Stabilität hätte, darstellen.

Sondern immer ist nur eine aktuelle und ganz bestimmte Enthaltenheit der Objekte im Subjekt vorhanden."[1]

„Gegenstand des ganzen Buches ist die Begriffsbestimmung von Subjekt und Objekt,"[2], so W. RUMPF, die durch das Aufzeigen der Verschränkung von Wahrnehmen und Bewegen im biologischen Akt erfolgen solle. Dabei ist jeder biologische Akt, als Gestaltkreis begriffen, kein Glied in einer Kette, keine Ziffer in einer Reihe, sondern gegenüber dem Vorher eine Wandlung zu einem Nachher.[3] Das gilt aber nicht im zeitlichen Sinne, im Gestaltkreis gibt es kein zeitliches Vorher und Nachher; der GK beschreibt den funktionellen Zusammenhang zwischen Organismus und Umwelt überzeitlich.[4]

---

[1] Weizsäcker, V.v.: Der Gestaltkreis. GS 4. S. 233
[2] Rumpf, W.: Über die verschiedenen Bedeutungen des „Gestaltkreis". Manuskript, S. 8
[3] Weizsäcker, V.v.: Der Gestaltkreis. GS 4. S. 233
[4] Rumpf, W.: Über die verschiedenen Bedeutungen des „Gestaltkreis". Manuskript, S. 101

3. **Warum hat VvW den Gestaltkreis verfasst? Leistungsprinzip und Funktions-wandel als Ausgangbegriffe für die Gestaltkreistheorie**[1]

Sinnesphysiologische Untersuchungen mit neurologisch kranken und gesunden Menschen stellen den zentralen Ausgangspunkt für die Theorie des GK dar. Die neuen sinnesphysiologischen Begriffe des Leistungsprinzips und des Funktionswandels stellt VvW gegen die mechanistischen Prinzipien der klassischen Physiologie vor und gelangt von diesen aus zur Theorie des Gestaltkreises. VvW versteht diese Begriffe auch als einen neuen Beitrag zur theoretischen Neurologie.[2]

Auf Johannes Müller[3] (1801-1854) lässt sich der Beginn einer auf naturwissenschaftlichen Grundlagen aufbauenden Sinnesphysiologie datieren. Er teilt die verschiedenen Sinne nach Empfindungsqualitäten ein und stellt anschließend die Frage, wie das Zustandekommen einer bestimmten Empfindung zu erklären sei. Johannes Müller geht davon aus, dass die Sinnesempfindung nicht allein durch äußere Ursachen hervorgebracht werden kann und deshalb der Sinnesnerv die eigentliche Bedingung einer bestimmten Wahrnehmung widerspiegelt. In seinem „Gesetz der spezifischen Sinnesenergien" schreibt er den Sinnesnerven bestimmte, nur jeweils einer bestimmten Empfindungsqualität zugehörende Energien zu:[4]

> „Die Sinnesempfindung ist nicht die Leistung einer Qualität oder eines Zustandes der äußeren Körper zum Bewusstsein, sondern die Leistung einer Qualität oder eines Zustandes eines Sinnesnerven zum Bewusstsein, veranlasst durch eine äußere Ursache, und diese Qualitäten sind in den verschiedenen Sinnesnerven verschieden, die Sinnesenergien."[5]

Diese für jede Sinnsqualität spezifischen Sinnesenergien werden vom menschlichen Vorstellungsvermögen aufgrund gesammelter Erfahrungen in die Außenwelt projiziert.

---

[1] Weizsäcker, V.v.: Natur und Geist. GS 1. S. 73/74ff.
[2] Weizsäcker, V.v.: Funktionswandel und Gestaltkreis. GS 3. S. 619 ff. Vgl. die Bumke-Foerster Debatte von 1925, in: Bumke, O.: Zur Revision der Nervenfrage. Bericht von der 15. Jahrestagung der Gesellschaft Deutscher Nervenärzte in Kassel 5.9.25. Schlußwort. Deutsche Zeitschrift für Nervenheilkunde 88, 152-67, 300-03, 1926.
[3] Müller, J.: Handbuch der Physiologie des Menschen für Vorlesungen. (1838)
[4] Sack, M.: Alfred Prinz Auersperg (1899 - 1968). (2005) S. 58/9 (Seitenangabe richtet sich nach dem Manuskript)
[5] Ebd., S.59

Angeregt[1] durch seinen Lehrer[2], den Freiburger Physiologen Johannes von KRIES, kritisiert VvW Johannes MÜLLERs Gesetz von den spezifischen Sinnesenergien als den Versuch, das Qualitativ-Vielfältige aus dem Quantitativ-Einfachen abzuleiten. VvW setzt dem Prinzip der nervösen Leitung, wie es das Gesetz der spezifischen Sinnesenergien darstellt, ein Prinzip der Leistung entgegen, das der Vielfalt des Organismus Rechnung tragen soll.[3]

Wie die „aus der Sinnesphysiologie übernommene elementaristische Denkweise, der zufolge bestimmte spezifische Sinnesempfindungen oder Wahrnehmungen je einem bestimmten Organ zuzuordnen, von ihm gleichsam geliefert seien,"[4] entspricht auch „das Studium der Reflexe als der gesetzmäßigen Gleichartigkeiten neuronaler Verbindungen zwischen einzelnen Sinnes- und motorischen Funktionen"[5] dem Gedanken des Leitungsprinzips. Das periphere Nervensystem im Sinne der makroskopischen Anatomie sieht VvW als die vollkommenste Anwendung dieses Prinzips. Eine Fülle von pathologischen Erscheinungen lässt sich aus dem Ort der Läsion im anatomischen Bilde erklären. Aber „weder ist das Blut ein bloßes Transportmittel noch das periphere Nervensystem eine bloße Leitungsbahn,"[6] so dass auch Erscheinungen zu beobachten sind, die nicht nach dem Prinzip der Topographie und somit durch einen Ausfall erklärbar sind und denen demnach andere Funktionen zugrunde liegen müssen als die der Leitung.[7]

Wenn die Funktion eines bestimmten Nerven nicht völlig unterbrochen, sondern nur verändert ist, findet sich ein Funktionswandel[8] (eine Veränderung der Funktion) im Ausbreitungs- – oder Versorgungsgebiet dieses Nerven. „Im überhaupt nicht betroffenen Nachbargebiet des lädierten Nerven sehen wir im Gefolge seines Ausfalls ebenfalls andere Leistungen erscheinen als bei völliger Integrität."[9] Nach dem Prinzip

---

[1] Vgl. Weizsäcker, V. v.: Wege psychophysischer Forschung. GS 6. S. 240-241. Hierin gibt VvW auch einen Überblick über die Geschichte der Sinnesphysiologie seit Johannes Müller.
VvW ist sich zwar mit v. Kries über die Unzulänglichkeit der Elementaranalyse der Wahrnehmung einig, wirft diesen aber einen Dualismus vor: „Aber durch seine Urteilslehre geht die tiefer spaltende Grundanschauung, dass es neben den Urteilen über Wirkliches die Urteile der Reflexion gibt, welche unabhängig von einer äußeren Realität gelten. In dem Parallelgang ontologischer und nomologischer Erkenntnis blieb ein Dualismus bestehen." In: Weizsäcker, V. v.: Natur und Geist. Erinnerungen eines Arztes. GS 1. S. 409. Vgl. auch Kapitel 4
[2] Vgl. Das Schaubild „Physiologische Schulen in Deutschland", in: Henkelmann, Th.: Viktor von Weizsäcker (1886 - 1957). (1986)
[3] Sack, M.: Alfred Prinz Auersperg (1899 - 1968). (2005) S.62 (Seitenangabe richtet sich nach dem Manuskript)
[4] Weizsäcker, V.v.: Der Gestaltkreis. GS 4. S. 177
[5] Henningsen, P.: Kognitive Neurowissenschaft als „Umgangslehre." (2003) S. 115
[6] Weizsäcker, V.v.: Der Gestaltkreis. GS 4. S. 129
[7] Ebd., S. 130
[8] Der Begriff des Funktionswandels hat eine Rezeption gefunden. Siehe dazu Kapitel 5.1.2
[9] Weizsäcker, V.v.: Der Gestaltkreis. GS 4. S. 131

der Leistung gibt es nicht nur den Ausfall sondern auch ein „Mehr" an physiologischer Funktion. Außerdem erzeugt die Funktion eines defekten Organs immer ein Ganzes, „Wir sind physiologisch unfähig, Fragment zu werden" und daher zugleich etwas Neues,[1] was auch die Ableitung normaler Verhältnisse aus pathologischen einschränkt.[2]

Dass die Idee des „biologischen Aktes als eine Begegnung von Subjekt mit seinem Objekt in dem sinnesphysiologischen Begriff des Leistungsprinzips ursprünglich enthalten war, zeigt sich darin, dass VvW im GK von 1940 sagt: Das Leistungsprinzip stellt eine systematische Analyse der nach ihrem Erfolg zu beurteilenden „Gestaltungen der Relation von Ich und Umwelt"[3] dar.[4] „Der gleiche Erfolg in einer solchen Gestaltung, z.B. einer basalen sensomotorischen Leistung wie dem Gang, Stand oder Gleichgewicht, kann auf unterschiedlichem neuronalem Wege, also über ganz unterschiedliche Leitungen verwirklicht werden.[5] VvW sieht die „Einführung des Subjekts" - ein zentraler Gedanke vom GK 1940 - auch als eine Anwendung des auf Ich-Umwelt-Relationen abgestellten Leistungsprinzips an.[6]

VvWs Experimente zur Veränderlichkeit der Drucksinnesschwelle bei Hirnverletzen[7] zeigen die Sinnesschwellen als eine besondere Funktion des Drucksinnes. Damit ist widerlegt, dass die Sinnesschwelle, wie ursprünglich von Theodor Fechner[8] angenommen, eine elementare Größe ist.[9] Die Schwelle ist abhängig von der Vorgeschichte des betreffenden Organs sowie von topologisch oder funktional benachbarten Organen und ist deswegen auch nicht konstant. Die Schwelle selbst interpretiert VvW als eine Funktion, die produziert und beweglich ist.[10] Dem statischen Funktionsbegriff setzt VvW einen beweglichen und dynamischen Begriff

---

[1] Weizsäcker, V.v.: Über den Funktionswandel, besonders des Drucksinnes, bei organisch Nervenkranken und über Beziehungen zur Ataxie. GS 3, S. 203
[2] Weizsäcker, V.v.: Der Gestaltkreis. GS 4. S. 132
[3] Ebd., S. 285
[4] Henningsen, P.: Kognitive Neurowissenschaft als „Umgangslehre." (2003) S. 116
[5] Ebd., S. 116
[6] Ebd., S. 116
[7] Weizsäcker, V.v.: Über den Funktionswandel, besonders des Drucksinnes, bei organisch Nervenkranken und über Beziehungen zur Ataxie. GS 3.
[8] „Es war besonders Gustav Theodor Fechner (1801-1887), der mit seiner von ihm als ‚Psychophysik' (1860) bezeichneten Lehre von den exakten, messbaren Beziehungen zwischen physikalischen Reiz und seelischer Empfindung der psychophysischen Forschung ein Konzept gab. Fechner ging von einem Parallelismus von Leib und Seele aus, d.h. er nahm an, dass jedem Körpervorgang ein bestimmter seelischer Vorgang entspricht und umgekehrt." Sack, M.: Alfred Prinz Auersperg (1899 - 1968). (2005) S. 60
[9] Ebd., S.62 (Seitenangabe richtet sich nach dem Manuskript)
[10] Dammer, I.: Der Gestaltkreis. (1994)

des Funktionswandels entgegen. Der Funktionswandel stammt zwar aus der sich im pathologischen Abbau als labil erweisenden Funktion. Dennoch ist VvW überzeugt, „dass der Funktionswandel nur eine Steigerung, eine Bloßlegung der schon normalerweise bestehenden Funktionsbewegung ist."[1]

Mit dem Leistungsprinzip verknüpft, versteht VvW unter dem Funktionswandel, „dass sich eine bestimmte biologische Leistung nicht aus den immer gleichen elementaren Funktionen zusammensetzen muss, sondern dass der Organismus eine biologische Leistung durchaus auf verschiedenen Wegen unter Beanspruchung unterschiedlicher morphologischer Strukturen vollziehen kann. Die Theorie des Funktionswandels trägt der Plastizität der nervösen Struktur Rechnung, sie schränkt aber gleichzeitig die Objektivierbarkeit des biologischen Geschehens ein."[2]

Der Funktionswandel als Beitrag zur theoretischen und praktischen Neurologie verstanden, bedeutet, dass der Untersucher bei einem neurologischen Patienten nicht festzustellen versucht, wo im Nervensystem die Leitungsunterbrechung ihren Sitz hat, sondern welchen Leistungswert die gestörte Funktion hat. Unter Leistungswert aber ist nicht wie in der Funktionsanalyse etwa Sinnesschwelle, Erregbarkeit, Muskelkraft, Reflexbestand zu verstehen, sondern vielmehr Leistungen wie Erkennen von Gegenständen und Vorgängen, handwerkliche Vorzüge wie Hammerarbeit oder Sägen, Gehen, Sprechen.[3]

Wenn ein Patient über ein pelziges Gefühl in den Beinen klagt, keine Sensibilitätsstörung aber Schwierigkeiten hat, Zahlen zu erkennen, die ihm der Untersucher auf die Haut der Beine schreibt, dann „ist das eine Funktionsstörung, die nicht darin besteht, dass eine Empfindungslosigkeit da wäre; überall fühlt er, aber er kann keine Gestalten wahrnehmen. Wir nennen das einen Funktionswandel."[4]

Ausgehend von dem dargestellten Funktionswandel der Sinne und angestoßen durch die sinnesphysiologischen Experimente seines Mitarbeiters Paul Vogel zum Drehschwindel[5], formuliert VvW 1933 erstmals den Gestaltkreis als eine psychophysiologische Analyse des optischen Drehversuches:[6] VvW zeigt experimentell, „dass die bei Körperdrehung auf den Drehstuhl auftretenden

---

[1] Weizsäcker, V.v.: Funktionswandel der Sinne. GS 3. S. 583
[2] Sack, M.: Alfred Prinz Auersperg (1899 - 1968). (2005) S.62 (Seitenangabe richtet sich nach dem Manuskript)
[3] Weizsäcker, V.v.: Funktionswandel und Gestaltkreis. GS 3. S. 621/622
[4] Weizsäcker, V.v.: Klinische Vorstellungen. GS 3. S. 58
[5] Janz, D.: Über den Schwindel bei Viktor von Weizsäcker. (1987)
[6] Sack, M.: Alfred Prinz Auersperg (1899 - 1968). (2005) S.62 (Seitenangabe richtet sich nach dem Manuskript)

sogenannten vestibulären Reflexe identisch auftreten, wenn man, anstatt den Körper zu drehen, eine ihn umgebende Kabine dreht. Es käme nicht auf spezifische Sinnesreize an, sondern auf eine relative Verschiebung von Körper und Umgebung."[1]

Den GK von 1933 bezeichnet VvW als einen zunächst psychophysischen Ansatz, womit er untersteichen möchte, dass dieser Ansatz vor allem auf sinnesphysiologischen Experimenten[2] beruht und noch nicht die erkenntnistheoretischen und ontologischen Aspekte der eigentlichen Gestaltkreistheorie von 1940 trägt.
Mit der Berufung auf sein Leistungsprinzip formuliert VvW am Beispiel des Körpergleichgewichtes dennoch bereits in dem GK von 1933 den zentralen Gedanken seiner Gestaltkreistheorie von 1940, nämlich „dass die objektiv beobachtbare Bewegung und die subjektive Wahrnehmung einander vertreten können, wenn beide im Dienste der Leistung ‚Körpergleichgewicht'(„sensorische und motorische Einordnung in den Raum"[3]) stehen."[4]

Der Funktionswandel als Anstoß für den GK muss zunächst auch als ein Anstoß negativer Art verstanden werden. Denn VvW betrachtet sowohl anatomisch-lokalisatorische als auch physiologische Erklärungen, also die Elementarfunktionen und den Funktionswandel als unzureichend, um eine Synthesis[5] der Leistung zu gestatten.[6] In der Theorie des Funktionswandels würden „doch immer noch Funktionen als wandelbar betrachtet und das Greifbare dieses sogenannten Wandels wäre der verzögerte Ablauf der Erregung. Damit wäre die feste Bindung an Anatomie und Physiologie noch nicht angetastet"[7] und somit das Schema einer Beziehung zwischen Subjekt und seiner Umwelt noch nicht eingeführt.
Dennoch haben die physiologischen Untersuchungen „unschätzbaren Wert für VvW, da sie den Weg für weitere Untersuchungen andeuten"[8] und die Theorie des Gestaltkreises vorbereiten.

---

[1] Weizsäcker, V.v.: Der Gestaltkreis. GS 4. S. 287
[2] Ebd., S. 286
[3] Weizsäcker, V.v.: Der Gestaltkreis, dargestellt als psychophysiologische Analyse des optischen Drehversuches. GS 4. S. 60
[4] Sack, M.: Alfred Prinz Auersperg (1899 - 1968). (2004) S.62 (Seitenangabe richtet sich nach dem Manuskript)
[5] „(...) alle Leistungen nicht nach dem Schema neurophysiologischer Erregungsausbreitung, sondern nach dem Schema einer Beziehung zwischen organischem Subjekt und seiner Umwelt dargestellt werden müssen, weil nur dann ein einheitliches Prinzip (...) gewonnen wird." Weizsäcker, V.v.: Natur und Geist. GS 1. S. 97
[6] Weizsäcker, V.v.: Der Gestaltkreis. GS 4. S. 193
[7] Weizsäcker, V.v.: Natur und Geist. GS 1. S. 70
[8] Weizsäcker, V.v.: Der Gestaltkreis. GS 4. S. 193

„Wenn wir im Funktionswandel einen Zustand des Organs gewahren, in dem der feste Halt geschwunden und die Funktion ins Fliessen geraten ist, so kann man in der Konzeption des Gestaltkreises einen Versuch erblicken, das organische Geschehen wieder in einem festen Rahmen zu fassen. Es leuchtet ein, dass diesen Dienst nun nicht mehr ein elementarer vereinzelter Vorgang tun konnte: die labil vorgestellte Funktion konnte nur in einer umfassenderen Ordnung, eben in einer „Leistung", wieder eingefangen werden. Eine Leistung, welche wirklich berufen ist, solche Verhältnisse in einleuchtender, übersehbarer Art darzustellen, war das Körpergleichgewicht."[1]

Ein wichtiger Gedanke im GK von 1940 ist der Begriff der Form, den VvW dem Leistungsprinzip gegenüberstellt. An einer Vielzahl von Untersuchungen erkennt VvW, „dass man sich an einer gegebenen und sogar in gewissem Betrage starren Struktur eine beliebige Mannigfaltigkeit von verschiedenen Erregungsabläufen und Erregungsbildern vorstellen kann. Wenn diese *Formen* der Erregung das für die biologische Leistung Relevante sind, dann ist der *Ort* und der *Weg* der Erregung bedeutungslos; daraus folgt, dass das Prinzip der spezifischen Energie, aber auch das Leistungs- und Lokalisationsprinzip entbehrlich oder wenigstens, wo es versagt hatte, ersetzbar ist."[2]

Der gedankliche Zusammenhang vom Funktionswandel und GK wird besonders deutlich, wenn VvW 1950 über den Funktionswandel sagt, dass er, richtig verstanden, dem Begriff des Gestaltkreises gleichzusetzen ist:[3]
Beim Erwerb einer neuen Funktion entstehe nämlich zugleich immer eine Art von geistiger Macht, wie zum Beispiel beim Übergang des Säuglings von der unbekümmerten Miktion und Defäkation zur geordneten, zeitlich und örtlich reglementierten Benutzung des Geschirrs. In diesem Beispiel sähe es danach aus, dass aus einem sogenannten Reflex eine sogenannte Willkürhandlung hervorgeht und dass somit das, was früher als Funktionswandel betrachtet wurde, sich bei neuer Sichtweise nun nicht nur als eine neue Materialisierung sondern zugleich auch als eine

---
[1] Weizsäcker, V.v.: Natur und Geist. GS1. S. 73
[2] Ebd., S. 108
[3] Weizsäcker, V.v.: Funktionswandel und Gestaltkreis. GS 3. S. 624

Spiritualisierung erweist. „Das Wort ‚zugleich' sei aber nur ein Versuch, der Schwierigkeit mit einem Zeitbild gerecht zu werden. Wollte man nämlich den Zusammenhang darstellen, dann müsste man sowohl vom Materiellen zum Spirituellen wie umgekehrt vom Spirituellen zum Materiellen gehen, und das könne nun in einer kreisartigen Bewegung geschehen."[1] Deshalb wählt VvW für diesen Zusammenhang das Wort Gestaltkreis[2].

Für die aus sinnesphysiologischen Begriffen beschriebene Herleitung des GK lässt sich zusammenfassend mit VvW sagen: Funktionswandel bedeutet,

„ (...) dass eine und dieselbe Leistung sich auf anderen Wegen und Formen vollzieht, dass dabei als die neue Form die stellvertretende ersetzt, dass dabei Materielles spiritualisiert, Spirituelles materialisiert wird, dass diese Gegenseitigkeit (...) als gestaltkreishaft darstellbar ist, und endlich, dass die Einführung oder Anerkennung des Subjekts dabei unvermeidlich und wesentlich ist."[3]

Es ist damit aber nur die sinnesphysiologische Ideengeschichte – wenngleich diese wohl die wichtigste ist – des Gestaltkreises abgehandelt. Der Einfluss der Denker wie z.B. HERLAKLIT, LEIBNIZ, GOETHE, KANT, HEIDEGGER oder HEGEL wird im weiteren Verlauf der Arbeit dargestellt werden, bedürfte aber einer eigenen systematischen Untersuchung.[4]

---

[1] Weizsäcker, V.v.: Funktionswandel und Gestaltkreis. GS 3. S. 623/4
[2] Möglicherweise als Anlehnung an Jacob von Uexkülls Begriff des „Funktionskreises": Erstmals gebraucht VvW den Begriff des Gestaltkreises 1927 in: Über medizinische Anthropologie. GS 5
[3] Weizsäcker, V.v.: Funktionswandel und Gestaltkreis. GS 3. S. 624
[4] Vgl. dazu: Dammer, I.: Der Gestaltkreis. (1994)
„Als den Grundtext der Gestaltkreislehre schlechthin" bezeichnet Rainer-M. E. Jacobi den WEIZSÄCKERschen Text „Die Schmerzen." In: Jacobi, R.-M. E.: Leben im Zwischen. (1997) S. 101
Weizsäcker, V.v.: Die Schmerzen. GS 5

Zweiter Teil

Rezeptionen zum Gestaltkreis

4. Sinnsphysiologie und der Gestaltkreis

4.1 Allgemeine Sinnesphysiologie

In dem Aufsatz „Empirie und Philosophie" von 1917 beschreibt VvW die Fruchtbarkeit der Wissenschaft in ihrer Spannung zwischen Erfahrung, Erscheinung und Logik des Verstandes.

Die hier vorgestellten und sich mit VvW auseinandersetzenden Sinnesphysiologen haben diesen „spannungsvollen" Begriff von Wissenschaft gerade als Abgrenzung zu der rein objektivierenden Naturwissenschaft beibehalten und hätten sicherlich dem folgenden Zitat VvWs zugestimmt.

> „Denn wie kann ein allgemeines Gesetz eine besondere Wirklichkeit erklären, ein abstrakter Gedanke eine konkrete Realität? Wie kann eine chemische Reaktion die Zweckmäßigkeit eines organischen Geschehens, eine physiologische Erscheinung eine psychische Wahrnehmung verursachen? Und das eine wie das andere sind Wirklichkeiten; die Zweckmäßigkeit ist ebenso unleugbar und gewiss vorhanden wie die chemische Reaktion, das Gesetzmäßige wie die einzelne Erscheinung. Diese Dialektik der Wissenschaft aber bedeutet ihre Qual, ist der *Inbegriff ihrer Problematik*, ist aber eben dadurch der Quell, aus dem ihr Dasein fließt, die Bedingung ihres Fragens, Forschens, Lebens. Nicht in der Trennung und Entgegensetzung, sondern in der beständigen Verbindung und Durchdringung des Prinzips der Vernunft und des Prinzips der Erfahrung liegt so das Wesen der Naturforschung."[1]

Der Physiologe Herbert HENSEL schreibt in seinem Lehrbuch der Physiologie von 1966, er verstehe unter allgemeiner oder theoretischer Sinnesphysiologie eine Theorie der Sinneswahrnehmung.

---

[1] Weizsäcker, V.v.: Empirie und Philosophie. GS 2. S. 259

"Als solche hat sie enge Beziehung zu den auf Sinnestätigkeit gründenden empirischen Wissenschaften, ohne selbst in ihnen aufzugehen; vielmehr ist sie ihnen übergeordnet oder vorgeordnet, indem sie dasjenige methodisch untersucht, was die positiven Wissenschaften ungefragt voraussetzen und naiv handhaben: das Wahrnehmen der Sinne."[1]

Anders als die Einzelwissenschaften, die ihre Fragen gerade hin auf ihre Gegenstände richten, sind die Grundfragen der *allgemeinen Sinnesphysiologie* als reflexiv und philosophisch zu bezeichnen, „weil sie von (...) vor allen positiven Wissenschaften liegenden Elementen des Erkennens ausgeht" und „damit nicht nach den Dingen fragt, sondern nach ihren sinnlichen Qualitäten."[2]

„Der Ausgangspunkt der allgemeinen Sinnesphysiologie ist eine reine Phänomenologie der Sinnesgegebenheit, vor aller begrifflichen Bearbeitung und Ausgestaltung durch die positiven Wissenschaften."[3]

Um aber nicht bei der Phänomenologie stehen zu bleiben, zeigt die allgemeine Sinnesphysiologie in einem zweiten Schritt „Beziehungen zwischen den phänomenalen Strukturen und den Begriffsgebäuden der positiven Wissenschaften"[4] auf. Denn bei der Phänomenologie stehen zu bleiben, würde bedeuten einen Phänomenalismus zu betreiben, und damit sich nicht darüber im Klaren sein, dass in der phänomenologischen Einstellung das Realitätsproblem konsequent ausgeschalten wird, „um vom Bezweifelbaren zum Unbezweifelbaren zu gelangen"[5] und „dass das Ergebnis der Ausschaltung, die reine Sinneserfahrung, noch nicht die volle Wirklichkeit ist."[6]

„Das bloße Hinnehmen des seiner Natur nach fragmentarischen und zufälligen Sinnesgeschehens hieße die Bedeutung des Denkens als eigenständiger Erkenntnisinstanz verfehlen. (...) Phänomenologie ist also der Ausgangspunkt, nicht der Endpunkt einer Theorie der Sinnenwelt."[7]

---

[1] Hensel, H.: Lehrbuch der Physiologie. (1966) S. 1
[2] Ebd., S. 1
[3] Ebd., S. 1
[4] Ebd., S. 1
[5] Ebd., S. 6
[6] Ebd., S. 6
[7] Ebd., S. 6

Die „Wahrnehmungsfeindlichkeit" und „Überwertigkeit des begrifflichen Denkens" in der Philosophie, wie sie sich z.B. in folgenden Sätzen von PARMENIDES findet: „Denn dasselbe ist Denken und Sein" oder KANT: „Der Verstand schöpft seine Gesetzte (a priori) nicht aus der Natur, sondern schreibt sie ihr vor"[1], hat zur Folge, dass die Philosophie bis heute keine gründlich ausgearbeitete Wahrnehmungslehre hervorgebracht hat:

> „Wo die Sinneswahrnehmung in der Erkenntnistheorie behandelt wird, geschieht das zumeist in einer äusserst abstrakten, dem Wesen der Sinnesmannigfaltigkeit nicht angemessenen Weise – oder die Probleme werden an die positiven Wissenschaften abgeschoben, welche ihrer Methode nach niemals für eine fundamentale Behandlung der Sinneswahrnehmung zuständig sein können."[2]

Die heutige theoretische Sinnesphysiologie konnte sich von dem Physikalismus der klassischen Physiologie befreien.

> „Es sei hier ausdrücklich betont, dass unter ‚Physikalismus' nicht etwa die berechtigte Anwendung physikalischer Methoden in der Sinnesphysiologie verstanden wird, sondern eine philosophische Einstellung, welche aus den physikalischen ‚Reizen' und den sich kausal an sie anschließenden ‚Erregungen' in den Sinnesorgansystemen die Wahrnehmung theoretisch herzuleiten sucht."[3]

Die Loslösung der Sinnesphysiologie vom Physikalismus schreibt HENSEL dem Verdienst der Forscher wie VvW oder dem von VvW beeinflussten Sinnesphysiologen REENPÄÄ zu, „die sich darin einig sind, dass die hoch entwickelten Begriffssysteme der Naturwissenschaft allein nicht geeignet sind, eine wirklichkeitsgemäße Sinneslehre aufzubauen."

---

[1] Zitate von Parmenides und Kant nach Hensel, H.: Lehrbuch der Physiologie. (1966) S. 5
[2] Ebd., S. 4/5
[3] Ebd., S. 4

Zum Beispiel hat die „allgemeine Sinnesphysiologie"[1] von REENPÄÄ nach HENSELs Auffassung, „nichts mehr mit dem herkömmlichen Begriff[2] dieses Gebietes zu tun, sondern kann als die erste philosophisch begründete und konsequent durchgeführte Sinnestheorie der neuen Art bezeichnet werden. Da sie vorwiegend diejenige Sinnestätigkeit herausarbeitet, wie sie dem genauen wissenschaftlichen Beobachten zugrunde liegt, ist sie damit zugleich ein fundamentaler Beitrag zur Theorie der exakten Wissenschaften."[3]

REENPÄÄ[4] stimmt im Bemühen um eine eigenen Begriff von der Sinnesphysiologie ausdrücklich mit der Auffassung von VvW überein, „dass die Trennung von Psychologie und Logik eine organische Wahrnehmungslehre unmöglich gemacht hat."[5]

„Das ungemein interessante und schwierige Problem: Phänomenologie und Logik, oder Wahrnehmen und Denken sowie messendes Versuchen, wird fortwährend jeden mit der Erforschung des Wahrnehmens Beschäftigten beunruhigen. Und wenn er sich der ganz zentralen Stellung des Denkens auch auf dem Gebiete der Behandlung des Wahrnehmens, überhaupt auf dem Gebiete aller Empirie, klar gemacht hat, wird er, um dieses Sachverhaltes willen, sich um das Studium der Logik bemühen. Weil sein, des Sinnesphysiologen, Ausgangspunkt das Empirische, das Wahrgenommene, Wirkliche ist, wird er einen neuen Aspekt des Logischen, des rein Denkmässigen, Wahren oder Falschen bekommen, einen Aspekt, der das im allgemeinen als rein denkmässig und als primär Angesetzte in einem gewissen Zusammenhang mit dem Erlebt-Wahrgenommenen erscheinen lässt. Die Frage, was mit Empirie im

---

[1] Reenpää, Y.: Allgemeine Sinnesphysiologie. (1962)
[2] „Wenn auch die Theorie der Sinne nur philosophisch bzw. phänomenlogisch zu begründen ist, so erscheint es mir doch notwendig und richtig, sie eng an die Physiologie anzuschließen. Dies ist auch der Grund, warum hier trotz mancher Missverständlichkeiten der Begriff der ‚Sinnesphysiologie' beibehalten wurde. Die Verbindung von autonomer Sinneslehre und Physiologie rechtfertigt sich primär nicht etwa durch die naturwissenschaftlichen Einsichten in die Tätigkeit der Sinnesorgane als physischer Grundlage des Wahrnehmens – das ist erst eine spätere Frage – sondern durch unmittelbare Erfahrung der leiblichen Sinnestätigkeit beim Wahrnehmen." Hensel, H.: Lehrbuch der Physiologie. (1966) S. 4
[3] Hensel, H.: Lehrbuch der Physiologie. (1966) S. 4
[4] Physiologe aus Helsinki, siehe dazu: Rothschuh, K.E.: Geschichte der Physiologie. (1953)
[5] Reenpää, Y.: Über Wahrnehmen, Denken und messendes Versuchen. (1947) S. 6

Verhältnis zum Logischen verstanden werden soll, muss hierbei genau geprüft werden."[1]

Um seine Übereinstimmung mit VvW in der grundlegenden Frage nach dem Charakter der Wahrnehmung besonders hervorzuheben, zitiert REENPÄÄ VvW:

„ (...) so sind die Aussagen der Wahrnehmung zunächst die einzigen, welche uns sowohl über die Umwelt wie über die organische Innenwelt etwas aussagen. Im Verlauf der wissenschaftlichen Analyse stützen wir uns darüber hinaus auf abstrahierendes Denken und Schliessen. Gleichzeitig setzt das Experiment mit Herstellung günstiger Situationen und mit Messungen ein. Neben dem sinnlichen Augenschein bekommen logische Notwendigkeiten Gewicht, und es war und ist ein gewichtiges Problem, wie die beiden Quellen der Erkenntnis gegen einander aufzuwiegen seien (...)."[2]

Des Weiteren ist für REENPÄÄ wichtig, seine Übereinstimmung mit den WEIZSÄCKERISCHEN *Möglichkeitssatz der Wahrnehmung* zu betonen und sein wissenschaftliches Bemühen als eine Untersuchung über diesen Satz zu bezeichnen. Der *Möglichkeitssatz der Wahrnehmung* sagt aus, dass die Wahrnehmungen so beschaffen sind, dass ihre formale Struktur nach den Gesetzten der Mathematik oder Logik wenigstens möglich ist.[3]
Dazu zitiert REENPÄÄ aus dem GK:

„Danach ist es nicht die Spanne zwischen Richtig und Falsch, welche die Wahrnehmung vom Gegenstand trennt, sondern die Spanne zwischen Möglich und Wirklich."[4]

Für VvW wie für REENPÄÄ gilt es nicht, die Wahrnehmung in der Alternative von richtig oder falsch zu beschreiben, „sondern aus der Entwicklung des Möglichen zum

---

[1] Ebd., S. 6/7
[2] Ebd., S. 142
[3] Ebd., S. 142
[4] Weizsäcker, V.v.: Der Gestaltkreis. GS 4. S. 226

Wirklichen aufzufassen,"[1] was „einen entscheidenden Schritt vom klassisch-modernen zum aristotelischen Denken bedeutet."[2]

4.2 Gestaltkreis als Ausgangspunkt einer neuen Sinneslehre

Auf der 1986 abgehaltenen 24. Arbeitstagung des Deutschen Kollegiums für Psychosomatische Medizin wird unter dem Leitthema „Spezialisierung und Integration in Psychosomatik und Psychotherapie" die Vielfalt des Fachgebietes Psychosomatik beleuchtet, welche in dem dialektischen Spannungsfeld zwischen spezialisierten Subdisziplinen und integrativen Konzepten sich ausbreitet.

Des Weiteren wird auf der Tagung an den 100. Geburtstag VvWs erinnert und ihm im Einführungsteil drei Vorträge gewidmet. Der Politologe Dolf STERNBERGER stellt durch seine Erinnerungen die Person VvW vor. Von den Neurologen Dieter JANZ wird am Beispiel der Untersuchungen über den Schwindel VvWs Bedeutung für die Neurologie angeführt, der Physiologe H. J. SCHEURLE beschreibt den „Gestaltkreis Viktor von Weizsäckers als Ausgangspunkt einer neuen Sinneslehre"[3].

SCHEURLE, ein Schüler des Marburger Physiologen HENSEL, stellt zunächst fest, dass von VvWs „fundamentalen Entdeckungen und Denkanstössen noch kaum welche in die heutige Physiologie aufgenommen wurden".[4] Als Beispiel nennt er etwa das 1976 von SCHMIDT und THEWS herausgegebene Lehrbuch über Physiologie des Menschen, welches „in den entsprechenden Kapiteln weder den Namen im Literaturverzeichnis noch einen der WEIZÄCKERISCHEN Grundbergriffe wie Gestaltkreis, Funktionswandel, Leitungsprinzip (vs. Leistungsprinzip) usw. im Sachverzeichnis"[5] aufweist.

SCHEURLE stellt die Frage, ob VvWs Erörterungen unnötig sind oder ob die klassische Physiologie bzw. ihre moderne Fortsetzung in die informationstheoretische und kybernetische Biologie gar nicht diskussionsfähig sind, respektive die Zeit für eine Diskussion noch nicht reif ist.

---

[1] Reenpää, Y.: Über Wahrnehmen, Denken und messendes Versuchen. (1947) S. 142
[2] Reenpää weist in diesem und in anderen Punkten auf die Übereinstimmung VvWs mit dem Philosophen KLAGES hin und untersucht diese in einem eigenem Kapitel. Reenpää, Y.: Über Wahrnehmen, Denken und messendes Versuchen. (1947) S. 142/143
[3] Scheurle, H.-J.: Der Gestaltkreis Viktor von Weizsäckers als Ausgangspunkt einer neuen Sinneslehre. (1986)
[4] Ebd., S. 31
[5] Ebd., S. 31

SCHEURLE verdeutlicht VvWs Erörterungen über naturwissenschaftliche Probleme anhand des Bildes vom „Spielfeld". Die Grenzen des Spielfeldes stellen die naturwissenschaftlichen Methoden dar, die zugleich mit den Begriffen Störung, Kranksein und Tod zusammenfallen. So erklärt es sich auch, dass die naturwissenschaftlichen Beobachtungen einerseits am Kranken stattfinden, andererseits mit Reizversuchen und Störexperimenten am ganzen Organismus einhergehen.

„Formalisierende Verfahren sind solche, deren Ergebnis eine Abstraktion darstellt, die nicht mehr das Leben selbst, sondern seine Grenzen, eben seinen Randbereich wiedergibt. Dazu gehören Zahlen, Messen und Wiegen, die sich unabhängig von der Qualität der Beobachtung nur auf ihre Formalisierungen richten. Insbesondere sind es die analysierenden Methoden der Physik und Chemie, die auch in die Biologie und Medizin übernommen worden sind, welche den formalen Grenzbereich des Lebendigen zu beschreiben erlauben. An den Grenzen des Lebens aber steht die Aufhebung des Lebens." [1]

Formale naturwissenschaftliche Methoden stellen die Spielfeldgrenzen dar und können deshalb das Leben, das Spiel der lebendigen Aktion in der Mitte, nicht erklären. Wie das Spiel in der Mitte eines Spielfeldes verläuft, so „bildet sich auch das Leben in einer Mitte aus, die ihm die Spielbreite seines Wandels gestattet."

„An den Grenzen, am Übergang zum ‚Aus', stehen gleichsam als die Wächter die Phänomene der Störung und Hemmung, von Krankheit und Tod. Nicht, dass wir diese vermeiden oder auch nur entbehren könnten. Doch, wenn das Leben dort auch deutlicher gefühlt und damit bewusst wird, wo es gestört oder bedroht ist, - es entspringt nicht hier, sondern in einem unmittelbar lebendigen Raum, der sich von den naturwissenschaftlichen Methoden nicht näher bestimmen lässt, weil er von ihnen gleichsam ausgespart wird." [2]

---
[1] Ebd., S. 31
[2] Ebd., S. 32

Dass der Umgang mit dem unmittelbaren Lebensphänomen nicht durch den naturwissenschaftlichen Formalismus erfasst werden kann, bedeutet aber nicht den Verzicht auf Wissenschaft.

Durch VvWs Begriff *Einführung des Subjekts* - den SCHEURLE als einen unglücklichen Ausdruck für den Lebensbeobachter sieht, da hier der Sprachgebrauch des Subjektiven allzu nahe liegt und den lebendigen Geist des Wahrnehmenden als bloßes Subjekt verdächtigt und abwertet - wird der Beobachter in die Wissenschaft eingeführt. Damit werden nicht mehr die Grenzen des Lebendigen betrachtet, sondern die „Teilhabe des Todes am Leben" wird wissenschaftlich erforscht.

„Und mit diesem Votum setzt sich WEIZSÄCKER von denjenigen ab, die ein Ausweichen in einen Historismus, eine Philosophie, ein ‚Zurück zur Natur' oder gar eine billige Flucht in den Irrationalismus, etwa mit der resignierenden Begründung, dass das Leben ‚nicht erklärbar' sei, befürworten. Der besondere Weg WEIZSÄCKERS ist, mit dem Todesphänomen, repräsentiert durch die naturwissenschaftliche Methodik, umzugehen und mit seiner Hilfe bis an den Lebensbereich selbst vorzudringen, ohne jedoch mit illegitimen Begriffen in diesen einzudringen."[1]

In dieser Denkensart sieht SCHEURLE den Grund dafür, dass VvW weder die naturwissenschaftlichen Methoden abwerte, noch die ‚ganzheitliche Biologie' propagiere.

„Die ganzheitliche Betrachtung steht im Gegensatz zu einer ausschnitthaften exakten Wissenschaft. Sie kann deshalb generell nicht mit deren Methoden verknüpft werden. Geschieht es dennoch, entsteht eine der ‚Varianten des Vitalismus', der darin seine Wurzel hat, dass das Leben und die Seele als solche in einen physikalisch-chemischen Mechanismus hineingedacht bzw., im Parallelismus, additiv hinzugedacht werden. Der Parallelismus, wie ihn Gustav Theodor FECHNER (1889) vertreten hat, mit seinem Nebeneinander von Leib und Seele, von

---

[1] Ebd., S. 32

mechanischen und psychologischen Erfahrungen, ist in diesem Sinne problematisch. Denn durch den Parallelismus scheint das Seelenleben abbildhaft den exakt beobachteten Leibesvorgängen zu entsprechen."[1]

Über die Abbildtheorie habe der psychophysische Parallelismus „letztlich zur informationstheoretischen Deutung der Nervenprozesse geführt, zumindest aber diese Deutung nicht mit Erfolg verhindern können."[2]

„Denn wenn die physikalischen Erregungen der Nerven als den inhaltlichen Erfahrungen der Wahrnehmung und Empfindung parallele Prozesse gesehen werden, ist es nicht mehr weit zur Vorstellung, dass sie diese auch abbilden. Damit gelten sie in der Folge als Zeichen der Empfindungen, wie es HELMHOLTZ ausgedrückt hat, und damit als Informationen."[3]

Die Gefahr dieser Sichtweise liege darin, dass „durch den Parallelismus von Körper und Seele, von Subjekt und Objekt, von mechanistischen und vitalistischen Aspekten entweder ein Teil der auseinander gespaltenen Welt als unmethodisch aus der Betrachtung heraus fällt, oder aber er muss mittels einer neuen Methodik neu aufgegriffen werden. Die Überwindung einer dualistischen Spaltung der Welt ist das erklärte Ziel einer Einführung des Gestaltkreises in die Biologie".[4]

SCHEURLE betrachtet es als den Verdienst VvWs, „den Blick auf die eigentümlichen Leistungen des Lebens, ebenso in den Leibesvorgängen wie im Seelenleben als selbstständigem, biologischen Gebiet gelenkt zu haben, indem er sie von den physikalisch-messtechnischen Befunden in bestimmter Weise abgegrenzt hat."[5] Im Unterschied zu den anderen habe diese Abgrenzung nicht durch eine bloße Beschreibung der Seelen- und Lebensphänomene selbst stattgefunden, sondern in ständiger Abgrenzung von den physiologischen Befunden.
Dazu zitiert SCHEURLE VvW:

---

[1] Ebd., S. 33
[2] Ebd., S. 34
[3] Ebd., S. 34
[4] Ebd., S. 34
[5] Ebd., S. 33

„Die besondere Wissenschaft der Sinneslehre scheint überall dort erst zu entstehen, wo die naturwissenschaftliche Objektivität zusammentrifft mit einer Fähigkeit, sich eben von ihr auch wieder zu distanzieren. Naturwissenschaftlich objektiv sind wir dort, wo wir sinnliche Beobachtungen kritisieren, weil sie ja trügen können. Wenn wir aber solchen Trug als durch unsere eigene Sinnentätigkeit bewirkt begreifen lernen und so wieder legitimieren, so ist die Stunde der Sinnesphysiologie angebrochen."[1]

In dieser Einsicht sieht SCHEURLE eine ganz neue naturwissenschaftliche Methodik und Fragestellungen begründet, die nicht mehr danach fragen, was eine Leistung bewirkt, sondern nur, was sie verhindert oder ermöglicht.

„Verhinderung oder Ermöglichung sind Tod und Neugeburt einer Funktion, einer biologischen Leistung. Diese selbst wird nicht durch Hemmung – oder Reizversuche, sondern nur durch ihre wahrnehmbare Eigentümlichkeit selbst erforschbar."[2]

Ein Beispiel sei der Funktionswandel, der nicht als isolierte biologische Einsicht für sich dasteht, sondern im physiologischen Grenzbereich liege, in welchem sich die Schichten physikalisch messbarer Vorgänge und derjenigen biologischer Leistungen sondern; jede biologische Leistung sei aber einem Gestaltkreis zugeordnet, zu dem immer Organismus und Umwelt gehören. Am Beispiel der Sehwahrnehmung verdeutlicht, bedeute das, dass jede biologische Leistung des Sehens, „die – gleichgültig, ob durch Reizung des Sehnerven oder durch intentionale Beobachtung der Umwelt veranlasst – immer sowohl die gesamten zum organischen Teil des Gestaltkreises gehörigen Organe in Tätigkeit versetzt, wie auch zugleich ein Umwelterlebnis[3] darstellt."[4]

---

[1] Weizsäcker, V. v.: Einleitung zur Physiologie der Sinne. GS 3. S. 326
[2] Scheurle, H.-J.: Der Gestaltkreis Viktor von Weizsäckers als Ausgangspunkt einer neuen Sinneslehre. (1986) S. 33
[3] Johannes MÜLLER hatte im Gegensatz zu VvW und im Parallelismus verfangen in seinem Gesetz von den *spezifischen Sinnesenergien* gesagt, „dass im Nerven selbst die Empfindungen verborgen lägen und durch den mechanischen Reiz freigesetzt würden." Ebd., S. 34
[4] Ebd., S. 35

„Die besondere Empfindlichkeit des Sehnerven für mechanische und elektrische Reize ist damit ein Grenzfall, der an Störung und Krankheit erinnert, ändert aber nichts daran, dass das Sehen stets ein Umwelterlebnis bleibt. Die Leistung des Sehens ist schlicht als die Existenz des Ich in der farbigen Lichtwelt zu charakterisieren. Das Ich sieht nicht im Auge oder gar im Gehirn, wie der Parallelismus nahe legt, sondern dort, wo es in der Farbe weilt. Seine biologische Leistung ist in gewisser Weise leibfrei. Die Beobachtung des Leistungsprinzips in einem eigenen, phänomenalen biologischen Spielraum nötigt uns geradezu, die Grenzen des Organismus zu verlassen und uns in dem Raum der wirklich erlebten Phänomene aufzuhalten."[1]

In seinem Vortrag gelingt es SCHEURLE in hervorragender Klarheit die WEIZSÄCKERISCHEN Begriffe zueinander in ein Verhältnis zu setzen und für die Sinnesphysiologie besonders erreichbar zu machen: Die biologische Leistung, die im Falle des Sehens auch eine psychologische ist, da sie das Sehen einer Farbe im Umraum darstellt, ist zunächst unabhängig von der Leitung, also von der Reizung der Netzhaut durch die Hauptfarbe. Im Gestaltkreis werden Leistungs- und Leitungsprinzip (Lokalisation), Umwelt und Organismus zusammengefügt, so dass sie nicht mehr in einem parallelistischen Verhältnis zueinander stehen.
Das gleiche gilt für die Trennung der sensiblen von den motorischen Nerven:

„Mit den Begriffen ‚motorisch' und ‚sensibel' sind letztlich Leistungen gemeint, die auf den Gesamtorganismus und sein Verhältnis zur Umwelt bezogen sind. Es ist nach diesem Prinzip unzulässig, im Gegensatz zu herrschenden Denkgewohnheiten in der Physiologie, von motorischen und sensiblen Nervenleitungen zu sprechen. Es gibt keine Stelle des Organismus, die rein motorisch wäre und damit sensible Funktionen ausschlösse, wie es auch keine Stelle gibt, die rein sensibel wäre, ohne zugleich intentionale Komponenten der gerichteten Aufmerksamkeit bzw. Motorik zu enthalten."[2]

---

[1] Ebd., S. 35/36
[2] Ebd., S. 36

Für die allgemeine Sinnsphysiologie ergibt sich, „dass alle biologische Leistungen Angehörige eines grossen Sinneskreises sind." Biologische Leistungen werden durch die korrespondierenden Sinnesorgane erfahren, „deren Gestaltkreis die wahrgenommenen Leistungen stets umfasst."[1]

„Mit der Ordnung biologischer Leistungen bewegen wir uns bereits in bestimmten Sinnesfeldern. Diese sind es auch allein, die den Organismus zu deuten erlauben. Beispielsweise ist der gesamte Muskelmensch nur durch die Erfahrung der Bewegung erfassbar. Hier bildet sich also das eigentümliche Erlebnisfeld eines *Sinnes der Bewegung* aus."[2]

Der GK spricht in diesem Zusammenhang „von einem *qualitativen Erlebnisfeld*[3], das im Gefüge der klassischen 5 Sinne noch nicht enthalten ist."[4]

Für die Beschreibung einer neuen Sinnesqualität der Bewegung ergibt sich nach SCHEURLE:

„Die Pole des Bewegungssinnes sind Form und Beschleunigung, völliger Ruhepol und höchste Dynamik (Ekstase), Raum und Zeit. Zwischen diesen Polen bilden sich die mannigfaltigen Bewegungsqualitäten aus, wie sie etwa im Spiel der Gesten zum Ausdruck kommen. In Gestik und Mimik, in Ausdrucks- und Arbeitsbewegungen wird der Teil des Lebens unmittelbar verständlich, der sich durch Bewegung ausspricht. Es bedarf keiner weiteren Theorien, vorausgesetzt dass man bereit ist, sich auf die Bewegungsqualitäten einzulassen, sie als Ich mitzuleben und sich in ihrem Wandel selbst mitzuverwandeln. Jede Geste spricht sich, wie ein Wort, selbst aus."[5]

---

[1] Ebd., S. 36
[2] Ebd., S. 36
[3] Vgl: Weizsäcker, V.v.: Der Gestaltkreis. GS 4. S. 294ff
[4] Scheurle, H.-J.: Der Gestaltkreis Viktor von Weizsäckers als Ausgangspunkt einer neuen Sinneslehre. (1986) S. 37
[5] Ebd., S. 37

Mit der Einführung eines Erlebnisfeldes in die Physiologie, ergibt sich für SCHEURLE ein weiterer neuer *Identifikations-* oder *Ich-Sinn*, den er auch als im Gefolge des WEIZÄCKERISCHEN Begriffes der Kohärenz[1] entstanden beschreibt.

> „Er spielt z.B. beim Wiederekennen von Menschen, die sich nach längerer Zeit äußerlich sehr verändert haben und doch als die gleichen wieder erkannt werden können, eine Rolle. Dieser Leistung liegt eine Identifikation mit dem Gegenstand zugrunde, die nicht auf dem Sehen alleine beruht, sondern ihm übergeordnet ist."[2]

SCHEURLE weist daraufhin, dass die in der Physiologie bekannten sachlichen Leistungen wie Trennschärfe, Kontrast, Fusion, Reizdauer, Intensitätssteigerung usw. den Leistungen des Umwelterkennens untergeordnet sind. Am WEIZÄCKERISCHEN Beispiel zur Erklärung des Schielens[3] stellt SCHEURLE die Stabilität und Realität der übergeordneten Sinnesleistungen fest, während ihm „die untergeordneten Leitungen zumindest teilweise als theoretische Konstruktionen erscheinen."[4]

> „Es ist zudem ein Problem der Subjekt-Objekt-Spaltung, von der biologischen Gesamtleistung die konstruierten untergeordneten Leistungen (...) abzutrennen und im Sinne des Lokalisationsprinzips den Organen zuzuordnen. Denn damit werden die beständigen und invarianten Funktionen, die der Wahrnehmung ihre Beständigkeit und Zuverlässigkeit verleihen, als ‚objektiv' dem Apparat zugeordnet und von den vermeintlich höheren Leistungen, die damit nur noch ‚subjektiv' erscheinen, in fragwürdiger Weise abgesondert. Betrachtet man jedoch die sachlich objektiven Einzelleistungen genauer, sind sie in der realen

---

[1] „Die Annahme des Kohärenzprinzips hat die des Erlebnisprinzips zur Folge, und mit ihm ist die Einführung des Subjektes in die Biologie gegeben." Weizsäcker, V. v.: Der Gestaltkreis. GS 4. S. 293
[2] Scheurle, H.-J.: Der Gestaltkreis Viktor von Weizsäckers als Ausgangspunkt einer neuen Sinneslehre. (1986) S. 37
[3] „Ein von Weizsäcker ausgeführtes Beispiel ist die Erklärung des Schielens durch mangelnde Fusion zweier räumlich nicht mehr übereinstimmender Netzhauteindrücke. Die Fusionsheorie erklärt dann zwar das Schielen, aber nicht das normale Sehen. Beim gewöhnlichen Sehen können nämlich häufig wechselnde Stellen der Netzhaut beider Augen den Eindruck eines gleichen Gegenstandes ergeben. Es bedarf also, um das normale Sehen zu erklären einer neuen Theorie der wechselnden Ortswerte auf der Netzhaut. Die Erklärung des normalen Sehens durch die untergeordnete, aber scheinbar objektive Leistung der Fusion hat also den Nachteil, dass durch sie nahezu das gesamte übrige Sehen unerklärlich wird, wenn man nicht viel kompliziertere Theorien zu Hilfe nehmen will." Ebd., S. 37/38
[4] Ebd., S. 37

Wahrnehmung tatsächlich viel weniger beständig als die reale Sinnesleistung, z.B. das konkrete Dingerkennen."[1]

Des Weiteren unterstreicht SCHEURLE die von VvW beschriebene Wahrnehmung des *Sensorium commune*[2], dessen übergeordnete Leistungen er als Synästhesien[3] bezeichnet. Denn nicht nur Einzelleistungen verschmelzen, auch die einzelnen Sinne selbst können sich zu einer höheren Leistung zusammenfügen.

SCHEURLE sieht den Ansatz VvWs „durch eine eigenständige Betrachtungsweise der biologischen und psychologischen Leistungen ausgezeichnet",[4] die „im Bereich der Sinnesphysiologie gleichbedeutend mit einer eigenständigen Wahrnehmungslehre sind."[5]

In der Fortsetzung der Gestaltkreislehre gilt es in der Zukunft das Gebiet der Gesamtwahrnehmung zu ordnen; dazu werden die fünf bekannten Sinne nicht genügen. Die Schwierigkeit liegt aber darin, nach welchen Kriterien aus dem *Sensorium commune* besondere Sinne ausgegliedert werden können. An dieser Stelle verweist SCHEURLE auf sein Buch „Die Gesamtsinnesorganisation",[6] in dem er nach dem Vorschlag seines Lehrers HENSEL drei Kriterien zur Ordnung der Sinne beschreibt: *Sinnes-Erkennen, Sinnes-Empfindung, Sinnes-Intentionalität.*[7]

„Die Gestaltkreislehre WEIZSÄCKERS und die allgemeine Sinnesphysiologie haben gemeinsame Forschungsanliegen. Der Sinnesphysiologie fehlt bislang ein klares Konzept über den Aufbau der Sinne, der Gestaltkreislehre fehlt eine Ordnung des biologischen

---

[1] Ebd., S. 38
[2] Darauf hat auch R, Jung hingewiesen. In: Jung, R.. Neurophysiologie und Psychiatrie. (1967) S. 540ff.
[3] Unter Synästhesien versteht VvW „qualitative Fehlleitungen der Sinne" (GS 3, S. 190) wie „z.B. das Anklingen eines Tons bei einer Farbe". (GS 3, S. 192)
[4] Scheurle, H.-J.: Der Gestaltkreis Viktor von Weizsäckers als Ausgangspunkt einer neuen Sinneslehre. (1986) S. 38
[5] Ebd., S. 38
[6] Scheurle, H.-J.: Die Gesamtsinnesorganisation (1984)
[7] „Unter *Erkennen* ist die umgreifende, gleichsam die Welt universell durchdringende Wahrnehmungsfunktion zu verstehen. Mit *Intentionalität* wird die dazu polare Funktion des gerichteten Willens in der Wahrnehmung, der gegenwärtige Akt ihrer Verwirklichung im Hier und Jetzt bezeichnet. Als *Sinnesempfindung* benennen wir die Erlebniseigentümlichkeit, den eigentlich qualitativen Gehalt der Wahrnehmung, der sich in der Mannigfaltigkeit der Sinne widerspiegelt.
Es soll gezeigt werden, dass die Wahrnehmungsphänomenalität prinzipiell durch diese drei Kriterien sinnvoll beurteilt werden kann. Dabei darf jeder Einzelaspekt, unbeschadet seiner prinzipiellen Bedeutung, stets der Ergänzung und Durchdringung durch die beiden anderen, damit das phänomenale Ganze durchsichtig werden kann."
Scheurle, H.-J.: Die Gesamtsinnesorganisation (1984) S. 46

Ereignisbereiches, dem sie ihre Erfahrungen entnimmt. Eine übergreifende Sinneslehre, und hier würde ich den Zukunftsaspekt in der Weiterführung von WEIZSÄCKERS Forschungen sehen, dürfte nicht eine weitere Einzeldisziplin werden. Aber gerade die Sinneslehre ist geeignet, eine Grundwissenschaft vom Lebendigen unter Einbeziehung des Leben beobachtenden Ichs in Biologie und Medizin zu bilden."[1]

---

[1] Ebd., S. 39

4.3 Konkrete Beispiele am GK orientierter experimentell-sinnesphysiologischer Experimentaluntersuchungen – und deren Beitrag zur Theoriebildung

An der Gestaltkreistheorie orientierte Forschung bedeutet – wie Auersperg es formuliert - dass „jede vollständige Theorie der Wahrnehmung auch eine Theorie der Bewegung enthält, dass „jedes Formgesetz der Bewegung zwingende Rückschlüsse auf die der Bewegungen entsprechende Wahrnehmung"[1] ermöglicht.

Um dieser Anforderung zu genügen, haben die dem Gestaltkreisprinzip entspringenden Experimente eine wesentliche Voraussetzung, nämlich die *Einführung des Subjekts* in das Experiment. Dazu schreibt SACK:

> „Die methodische Besonderheit des Gestaltkreisansatzes besteht in der Einführung einer dritten Variable in den physiologischen Untersuchungsaufbau. Werden üblicherweise im sinnesphysiologischen Experiment der Einfluss eines Reizes auf die Empfindung, bzw. der Einfluss eines Reizes auf die Motorik untersucht, so registrierte WEIZSÄCKER drei Variablen (Reiz, Empfindung, Bewegung) zur gleichen Zeit. (…) Der Kerninhalt des dreiseitigen Schemas[2] sei nicht die Herstellung einer noch exakteren Experimentalsituation, sondern es gelte den Organismus als an der Erschaffung der Umwelt beteiligt zu erkennen (…)."[3]

AUERSPERG beschreibt diesen Sachverhalt wie folgt:

> „Immer sind es drei gleichzeitig zu beachtende Variablen, welche zueinander in Beziehung zu setzen sind: das physikalische Reizgeschehen an der Rezeptionsfläche, das sich vom Unbestimmten zu Bestimmten entwickelnde Bild als Ergebnis und steuerndes Prinzip der Kontaktaufnahme, schließlich die erfassenden Bewegungen des Organismus selbst in möglichst scharfer raumzeitlicher Registrierung."[4]

---

[1] Auersperg, A.: Dal Biancos Formgesetz der schwunghaft durchgeführten Bewegung. (1944) S.212
[2] VvW nennt diesen Sachverhalt ein dreiseitiges oder dreieckiges Schema (GS 3, S. 287f), einen *methodischen Trialismus*.
[3] Sack, M.: Alfred Prinz Auersperg (1899 - 1968). (2005) S. 63 und 65 (Seitenangabe richtet sich nach dem Manuskript)
[4] Auersperg, A.: von Weizsäcker, Viktor: Der Gestaltkreis. (1940) S. 197

Im Folgenden werden beispielhaft einige Experimentaluntersuchungen und die sich darauf beziehenden theoretischen Schlussfolgerungen aus dem Gebiet der Sinnesphysiologie berücksichtigt.

In den Kapiteln *Kybernetik und der Gestaltkreis* und *Sportwissenschaften und der Gestaltkreis* werden die am GK orientierten Forschungsarbeiten aus dem Gebiet der Willkürmotorik (Physiologie der Motorik) besprochen.

Diese Reihenfolge trägt auch der geschichtlichen Entwicklung Rechung, da VvW – wie in den Kapiteln 2 und 3 erläutert – seine Gestaltkreislehre aus einer kritischen Sicht gegenüber der herrschenden Sinnesphysiologie formuliert hat, während die Forschung an der Physiologie der Motorik erst später dazu kam.

4.3.1 Alfred Auersperg

Als ein Mitarbeiter VvWs hat besonders Alfred AUERSPERG wichtige Experimentaluntersuchungen auf der Grundlage der Gestaltkreistheorie durchgeführt und auf diese Weise das Gedankengut VvW weitergetragen und auch weiterentwickelt. Mit Hilfe der Arbeit von M. SACK „Alfred Prinz Auersperg (1899 - 1968). Von der Neuropathologie zur Phänomenologie – ein Beitrag zur Geschichte der Heidelberger Schule"[1] werden hier dessen wichtigste Arbeiten zur Sinnesphysiologie vorgestellt. Für eine detailliertere Beschäftigung mit AUERSPERG, dessen gesamtes Werk mit der Gestaltkreislehre eng verwoben ist, sei auf die Arbeit von SACK verwiesen.

Coinzidentalkorrespondenz[2] 1954

AUERSPERG nennt seine Theorie von der zeitüberbrückenden Struktur des Wahrnehmungsaktes Koinzidentialparallelismus.[3] VvW widmet dem Koinzidential-parallelismus ein Kapitel des GK und hebt darin seine Bedeutung für die Entwicklung einer der Biologie angemessenen Methode hervor. Zugleich bezeichnet VvW AUERSPERGs Theorie auch „einschränkend als eine Hilfskonstruktion, die der Gefahr unterliege, in die von AUERSPERG verlassene Konzeption des psychophysischen Parallelismus zurückzufallen."[4] AUERSPERG greift die Kritik

---

[1] Sack, M.: Alfred Prinz Auersperg (1899 - 1968). (2005)
[2] Auersperg, A.: Die Coincidentialkorrespondenz als Ausgangspunkt der psycho-physiologischen Interpretation des bewußt Erlebten und des Bewußtseins. (1954)
[3] Sack, M.: Alfred Prinz Auersperg (1899 - 1968). (2005) S.73 (Seitenangabe richtet sich nach dem Manuskript)
[4] Ebd., S.76 (Seitenangabe richtet sich nach dem Manuskript)

VvWs in der 1954 im „Nervenarzt" erschienenen Arbeit „Die Coincidentialkorrespondenz als Ausgangspunkt der psycho-physiologischen Interpretation des bewusst Erlebten und des Bewusstseins" auf und ändert die Bezeichnung Koinzidentialparallelismus in Coincidentialkorrespondenz.[1]

Auf den experimentellen Untersuchungen von 1935[2] und 1936[3] und auf der Arbeit „Zum Schema des getasteten Gegenstandes"[4] aufbauend, „erreicht AUERSPERG hier ein neues Niveau in seiner theoretischen Auseinandersetzung mit der Genese des biologischen Aktes. Der weit gespannte Horizont dieser Arbeit reicht von Beobachtungen und theoretischen Überlegungen zur Sinnesphysiologie und zur Aktualgenese[5] bis hin zu Schlussfolgerungen, die Konsequenzen für die neuropathologische und psychopathologische Forschung haben," und die ein Versuch darstellen, „ein Konzept zu einer umfassenden Wahrnehmungsphänomenologie und theoretischen Biologie zu entwickeln."[6]

AUERSPERGs Aufsatz fußt auf drei wesentlichen Annahmen:

Erstens geht er bei seiner Arbeit, wie bereits in dem 1935 zusammen mit VvW publizierten Referat „Zum Begriffswandel der Biologie", von einem wechselseitigen *Verhältnis der Begegnung* der Subjekte zur Umwelt aus, „im Gegensatz zu einer nach dem Reiz-Reaktionsmodell mechanistisch aufgefassten Kausalwirkung."[7]

Zweitens spielt der Begriff der *Intentionalität,* als grundsätzliches Element allen Erlebens und Handelns, als ein antizipatives Moment jeder Wahrnehmung und jeder Bewegung eine wesentliche Rolle.

Drittens stellt sich AUERSPERG die Aufgabe, das phänomenale Erlebnis der erlebten Begegnung von Subjekt und Umwelt in Bezug zur mess- und quantifizierbaren Naturwissenschaft zu bringen:[8]

> „Unsere Untersuchung geht von dem im Augenblick vollzogenen Begegnungserlebnis aus. Wir tun dies nicht nur in der Überzeugung, dass

---

[1] Ebd., S.77
[2] Auersperg, A., Weizsäcker, V.v.: Zum Begriffswandel der Biologie. GS 4
[3] Auersperg, A., Burmester jr., H.: Experimenteller Beitrag zur Frage des Bewegtsehens. (1936)
Auersperg, A.: Zur Frage der psychophysischen Fundierung der Grosshirnpathologie als einer Grenzwissenschaft von Neurologie und Psychiatrie. (1936)
[4] Auersperg, A.: Das Schema des getasteten Gegenstandes. (1949)
[5] Vgl. Kapitel 5.1.3
[6] Sack, M.: Alfred Prinz Auersperg (1899 - 1968). (2005) S.103 (Seitenangabe richtet sich nach dem Manuskript)
[7] Ebd., S. 103
[8] Ebd., S.103

dieses unmittelbare Erlebnis, des sich in und mit der Schöpfung (Subjekt) und begegnenden Geschöpfs (Objekt), die grundlegenden Erkenntnisse vermittelt, sondern vor allem in der einschränkenden Absicht das Phänomenale zum Messbaren, die Wahrnehmung zur abgebildeten Wirklichkeit in Coincidentialkorrespondenz zu setzen."

Nach AUERSPERG liegen jedem Wahrnehmungsakt zwei unterschiedliche Formen der Coincidentialkorrespondenz zugrunde. „Dem fortschreitenden, in der kontinuierlichen Zeit ablaufenden Vorgang entspricht in seinen Worten eine ‚parallelistische' Coincidentialkorrespondenz im Sinne des klassischen psychophysischen Parallelismus. Der diskontinuierlichen, aufsteigenden Entwicklung der Wahrnehmungsgestaltung entspricht die Coincidentialkorrespondenz der zeitüberbrückenden Vergegenwärtigung."[1]

AUERSPERG zieht diese Schlussfolgerung aus der Beobachtung, „dass die Sinneswahrnehmung im allgemeinen als kontinuierliches Geschehen erlebt wird, während sich die, die Wahrnehmung konstituierenden, unbewussten Schritte, beziehungsweise vorbewussten Schritte in zeitlich diskontinuierlichen Schritten vollziehen."[2]

Praktische Bewährung seines Konzeptes sieht AUERSPERG z. B. in der Möglichkeit, die „aphasischen, agnostischen, apraktischen Störungsbilder (…) nach der Höhe der jeweils betroffenen Integrationsstufe der Vergegenwärtigung zu beschreiben."[3]

Am Ende seiner Arbeit[4] weist AUERSPERG ausdrücklich darauf hin, dass „die Feststellung der Coincidentialkorrespondenz als Methode und die ihr zugrunde liegende Auffassung des Begegnungserlebnisses als dem jeder Erfahrungsbildung zugrunde liegenden Urphänomen aus dem Gestaltkreis VvWs entwickelt wurden."[5]

---

[1] Ebd., S. 104
[2] Ebd., S. 104
[3] Auersperg, A.: Die Coincidentialkorrespondenz als Ausgangspunkt der psycho-physiologischen Interpretation des bewußt Erlebten und des Bewußtseins. (1954) S. 6
[4] Thematisch an diese Arbeit anknüpfend: Auersperg, A.: Zur Psychophysiologischen Bedeutung der Begegnung. Recontre, Encounter, Begegnung, Contributions à une psychologie humaine. (1957)
Buytendijk, F. J. J.: Zur Phänomenologie der Begegnung. (1951)
[5] Auersperg, A.: Die Coincidentialkorrespondenz als Ausgangspunkt der psycho-physiologischen Interpretation des bewußt Erlebten und des Bewußtseins. (1954) S. 11

Psychophysiologie der intentionalen Blickbewegung - 1960

Neben den Arbeiten von 1935 und 1936 handelt es sich bei dem 1960 im Nervenarzt veröffentlichten „Beitrag zur Psychophysiologie der intentionalen Blickbewegung" um AUERSPERGs „dritte große Experimentalarbeit zur Wahrnehmungsphysiologie". Sie baut methodisch auf Fragestellungen auf, die sich in der experimentellen Überprüfung der WEIZSÄCKERschen Gestaltkreislehre ergaben.

„Die konkrete Fragestellung und die verwendete Untersuchungsmethode gehen auf eine 1953 veröffentlichte Arbeit ‚Über vestibulär induzierte Dysmorphopsien'[1] von Albrecht DERWORT zurück. DERWORT hatte in seiner Arbeit den Versuch unternommen, auf experimentellen Weg – durch elektrische Reizung des Lagesinnesorgans – die Genese des von VvW klinisch mehrfach beschriebenen Syndroms der dysmorphoptischen Wahrnehmungsstörung[2] zu untersuchen. (…) DERWORT konnte in seiner Arbeit zeigen, dass durch elektrische Vestibularreizung ein dem klinischen Syndrom der Dysmorphopsie sehr ähnliches Bild von Wahrnehmungstäuschungen hervorgerufen werden kann. Ausserdem stellte er fest, dass die Wahrnehmungstäuschungen in einem reziproken Verhältnis zu den motorischen Reaktionen standen. Die auffällige Vielfältigkeit der induzierten Trugwahrnehmungen auf denselben Vestibularreiz führte er auf einen Funktionswandel der entsprechenden nervösen Substanz zurück.
Ziel der von AUERSPERG, DERWORT und SCHRENK durchgeführten Experimentalstudie (…) war es nun, die Bedingungen dieses Funktionswandels präziser zu ermitteln."[3]

Körperbild und Körperschema - 1960

SACK bezeichnet die 1960 im Nervenarzt veröffentlichte Arbeit von AUERSPERG „Körperbild und Körperschema"[4] als „den ausführlichsten und in der theoretischen

---

[1] Derwort, A.: Über vestibulär induzierte Dysmorphopsien. (1953)
[2] Vgl z.B.: Weizsäcker, V.v.: Über einige Täuschungen in der Raumwahrnehmung bei Erkrankung des Vestibularapparates. GS 2
Untersuchungen des Drucksinnes mit Flächenreizen bei Nervenkranken. (Phänomen der Verstärkung). Deutsche Zeitschrift für Nervenheilkunde 80, 159-167, oder auch GS 3
[3] Sack, M.: Alfred Prinz Auersperg (1899 - 1968). (2005) S.109 (Seitenangabe richtet sich nach dem Manuskript)
[4] Auersperg, A.: Körperbild und Körperschema. (1960)
Unter anderem Bezug nehmend auf den GK hat sich auch BIANCO mit Fragen zum „Körperschema" beschäftigt: Bianco, dal P.: Körperschema und Aktionsschema. (1949)

Schlussfolgerung am weitesten reichenden Beitrag AUERSPERGs zur Problematik der Gestaltung von Bewegungsabläufen und zum Körperschema."[1] Auch dieser Beitrag basiere unter anderem auf den zwei meist zitierten, experimentellen Untersuchungen[2] AUERSPERGs von 1935 und 1936 und der Arbeit „Zum Schema des getasteten Gegenstandes"[3] von 1949.

„Die unterschiedlichen Definitionen des Körperschemas bewegen sich zwischen einer physiologischen Interpretation im Sinne eines anatomischen Standards einerseits und einer erlebnismäßigen, psychologischen Deutung als Körperselbstwahrnehmung andererseits. Auersperg setzt die beiden unterschiedlichen Auffassungen des Schemas als ‚Körperschema' (HEAD)[4] und als ‚Körperbild' (SCHILDER)[5] gegeneinander und bringt sie in Beziehung zur Unterscheidung von physiologischen und psychologischen Funktionsabläufen. Physiologie und Psychologie sind nach Auersperg komplementäre Aspekte des biologischen Geschehens. Dem Begriff des Schemas komme eine vermittelnde, Physiologie und Psychologie umfassende Rolle zu, die sich anhand des psychophysischen Modells der Gestaltkreislehre[6] explizieren lässt."[7]

Nach AUERSPERGs Auffassung hat das Schemamodell dort seine Grenze, „wo der Bereich messbarer Psychophysiologie überschritten wird und wo von erlebnishafter Begegnung, von ‚Mögen und Vermögen, Sollen und Wollen'"[8], also von VvWs pathischen Kategorien die Rede ist. An dieser Stelle sieht er den Ausgangspunkt für eine anthropologische Physiologie.

---

[1] Sack, M.: Alfred Prinz Auersperg (1899 - 1968). (2005) S.95 (Seitenangabe richtet sich nach dem Manuskript)
[2] Auersperg, A., Sprockhoff, H.:Experimentelle Beiträge zur Frage der Konstanz der Sehdinge und ihrer Fundierungen. (1935)
Auersperg, A., Burmester, jr. H. C.: Experimenteller Beitrag zur Frage des Bewegtsehens. (1936)
[3] Auersperg, A.: Das Schema des getasteten Gegenstandes. (1949)
[4] Head, H., Holmes, G.: Sensory disturbances from cerebral lesions. (1911)
[5] Schilder, P.: Das Körperschema. (1923)
[6] Im Besonderen kommt das Leistungsprinzip und der Funktionswandel zur Sprache.
[7] Sack, M.: Alfred Prinz Auersperg (1899 - 1968). (2005) S.96 (Seitenangabe richtet sich nach dem Manuskript)
[8] Ebd., S.96

„Wir freuen uns mit v. WEIZSÄCKER am Abenteuer einer neuerlichen kopernikanischen Wendung der Psychophysiologie, welche uns im Rahmen anthropologischer Horizonte aufgetragen erscheint."[1]

4.3.2 Frederik Buytendijks Mitarbeiter J. Linschoten: Optische Bewegungswahrnehmung – Kritik an der Gestaltpsychologie

J. LINSCHOTEN, ein Mitarbeiter F. J. J. BUYTENDIJKS aus dem Psychologischen Laboratorium der Reichsuniversität Utrecht, befasst sich in seiner Arbeit[2] von 1953 mit dem Gebiet der optischen Bewegungswahrnehmung und hier speziell mit dem Phänomen „der *relativen* oder *induzierten*, oder *Kontrastbewegung.*"

Werden im Dunkelraum eine objektiv ruhende Figur (a) und eine objektiv mit unterschwelliger Geschwindigkeit bewegte Figur (b) projiziert in der Weise, dass nur die zwei Figuren sichtbar sind, und keine Beziehung dieser Figuren zu den Schirmrändern oder anderen Gegenständen möglich ist, so sieht man entweder a oder b allein in Bewegung, oder man sieht a und b beide bewegt oder beide in Ruhe. Die phänomenale Bewegung entspricht nicht der objektiven (…).[3]

An der Gestaltpsychologie orientierte Autoren erklären

„ (…) nun die phänomenale Bewegungsverteilung aus der Beziehung der Figuren zueinander. Bewegung ist immer Bewegung in Bezug auf etwas Unbewegtes, entweder einen Hintergrund oder die wahrnehmende Person. Hintergrund gibt es wegen der Verdunkelung nicht, und eine Beziehung zum Blicksystem der wahrnehmenden Person ist durch die Unterschwelligkeit der Bewegung ausgeschlossen (…). Nur die Beziehung der Figuren zueinander bleibt als Erklärungsprinzip übrig."[4]
„D.h. sie wird bestimmt von sachlich-figuralen Eigenschaften der

---
[1] Auersperg, A.: Körperbild und Körperschema. (1960) S. 23
[2] Linschoten, J.: Experimentelle Untersuchung der sog. induzierten Bewegung. (1953)
[3] Ebd., S. 35
[4] Ebd., S. 35

Konfigurationen. In der jetzigen Untersuchung wird diese Hypothese geprüft."[1]

LINSCHOTEN kommt zu dem Schluss, „dass keine der von den gestaltpsychologisch orientierten Autoren genannten Faktoren die Bewegungsverteilung *ursächlich* bestimmt."[2]

„Prüft man die Wahrnehmungen der einzelnen Versuchspersonen, führt man also das individuelle Element ein, so ergibt sich, dass die figuralen Eigenschaften nicht als ursächliche Faktoren wirksam sind, sondern nur als *Motive*. Fasst man diese Eigenschaften als notwendig bestimmende auf, so sind bestimmte, von uns nachgewiesene gesetzwidrige Bewegungsverteilungen unerklärbar. Nun ergibt sich, dass immer eine wahrgenommene Bewegungsverteilung in Zusammenhang steht mit einer gewissen sinnvollen Auffassung der Figuren (der Konfiguration). Es ist also vielmehr der sich in der Erfassung bekundende *Sinn* – der in der Konfiguration als sachliche Konstellation nicht vorhanden ist – der für die Bewegungsverteilung verantwortlich ist."[3]

Diese Fassung des Geschehens kann als Ausgangspunkt einer Theorie gelten. Solche Theorie wird sich am besten auf das *Gestaltkreisprinzip* (…) gründen. Eine Erklärung des Phänomens im Konkreten erfordert nicht nur eine phänomenologische Analyse der Relation der Versuchspersonen zur Bilderwelt schlechthin, sondern auch von Fall zu Fall eine phänomenlogische Analyse des persönlichen Verhältnisses der Versuchsperson zu den vorgeführten Konfigurationen."[4]

---

[1] Ebd., S. 91
[2] Ebd., S. 91
[3] Ebd., S. 91
[4] Ebd,. S. 91

4.4 Neuere Ergebnisse der Neurowissenschaften als Bestätigung der Gestaltkreistheorie

Peter HENNINGSEN definiert die *Kognitive Neurowissenschaft* als eine Wissenschaft „vom Geist und seinem Gehirn", die „mit der Erklärung kognitiver Leistungen im weitesten Sinne – Denken, Fühlen, Wahrnehmen, Verhalten – befasst ist."[1] Dabei interessiert besonders „die Rolle des Gehirns bzw. seiner Teile in der Hervorbringung der einzelnen Funktionen, die diesen Leistungen zugrund liegen."[2]

Es gibt verschiedene Erklärungsebenen in der Kognitiven Neurowissenschaft:

„Die am weitesten vom materiellen Substrat entfernte und insofern höchste Beschreibungsebene betrifft die vielfach als menschenspezifisch angesehenen Phänomene ‚Selbstbewusstsein' (als Bewusstsein seiner selbst) oder ‚bewusstes Erleben sinnlicher Qualitäten'. Weil konzeptionell bislang ganz unklar ist, wie so gefasstes Bewusstsein in einem Erklärungsmodell kohärent z.B. zur neuronalen Beschreibungsebene in Bezug gesetzt werden könnte und auch wegen der methodischen Probleme bei der Datenerfassung (z.B. mittels Introspektion) wird diese Beschreibungsebene in der Kognitiven Neurowissenschaft von heute selten zum Fokus des Interesses gemacht. Die dort stärker beachtete, nächst ‚tiefere' Beschreibungsebene, die die psychischen (kognitiven, affektiven, perzeptiven, handelnden, kurz: intentionalen) Funktionen einer Person und ihr Verhalten in der Umwelt zum Gegenstand hat, ist nicht an das Vorhandensein von Bewusstsein gekoppelt; dieses taucht hier wenn, dann nicht in seiner phänomenalen Qualität, sondern ‚nur' als möglicher kausaler Faktor im Zusammenspiel mit anderen psychischen Funktionen auf."[3]

Die „dritte immer noch psychische Beschreibungsebene" spielt in experimentellen Untersuchungen die wichtigste Rolle:

---

[1] Henningsen, P.: Kognitive Neurowissenschaft als ‚Umgangslehre'. (2003) S. 104
[2] Ebd., S. 104
[3] Ebd., S. 110

"Hier sind psychische Komponenten sub-personaler Art gefragt, d.h. das Zusammenspiel einzelner kognitiver, affektiver o.ä. Module in der Hervorbringung der auf der Ebene der handelnden Person zu beobachtenden Funktionen."[1]

Als den gemeinsamen methodischen Nenner dieser drei Ebenen bezeichnet HENNINGSEN „den Gebrauch einer aus unserer sogenannten Alltagspsychologie abgeleiteten intentionalen, also auf die Bedeutung eines repräsentierten Umweltaspekts für die Person verweisenden Sprache zur Erfassung der Phänomene."[2]

Die vierte Beschreibungsebene bezeichnet HENNINGSEN als die neuronale:

„Sie umfasst natürlich in sich wiederum ein weites Spektrum von der Beschreibung des Verhaltens neuronaler Systeme über Aussagen zur Neurophysiologie der Einzelzelle und ihrer Verbindung bis hin zur Ebene der Molekulargenetik; gemeinsamer methodischer Nenner ist dabei die mechanistische Sprache der Physik (...)."[3]

In der Kognitiven Neurowissenschaft lassen sich wiederum Modelle, „die (...) zur Erklärung der auf diesen unterschiedlichen Ebenen beschriebenen Phänomene angewandt werden"[4], grob unterteilen in reduktionistische und nicht – reduktionistische. Mit Reduktionismus ist „die Erklärung von Phänomenen höherer, z.B. psychologischer Beschreibungsebenen auf niedrigerer z.B. neuronaler gemeint"[5] gemeint.
HENNIGSEN zeigt auf, welche Parallelen zwischen nicht – reduktionistischen Erklärungsmodellen in der heutigen Kognitiven Neurowissenschaft und dem nicht – reduktionistischem Erklärungsmodell des Gestaltkreises bestehen.

„In beiden Fällen entsteht aus einer genauen Analyse und Konzeptualisierung empirischer Phänomene eine Kritik an der damals wie heute vorherrschend reduktionistischen Tendenz, auch für psychische

---

[1] Ebd., S. 110
[2] Ebd., S. 110
[3] Ebd., S. 110
[4] Ebd., S. 110
[5] Ebd., S. 110

Phänomene nur die neuronale Erklärungsebene als wissenschaftlich adäquate anzuerkennen; die Kritik bezieht sich dabei auch auf die mit der allgemein reduktionistischen verbundene lokalisatorische Tendenz, psychische Funktionen an einzelnen Stellen des Gehirns ‚verorten' zu wollen. In beiden Fällen soll dabei ein methodischer, aber kein ontologischer Dualismus stark gemacht werden: neben der physikalisch-kausalen Erklärungsform wird auch die im weiteren Sinne teleologische rehabiliert – nachdem sie durch naturphilosophische und vitalistische Erklärungsexzesse für den echten Naturwissenschaftler schon unwiederbringlich in Misskredit geraten zu sein schien."[1]

Des Weiteren betont HENNINGSEN, dass es „in beiden Fällen nicht primär auf eine Erklärung (bzw. auf das ‚Verstehen') bewusster, mehr oder weniger komplexer psychischer (Denk-/Gefühls-) Prozesse"[2] gehe, „sondern auf eine methodisch angemessene Explikation des Ineinanders von Organismus und seiner Umwelt, von Wahrnehmen und Handeln."[3]

Das nicht - reduktionistische Charakteristikum der WEIZSÄCKERschen Einführung des Subjekts im GK erläutert HENNINGSEN als eine „teleologische Betrachtungsform".[4] Dazu zitiert er aus dem Vorwort der 4. Auflage des GK:

„Und dass die Ich-Umwelt-Beziehung das eigentlich zu Untersuchende sei, das trat erst beim motorischen Umgang mit der Umwelt voll hervor. Auch bedeutet die Einführung des Subjekts etwas anderes als die Einführung von psychischen Erlebnissen wie Empfindungen und Wahrnehmungen. Der Schritt von der Sinnesphysiologie und Psychophysik zu der mit dem Gestaltkreis eigentlich gemeinten Einheit von Wahrnehmen und Bewegen geschah ganz klar, wenn, wie bei der Motorik so oft, ein psychisches Erlebnis gar nicht vorhanden ist oder wenigstens ungreifbar bleibt. (...)

---

[1] Ebd., S. 114
[2] Ebd., S. 114
[3] Ebd., S. 114
[4] Ebd., S. 114

Denn hier wird die Beziehungsfähigkeit der Sphäre der Werte mit der Sphäre der Mechanik am Beispiel der Willkürbewegung gezeigt beschrieben. (...)

Aber der Gestaltkreis ist keine Theorie neben der anatomisch-physiologischen, sondern er schließt diese in sich ein, um sie zu übertreffen. (...) die biologische Auffassung ist der Einführung des Subjektes keine rein physikalische mehr und man kann die neueren Ergebnisse also ohnehin nicht als Beitrag zur bisherigen Auffassung der Gehirnsubstanz und ihrer Funktionen nehmen."[1]

In diesem Zitat zur WEIZSÄCKERschen Einführung des Subjekts sieht HENNINGSEN den Zusammenhang zwischen der modernen Kognitiven Neurowissenschaft und dem GK in dem Sinne erläutert, „dass es sich hier um die (Wieder-) Einführung einer intentionalen, also teleologischen Beschreibungs- und Erklärungsebene als Ergänzung zur naturwissenschaftlich-mechanistischen handelt, und zwar in Anwendung auf die basale Beobachtungseinheit eines in seiner realen Umwelt handelnden Lebewesens." [2]

„Bedürfnis- oder motivgeleitetes, zielorientiertes Handeln – diese im mechanistischen Rahmen nicht erklärbaren, dennoch für lebende Wesen zentralen Aspekte der Interaktion mit ihrer Umwelt sollen als eigenständige methodische Hinsichten zur systematischen Analyse der ‚Leistungen' dieses Lebewesens dienen, unabhängig davon, ob diese Leistung bewusst, psychisch, erlebt wird oder nicht. ‚Subjekt' also nicht gleich ‚Psyche'."[3]

An dieser Stelle bemüht HENNINGSEN den Hinweis VvWs auf das Tierreich:

„Gerade die Verhaltensforschung an Tieren (kann) das Bedürfnis vermehren, ein subjektives Prinzip zu besitzen, welches die Sonderheit des Organischen ausdrückt, ohne an psychische Daten wie Gefühl, Sinneswahrnehmung, Denken, Vorstellen, Empfinden usw. gebunden zu sein."[4]

---
[1] Weizsäcker, V.v.: Der Gestaltkreis. GS 4. S. 89 ff.
[2] Henningsen, P.: Kognitive Neurowissenschaft als ‚Umgangslehre'. (2003) S. 115
[3] Ebd., S. 115
[4] Weizsäcker, V.v.: Der Gestaltkreis. GS 4. S. 300

HENNINGSEN weist auch daraufhin, dass es einen bestimmten Grund hat, dass VvW nicht einfach vom Subjekt spricht, sondern von dessen Einführung. Seiner Auffassung nach verweist erst die Einführung des Subjekts „auf die spezielle methodische Stellung jenes teleologischen Moments:"[1]

> „Es wird vom Beobachter als analytisches Instrument an die Beobachtung von Organismen herangetragen, soll nicht als ein verdinglichter Naturfaktor postuliert erscheinen, der neben den materiellen Faktoren sein geheimnisvolles Wesen treibe. Einen solchen autonomen Naturfaktor (...) hatte bekanntlich der Vitalismus zur Erklärung des teleologischen Moments herangezogen: dieser Faktor, selbst nicht reduktionistisch erklärbar, greife dennoch in die Mechanik der Natur ein und erkläre so die Erscheinungen des Lebens."[2]

Der Bezug des GK „zu einigen Strängen der modernen Kognitiven Neurowissenschaft"[3] liegt in der Anwendung von einer Beschreibungsebene, die stärker von den physikalischen Details abstrahiert und „die Aufklärung der zielgerichteten (...) Interaktionen eines lebenden Wesens in seiner Umwelt zum Gegenstand hat."[4] Die auf dieser Beschreibungsebene verwendete Sprache ist „in einem kontrollierten Sinne teleologisch"[5] und die Methode hängt stärker vom Beobachter ab „als die übliche naturwissenschaftliche, die auf niedrigerer, weniger abstrahierender Ebene zur Erfassung der neuronalen Funktionen und Strukturen dient."[6]

Die bedeutsamste Gemeinsamkeit des GK mit heutigen Erklärungsansätzen der Kognitiven Neurowissenschaft sieht HENNINGSEN aber weniger im Ergebnis des nicht - reduktionistischen Modells, sondern mehr in dem Weg, „auf dem dieses Ergebnis zustandegekommen ist: nicht als Deduktion aus apriori angenommenen (...) Prämissen (...), sondern als Konsequenz eines empirisch festgestellten Ungenügens der in der reinen Naturwissenschaft reduktionistisch ausgerichteten Erklärungsansätze

---

[1] Henningsen, P.: Kognitive Neurowissenschaft als ‚Umgangslehre'. (2003) S. 115
[2] Ebd., S. 115
[3] Ebd., S. 116
[4] Ebd., S. 116
[5] Ebd., S. 116
[6] Ebd., S. 116

einerseits und einem praktischen Erproben des Erfolgs der höherstufigen, intentional auf die Person-Umwelt-Interaktion ausgerichteten Ansätze andererseits." [1]

VvW gewinnt seine empirischen Argumente vor allem „aus der Analyse (...) der um den ‚Funktionswandel' kreisenden krankhaften Störungen"[2] und extrahiert aus ihnen „die Bedingungen den Wahrnehmung und Bewegung, dass sich darauf das von ihm ‚Gestaltkreis' genannte nicht – reduktionistische Erklärungsmodell aufbauen lässt." [3]

Folgende Bespiele zeigen, „wie nahe sich moderne Kognitive Neurowissenschaft und WEIZSÄCKER in der konzeptuellen Analyse empirischer Fragen zur Funktion des Gehirns kommen"[4]:

Dass ein Entwicklungsstrang heutiger Kognitiver Neurowissenschaft sich an die jetzt wieder entdeckte Notwendigkeit hält, „statt einer objektiven Abbildung eine Handlungs- und Personenzentrierung zu postulieren", zeigt folgendes Beispiel:

> „So wurde z.B. das Verhalten von Versuchspersonen beim interaktiven Videospiel ‚Tetris' untersucht, bei dem es darauf ankommt, unter Zeitdruck oben auf dem Bildschirm auftauchende geometrische Figuren durch Drehung und Verschiebung in unten angeordnete Reihen möglichst nahtlos einzupassen.[5] Es stellte sich heraus, dass das konventionelle Informationsverarbeitungsmodell, das eine lineare Sequenz, Form taucht auf – Frühes Sehen – aufmerksamkeitsgerichtetes Enkodieren – kognitives Generieren und Testen möglicher Formplatzierung – motorische Ausführung (Drehen, Verschieben, Fallenlassen)' vorsieht, bei genauer zeitlicher Analyse viele Handlungen der Spieler nicht erklären kann. Sie rotieren und verschieben Formen nicht nur zum Handlungszweck der Formplatzierung, sondern auch zum Erkenntniszweck, mögliche Platzierungen durch reale Bewegungen rascher als durch nur mentale Rotationen und Verschiebungen zu erkennen. (...) Dieses Bespiel verdeutlicht, wie bei dieser spielerischen Interaktion Bewegungen, die aktiv die externe Umwelt verändern, eng mit dem ‚internen' Erkenntnisprozess verknüpft sind – ja, es lässt sich

---

[1] Ebd., S. 117
[2] Ebd., S. 117
[3] Ebd., S. 117
[4] Ebd., S. 117
[5] Kirsh, D., Maglio, P.: On distinguishing epistemic and pragmatic action. (1994)

anlässlich eines solchen Beispiels auch schlussfolgern, dass die traditionelle Trennung von Kognition und Handlung nicht so aufrechterhalten werden kann, insofern die externen Bewegungen systematisch die Problemstellungen für die erkennende Person bzw. ihr Gehirn transformieren und somit selbst Teil des kognitiven Prozesses sind. Metaphorisch gesprochen: geistige Prozesse finden nicht nur im Kopf, sondern im Wechselspiel von Gehirn, Körper und Umwelt statt und sind damit sehr viel kontextabhängiger (…)."[1]

Nach HENNINGSENs Auffassung kommt dieses Experiment auch „dem von WEIZSÄCKER im ‚Gestaltkreis' aufgestellten Postulat von der Einheit von Wahrnehmen und Bewegen"[2] entgegen.

Die heutige „konzeptuelle Ausrichtung auf reale Interaktionen eines Organismus in seiner Umwelt beeinflusst natürlich auch die Modellierung der neuronalen Prozesse im Gehirn."[3]

„ (…) Konzeptualisierung der Rolle des Gehirns als einer Struktur, die die Wechselwirkung unterschiedlicher externer und interner Faktoren eher kontrolliert als logisch plant, und damit allgemein die in letzter Zeit zunehmende Beachtung neuronaler Kontrollstrukturen kommt dieser Erfordernis entgegen. Neuronale Kontrollstrukturen sind nicht direkt an der Verbindung externer Inputs oder an der Kontrolle körperlicher Prozesse beteiligt; sie modulieren stattdessen den Informationsfluss zwischen anderen neuronalen Strukturen, um Aufmerksamkeit zu lenken, Erinnerung zu erleichtern oder allgemein den Rechenaufwand zu verringern."[4]

Ein einfaches Beispiel für „die Bedeutung derartiger Kontrollstrukturen" stellen die Untersuchungen von 1993[5] an Affen; dort zeigt sich, „dass die Bewegung eines einzelnen Fingers mit mehr Aktivität im zugeordneten motorischen Kortex einhergeht als die Bewegung der ganzen Hand; die Aktivität einiger Neuronen in diesem Areal

---

[1] Henningsen, P.: Kognitive Neurowissenschaft als ‚Umgangslehre'. (2003) S. 107
[2] Ebd., S. 118
[3] Ebd., S. 107
[4] Ebd., S. 107/108
[5] Schieber, M., Hibbard, L.: How somatotopic is the motor cortex hand area? (1993)

dient bei einer solchen isolierten Fingerbewegung explizit der Verhinderung von Bewegungen anderer Finger."[1] Dieses Ergebnis widerspricht der früheren Annahme, dass die den motorischen Homunculus bildenden somatotopisch geordneten Neuronen, „die Bewegung der einzelnen ihnen zugeordneten Finger kontrollieren."[2]

Das hatte bereits VvW erkannt und wie folgt 1940 im GK formuliert:

> „Nach allem, was wir wissen, ist es ausgeschlossen, dass die Erregung eines Fokus der vorderen Zentralwindung als solche die entscheidende Bedingung der Erregung eines bestimmten Muskels ist. Vielmehr scheint die isolierte Innervation gerade eines einzelnen Muskels allgemein die Integrität eine weit größeren Substanzmenge vorauszusetzen, während die gemeinsame Innervation großer Muskelgruppen auch durch verhältnismäßig kleine übriggebliebene Substanzmenge noch ins Werk gesetzt werden kann."[3]

Ein weiteres Bespiel für die „Anwendung des Prinzips neuronaler Kontrollstrukturen"[4] stellt HENNINGSEN für „die Repräsentation von begrifflichem Wissen"[5] im Rahmen des „Modells der Konvergenzzonen"[6] vor.

> „In den so bezeichneten Netzen neuronalen Netzen laufen viele Rückkopplungsschleifen zu anderen Hirnarealen zusammen; dadurch kann von ihnen aus Aktivität in weit von einander entfernt liegenden neuronalen Gruppen z.B. im motorischen und sensorischen Kortex generiert werden. Das Modell sieht vor, dass Wissensrepräsentationen unterschiedlichen Typs nicht an einem Ort, z.B. Konvergenzzone, gespeichert sind, sondern dass von dieser Zone aus verschiedene verteilte Repräsentationen direkt am Ort der dem jeweiligen Wissenstyp zugeordneten motorischen und sensorischen Areale aktiviert werden; (…) Eine ‚psychisch' erscheinende Funktion wie die Wissensrepräsentation für unterschiedliche Typen von Begriffen ist nach diesem Modell nicht

---

[1] Henningsen, P.: Kognitive Neurowissenschaft als ‚Umgangslehre'. (2003) S. 108
[2] Ebd., S. 108
[3] Weizsäcker, V.v.: Der Gestaltkreis. GS 4. S. 154
[4] Henningsen, P.: Kognitive Neurowissenschaft als ‚Umgangslehre'. (2003) S. 108
[5] Ebd., S. 108
[6] Damasio, A., Damasio, H.: Cortical systems for retrieval of concrete knowledge: the convergence zone framework. (1994)
Tranel, D., Damasio, H., Damasio, A. R.: A neural basis for the retrieval of conceptual knowledge. (1997)

lokalisierbar an einer bestimmten Stelle im Gehirn – lokalisierbar ist allenfalls die Zone, die den Zugang zu ganz unterschiedlichen, verteilten neuronalen Netzen kontrolliert, aus deren Interaktion sich erst diese Funktion ergibt. Für Studien an Patienten mit oder ohne lokalisierbaren Hirnläsionen ergibt sich aus diesem Modell die generelle Konsequenz, dass die Lokalisation einer gestörten psychischen Funktion am Ort der strukturellen oder funktionellen Hirnläsion ein Fehlschluss darstellt – er stützt sich auf die empirisch angesichts der Netzwerktheorien nicht haltbare Annahme, dass die Gesamtfunktion des Gehirns aus Unterfunktionen zusammengesetzt sei, die von einzelnen Hirnarealen im Prinzip auch isoliert hervorgebracht würden."[1]

Dazu führt HENNINGSEN folgendes Zitat VvWs an:

„Die Grundschwierigkeit jeder derartigen Betrachtungsform ist die (...), dass bei Zerstörung (von Hirnarealen, HENNINGSEN) wir nur zu sehen bekommen, wie der nicht zerstörte Teil des Organs arbeitet, wenn ihm der zerstörte fehlt. Es ist daher weder aus der Beobachtung der Reizungsfolgen noch aus der Beobachtung der Zerstörungsfolgen ein sicherer Schluss auf die normale Funktion zu ziehen, zumal ja die nervöse Substanz fähig ist, sich neue Leistungen zu eigen zu machen. So kam es, dass viele Leistungen – von denen der Sprache angefangen – ‚lokalisiert' wurden, obwohl man nur sagen konnte, sie seien bei gewissen Läsionen ausgefallen. Diese Quelle der Irrtümer erstreckt sich sogar bis zur Lokalisation des Bewusstseins – sei es im Cortex, sei im Hirnstamm."[2]

---

[1] Henningsen, P.: Kognitive Neurowissenschaft als ‚Umgangslehre'. (2003) S. 108/109
[2] Weizsäcker, V.v.: Otto Foerster 1873-1941. GS 3. S. 638

4.5 Angewandte Sinneslehre

Als etwas ausgefallene Beispiele einer am GK orientierten Wahrnehmungslehre dienen die folgenden zwei Unterkapitel.

4.5.1 Wahrnehmung der Füße

In der Ausgabe „Architektur zum Anfassen" von 1992 der Zeitschrift „Arcus. Architektur und Wissenschaft" ist der Aufsatz über die „Wahrnehmung der Füße" von Dietrich UNGERER[1] erschienen. UNGERER hat Erziehungswissenschaften und Psychologie studiert und ist an der Universität Bremen als Professor tätig; seine Arbeitsschwerpunkte umfassen Sensomotorik und Unfall- und Risikoanalysen.

Das Ziel seines Aufsatzes besteht darin, „unter besonderer Beachtung der Wahrnehmung die Bewegung und Wahrnehmung der Füße einander näherzubringen."[2] UNGERER beschreibt in einem ersten Schritt den Gebrauch der Füße im Alltag unter einem „ökokommunikativen Wirkungszusammenhang zwischen Mensch und Umwelt."[3]

In einem zweiten Schritt geht es ihm darum, das Thema in ein Theoriespektrum einzuordnen, wobei er sich besonders auf die Gestaltkreislehre VvWs beruft. UNGERER spricht von der VvW-Schule, die heute ihre Fortsetzung in der Anthropokybernetik[4] finde. Anthropokybernetik wiederum stellt in weiten Teilen eine Basis für die biopsychologische Kommunikationsforschung und Risikoforschung dar.[5] Zuletzt gibt UNGERER in praxisbezogenen Beschreibungen Empfehlungen für Schuh- und Bodendesigner. Zum Beispiel weist er darauf hin, dass sich durch die vergangene Auffassung vom Fuß als reines Bewegungsorgan eine Schutzphilosophie der Schuhherstellenden Industrie entwickelte, nämlich die Aufgabe des Schuhes sei es, die Füße zu stützen. Nicht aber der Schuh steuert den Fuß sondern umgekehrt der Fuß „steuert" durch die Wahrnehmung der Umgebung den Schuh. Um aber eine bessere

---

[1] Ungerer, D.: Die Wahrnehmung der Füße. (1992)
[2] Ebd., S. 56
[3] Ebd., S. 56
[4] Steinbuch, K.: Ansätze zu einer kybernetischen Anthropologie. (1972)
[5] Ungerer, D.: Die Wahrnehmung der Füße. (1992) S. 57

Wahrnehmung zu ermöglichen, musste man z.B. dünnere Sohlen entwickeln und den Schuh dem Fuß mehr anpassen. [1]

---

[1] Ebd., S. 59

4.5.2 Zur psychosozialen Seite des Berührens - Architektur und *Der Gestaltkreis*

Peter ACHILLES'[1] Aufsatz von 1992 „Zur psychosozialen Seite des Berührens – der Gestaltkreis beim haptischen Sinn" in der Zeitschrift *Architektur und Wissenschaft* zeigt die Verbindung der Gestaltkreistheorie, besonders des Gestaltkreises des haptischen Sinnes, mit der architektonischen Umwelt.

„Unsere Wahrnehmung von dem, was an einem Hause zu ertasten ist, enthält unendlich viel mehr als nur die sinnliche Qualität von Oberflächen bzw. Materialien."[2]

Die Bedeutung des griechischen Wortes *haptomai* ist nicht nur „anfassen" sondern ursprüngliche auch „sich anheften".

„Indem wir uns sinnlich anheften, wachsen wir zu einer bestimmten Gestalt, ohne diese Verankerung im Sinnlichen bleibt jeder Mensch sich selbst unfassbar. Der haptische Sinn ist nicht nur an ein aktives Zufassen gebunden, das Sinnesereignis ist ebenso sehr ein passives Berührtwerden. Das Zugreifen und das Sich-Ergreifen-Lassen sind in *einer* Sinneswahrnehmung unauflöslich miteinander verschränkt."[3]

ACHILLES beschreibt die Bedeutungsvielfalt der haptischen Erfahrung und gibt dieser Bedeutungsvielfalt anhand der Theorie des Gestaltkreises einen wissenschaftlichen Rahmen.
ACHILLES weist z.B. auf den Doppelcharakter der Hautsinnesqualitäten für den wahrnehmenden Menschen hin: indem die Hautsinne einerseits die Grenze des Lebewesens markieren, andererseits Kontakte bis zur Verschmelzung ermöglichen, hätten sie sowohl eine Funktion der Vergegenständlichung als auch eine der „Verkörperung"[4] und „wenn Vergegenständlichung und Verkörperlichung aufeinander bezogen sind, ist Selbstverwirklichung möglich."[5]

---

[1] Peter Achilles ist ev. Theologe, Psychotherapeut und am Institut für klinische Psychotherapie der Universitätskliniken des Saarlandes tätig
[2] Achilles, P.: Zur psychosozialen Seite des Berührens: der Gestaltkreis beim haptischen Sinn. (1992) S. 30
[3] Ebd., S. 30
[4] „Verkörperungsfunktion" ist ein Begriff aus: Plessner, H.: Anthropologie der Sinne. (1980) S. 370 ff
[5] Achilles, P.: Zur psychosozialen Seite des Berührens: der Gestaltkreis beim haptischen Sinn. (1992) S. 33

Dazu zitiert ACHILLES aus dem Buch Gesammtsinnesorganisation von SCHEURLE:

„Ich verwirkliche mich in meinem Leibe sowie in meiner Umgebung, insoweit ich mich durch meine Wahrnehmungen damit identifiziere, und spreche z.B. von *meiner Umgebung, Wohnung* ... als von etwas, das zu mir, zu meinem Selbst, dazugehört. Die Verkörperungsfunktion der Sinne ist nichts anderes als das elementare Werden des Menschseins, die ‚Ich-Geburt' im Leibe und der Umwelt kraft der Sinne."[1]

Für VvW sei Wahrnehmung „eine jeweils einmalige Begegnung von Ich und Umwelt und (...) verschränkt mit Bewegung, eigentlich immer nur eine Etappe in einer tätigen Entwicklung dieser Begegnung auf ein unbekanntes Ziel hin."[2]

Dazu meint ACHILLES, dass „wenn die Begegnung von Ich und Umwelt als Bewegung auf ein *unbekanntes* Ziel hin zu verstehen ist, dann genügen Theorien und Begriffe nicht um sie zu verstehen"[3], sondern es geht darum, ihre Begegnung in der Praxis zu verstehen.

„Ebenso wenig wie man nicht nicht kommunizieren kann, so kann auch ein lebendes Wesen nicht aus dem Gestaltkreis von Ich und Umwelt aussteigen. Begreifen ist hier nur möglich als die *Praxis* des Begreifens. Daraus entsteht die Frage, wie eine Umwelt gestaltet sein sollte, dass sie zu neuen Begegnungen anregt, dass sie mitwirkt an der Entstehung neuer Geschichten und neuer Lebensformen."[4]

In diesem Zusammenhang weist ACHILLES auf den Architekten Friedensreich HUNDERTWASSER hin, für den ein Haus nach der zweiten Haut der Kleidung, die dritte Haut darstellt. ACHILLES sieht diese Metapher HUNDERTWASSERS als einen Hinweis auf die psychosoziale Identifikationsfunktion des Hauses an, die somit auch als ein Gestaltkreis beschrieben werden kann. Wie „im Gestaltkreis die Grenze

---

[1] Scheurle, H.-J.: Die Gesamtsinnesorganisation. (1984) S. 76
[2] Weizsäcker, V. v.: Der Gestaltkreis. GS 4. S. 235/6
[3] Achilles, P.: Zur psychosozialen Seite des Berührens: der Gestaltkreis beim haptischen Sinn. (1992) S. 37
[4] Ebd., S. 37

von Ich und Umwelt verschieblich ist"[1], „so kann die dritte Haut als Teil von mir selbst, als Umwelt und als Grenzfläche erlebt werden."[2]

> „Als ‚Stück von mir' erscheint das Haus wie ein schützender, aber auch verletzbarer Behälter für mich selbst und für alles, was zu mir gehört, es hat für mich eine Verkörperungsfunktion.
> (...) Als Grenzfläche zwischen innen und außen hat das Haus eine Kontaktfunktion. (...) Es lädt ein oder es weist ab, es berührt und es wird berührt.
> (...) Als Teil meiner Umwelt gehört das Haus über den haptischen Sinn zum ständigen Hintergrund meines Erlebens und Verhaltens. Indem es mich berührt, Bewegung kanalisiert, stimuliert es den haptischen Sinn zur Suche nach Unbekanntem und Vertrautem."[3]

HUNDERTWASSER versteht ein Haus als eine belebende Tastlandschaft, die aber nicht in der Monotonie glatter Flächen, gerader Linien und reizarmer Materialien"[4] entstehen kann. Diese schaffen eher eine Begrenzung und fördern eine sinnliche Verarmung der Umwelt, „die den Stoffwechsel zwischen Innenwelt und Außenwelt einschränkt."[5]

> „Wir haben angefangen zu begreifen, dass es sich bei der Gestaltung unserer Umwelt nicht um die Anwendung einer Reihe festgelegter ästhetischer Formeln handelt, sondern um einen kontinuierlichen inneren Wachstumsprozess, der die Wahrheit immer wieder neu erschafft."[6]

Zu diesem Zitat von GROPIUS schreibt ACHILLES, dass „die als Prozess verstandene psychosoziale Identität nur ein anderer Aspekt dieses Wachstumsprozesses ist."[7]

---

[1] Ebd., S. 41
[2] Ebd., S. 41
[3] Ebd., S. 41
[4] Ebd., S. 42
[5] Ebd., S. 42
[6] Gropius, W.: Architektur. Wege zur einer optischen Kultur. (1956) S. 139
[7] Achilles, P.: Zur psychosozialen Seite des Berührens: der Gestaltkreis beim haptischen Sinn. (1992) S. 42

„Analog zum bio-psycho-sozialen Modell der Psychosomatik könnte von einer öko-psycho-sozialen Identität (oikos – das Haus) gesprochen werden. Unsere Erfahrungen mit der dritten Haut im Gestaltkreis des haptischen Sinnes sind für unser Wachstum mitverantwortlich."[1]

---

[1] Ebd., S. 42
Siehe dazu auch dem GK nahe stehenden Autor: Kükelhaus, H.: Unmenschliche Architektur. (1983)

4.6 Literatur: Sinnsphysiologie und der Gestaltkreis

1940, Auersperg, A.: von Weizsäcker, Viktor: Der Gestaltkreis. Theorie der Einheit von Wahrnehmen und Bewegen. Deutsche Zeitschrift für Nervenheilkunde 151, 194-8

1944, Auersperg, A.: Dal Biancos Formgesetz der schwunghaft durchgeführten Bewegung. Ein Beitrag zur Theorie der Einheit von Wahrnehmung und Bewegung. Deutsche Zeitschrift für Nervenheilkunde 156, 213-22

1947, Reenpää, Y.: Über Wahrnehmen, Denken und messendes Versuchen. Bibliotheca Biotheoretica Vol. 3, Series D, Brill, Leiden

1949, Bianco, dal P.: Körperschema und Aktionsschema. In: H. J. Urban (Hrsg.): Festschrift für Otto Pötzl. Wagner, Innsbruck

1953, Derwort, A.: Über vestibulär induzierte Dysmorphopsien. Deutsche Zeitschrift für Nervenheilkunde 170, 295-325

1953, Linschoten, J.: Experimentelle Untersuchung der sog. induzierten Bewegung. Psychologische Forschung, Bd. 24, S. 133-142

1954, Auersperg, A.: Die Coincidentialkorrespondenz als Ausgangspunkt der psychophysiologischen Interpretation des bewußt Erlebten und des Bewußtseins. Der Nervenarzt 25, 1, 1-11

1959, Reenpää, Y.: Aufbau der allgemeinen Sinnesphysiologie. Grundlegung einer Wissenschaft vom Beobachten. Klostermann, Frankfurt/M.

1960, Auersperg, A.: Körperbild und Körperschema. Der Nervenarzt 31, 1, 19-24. Schriftliche Fassung eines Referates von der 75. Wanderversammlung Südwestdeutscher Neurologen und Psychiater in Baden-Baden am 24.5.1959

1960, Auersperg, A., Derwort, A., Schrenk, M.: Beitrag zur Psychophysiologie der intentionalen Blickbewegung. Der Nervenarzt, 31, S. 241-253

1962, Reenpää, Y.: Allgemeine Sinnesphysiologie. Klostermann, Frankfurt/M.

1963, Keidel, W. D.: Normale und pathologische Physiologie der Haut. In: Handbuch der Haut- und Geschlechtskrankheiten / hrsg. von Josef Jadassohn, Bd. 1, Teil 3, Springer, Berlin (u.a.)

1966, Hensel, H.: Lehrbuch der Physiologie. Allgemeine Sinnesphysiologie. Haut, Geschmack, Geruch. Springer, Berlin (u.a.)

1967, Buytendijk, F. J. J.: Prolegomena zu einer anthropologischen Physiologie. Neues Forum. Das Bild des Menschen in der Wissenschaft. Otto Müller, Salzburg

1967, Jung, R.. Neurophysiologie und Psychiatrie. Psychiatrie der Gegenwart. Forschung und Praxis I/1. Grundlagenforschung zur Psychiatrie Teil A. 325-928. Springer, Berlin (u.a.)

1967, Reenpää, Y.: Wahrnehmen, Beobachten, Konstituieren. Verlag, Frankfurt/M.

1970, Plessner, H.: Anthropologie der Sinne. In: (1980) Gesammelte Schriften. Hrsg. Von G. Doux, O. Marquard, E. Ströker, Bd. III, Suhrkamp, Frankfurt/M.

1971, Plessner, H.: Philosophische Anthropologie. Condition Humana. S. Fischer

1972, Jung, R.: Einführung in die Sinnesphysiologie. In: Gauer/Kramer/Jung (Hrsg.): Physiologie des Menschen, Bd. 11, Somatische Sensibilität, Geruch und Geschmack. Urban und Schwarzenberg, München, Berlin, Wien

1977, Scheurle, H.-J.: Die Gesamtsinnesorganisation - Überwindung der Subjekt-Objekt-Spaltung in der Sinneslehre. Thieme, Stuttgart, New York, (1.Auflage)

1979, Hensel, H.: Allgemeine Sinnesphysiologie. In: Keidel, W.D. (Hrsg.): Kurzgefasstes Lehrbuch der Physiologie, Thieme, Stuttgart, New York (5.Aufl.)

1982, Kükelhaus, H., Lippe, R. zur: Entfaltung der Sinne. Fischer, Frankfurt

1983, Creutzfeldt, O. D.: Cortex Cerebri. Leistung, strukturelle und funktionelle Organisation der Hirnrinde. Springer, Berlin (u.a.)

1986, Scheurle, H.-J.: Der Gestaltkreis Viktor von Weizsäckers als Ausgangspunkt einer neuen Sinneslehre. Spezialisierung und Integration in Psychosomatik und Psychotherapie. F. Lamprecht (Hrsg.) 31-40, Springer, Berlin (u.a.)

1992, Achilles, P.: Zur psychosozialen Seite des Berührens: der Gestaltkreis beim haptischen Sinn. Arcus, Architektur und Wissenschaft 16, 30-44, "Architektur zum Anfassen"

1992, Kienle, G.: Die Grundfragen der Nervenphysiologie. In: Die menschliche Nervenorganisation und die soziale Frage. Teil 2: Dokumentarischer Anhang. Freies Geistesleben, Stuttgart

1992, Poppelbaum, H.: Warum nannte Rudolf Steiner sensible und motorische Nerven wesensgleich? In: Die menschliche Nervenorganisation und die soziale Frage. Teil 2: Dokumentarischer Anhang. Freies Geistesleben, Stuttgart

1992, Schad, W.: Das Nervensystem und die übersinnliche Organisation des Menschen. In: Die menschliche Nervenorganisation und die soziale Frage. Teil 1: Ein anthropologisch-anthroposophisches Gespräch. Freies Geistesleben, Stuttgart

1992, Ungerer, D.: Die Wahrnehmung der Füße. Arcus, Architektur und Wissenschaft 16, 56-62, "Architektur zum Anfassen"

2005, Sack, M.: Alfred Prinz Auersperg (1899 - 1968). Von der Neuropathologie zur Phänomenologie – ein Beitrag zur Geschichte der Heidelberger Schule. Beiträge zur anthropologischen Medizin, Bd. 4, Königshausen & Neumann, Würzburg

5. Am Gestaltkreis orientierte klinische Forschung

5.1 Neurologie

Besonders in dem zweiten Abschnitt der Monographie des Gestaltkreises geht VvW „auf die krankhaften Störungen im Nervensystem" ein und veranschaulicht durch Beispiele aus der klinischen Medizin seine Gestaltkreistheorie. Im folgenden Zitat äußert sich VvW über die problematischen Schlussfolgerungen der Neurologie von pathologischen Störungen auf Anatomie und Physiologie:

„Die Erlebnisse des Kranken sind an sich anders geartet als beim Gesunden; und ihre Zuordnung zu den Reizen ist verändert. Sowohl die subjektive wie die objektive Sensibilitätsstörung ist hier charakterisiert. Die weitere Entwicklung besteht dann in einem Versuch, die physiologische Erklärung und die anatomische Lokalisation der Störungen der normalen Sensibilität zu geben. Dieses Unternehmen setzte, als ein theoretisches, voraus, dass man die normale Funktion und Struktur kenne und dass ferner die pathologische Funktion sich als eine Veränderung der normalen verstehen lasse. Genau genommen sind aber beide Voraussetzungen unsicher, einmal weil ein großer Teil der sogenannten normalen Verhältnisse gerade aus pathologischen erschlossen werden musste statt umgekehrt, und dann, weil mit einer Neuschöpfung von Phänomenen in der Krankheit zu rechnen ist. Man hat also begriffen, dass eine pathologische Sensibilität nicht unbedingt als eine Störung der normalen verstanden werden muss; insofern sie etwas Neues sein kann und überdies besser bekannt sein kann als die normale, ist eine ganz selbstständige Auffassung von der Pathologie aus möglich und wünschenswert. Daher ist es kein zweifelloser Vorteil für die Neurologie, wenn ihre gewohnheitsmäßige Darstellung jedes Mal mit normaler Anatomie und Physiologie beginnt. Es werden so unwillkürliche Bindungen der Vorstellung erzeugt, die sich falsch auswirken können."[1]

---
[1] Weizsäcker, V.v.: Der Gestaltkreis. GS 4. S. 132

5.1.1 Die Gestaltkreistheorie in Lehrbüchern für Neurologie

Im Rahmen der mehrbändigen Reihe „Handbuch der Inneren Medizin" haben BERGMANN/FREY/SCHWIEGK 1953 ein dreibändiges (3000 Seiten) Übersichtswerk für Neurologie herausgegeben. Obwohl verschiedene Arbeiten WEIZSÄCKERs an mehreren Stellen und von verschiedenen Autoren zitiert werden, findet sich nur eine Anmerkung zum GK von R. JUNG in seinem Aufsatz „Allgemeine Neurophysiologie". Darin fragt JUNG nach möglichen Erklärungen bezüglich der Zusammenarbeit von Sensibilität und Motorik, bezüglich der zentralen Koordination der umweltangepassten Leistungen:

> „Gibt es irgendwelche allgemeinen Regeln für die Funktionsweise des Zentralnervensystems, die hier weiterführen können? Die ältere Neurophysiologie hat dazu nur sehr theoretische akademische Überlegungen gebracht, die zum Teil weit in das Gebiet der philosophischen Spekulation hineinreichen. Auch v. WEIZSÄCKERs Versuche, die Zusammenfassung von Sensibilität und Motorik im Bild des ‚Gestaltkreises' deutlich zu machen, sind vorwiegend spekulativ geblieben. Sie haben aber das Verdienst, die Unzulänglichkeiten der reinen Reflexphysiologie und Lokalisationslehre aufgezeigt zu haben, ebenso wie die ähnlichen, von der Gestaltpsychologie ausgehenden Vorstellungen von GOLDSTEIN über allgemeine Grundstörungen. Bei Anwendung dieser Gedanken auf die Neurophysiologie stößt man jedoch bald auf Schwierigkeiten, weil die einzelnen Funktionsmechanismen des Gehirns und Rückenmarks, die uns vor allem interessieren, zu wenig berücksichtigt oder bewusst vernachlässigt werden. Hier können physikalisch-mechanische Modellvorstellungen des Nervensystems weiterführen."[1]

In den 60iger Jahren ist es SCHALTENBAND in dem Lehrbuch „Allgemeine Neurologie", der kurz auf den GK im Rahmen des Tastvorgangs eingeht und den Funktionswandel bei der Sensibilitätsprüfung ausführlicher erklärt.

---

[1] Jung, R.: Allgemeine Neurophysiologie. (1953) S. 126/127

Heute geht KARL F. MASUHR in seinem Lehrbuches für Neurologie auf den GK und Funktionswandel ein.[1] Im Gegensatz zu JUNGs kritischen Beitrag sind die Lehrbücher SCHALTENBRANDs und MASUHRs Beispiele dafür, dass der GK in die Theoriebildung klinischer Medizin Einzug gehalten hat. In den weiteren Abschnitten dieses Kapitel soll dies an konkreten Krankheitsbildern weiter verdeutlicht werden.

5.1.2 Sprachmotorisches Verhalten bei Aphasie – Ein klinisches Beispiel für den Funktionswandel

Der Begriff des Funktionswandels wurde bereits im Kapitel 2 und 3 in einer allgemeinen Art erläutert. An dieser Stelle wird anhand der klinischen Arbeit zur Aphasie von DERWORT die Anwendung der in der Gestaltkreistheorie begründeten Begriffe des *Leistungswandels* und des *Umgangs* beschrieben. Leistungswandel ist im Sinne BAYs mit dem Begriff des Funktionswandels synonym zu verstehen: „Unter Funktionswandel verstehen wir die Erscheinung, dass sich die Leistungen des Sinnesorgans unter der Beanspruchung ändern."[2]

BAY hat 1950 eine ausführliche Monographie „Funktionswandel und Agnosie" zur taktilen und optischen Agnosie vorgelegt, die auf experimentellen Grundlagen verfasst ist und sich in dem theoretischen Rahmen des Gestaltkreises bewegt.

Nicht zuletzt vor dem Hintergrund der ausführlichen Arbeit BAYs zum Funktionswandel bei taktiler und optischer Agnosie, sowie auch der Arbeiten aus dem Breslauer Forschungsinstitut und der Untersuchungen von DERWORT und CHRISTIAN wirken die Aussagen des berühmten Neurophysiologen R. JUNG eher zynisch als wissenschaftlich begründet. Auch ist dem Verfasser kein Text bekannt, in dem sich JUNG mit VvW systematisch auseinandersetzt. In dem Kapitel „Neurophysiologie und Psychiatrie" in „Psychiatrie der Gegenwart. Forschung und Praxis" wiederholt JUNG seine kritische Anmerkung zum GK.[3]

---

[1] Masuhr, K. F., Neumann, M.: Neurologie. (1998)
[2] Bay, E.: Agnosie und Funktionswandel. (1950) S. 10
Weitere Arbeiten zum Funktionswandel:
Laubenthal, F.: Neurologische Untersuchungsmethoden. (1953) S. 967
Ewald, G.: Neurologie und Psychiatrie. (1959)
[3] Siehe: Jung, R.. Neurophysiologie und Psychiatrie. (1967) S. 493

In seiner Untersuchung von 1950 „Formen des Leistungsabbaus bei der Motorik"[1] beschäftigt sich DERWORT mit dem sprachmotorischen Verhalten von Aphasikern. Er verweist darauf, „dass man sich bei der Erforschung der Tätigkeit des geschädigten Nervenssystems immer mehr den verbleibenden, aber umgeformten Leistungen zuwendet und weniger den scharf abgrenzbaren Ausfallserscheinungen."[2] In diesem Sinne berichtet er nicht nur von motorischen Abbauphänomenen sondern auch von „Leistungswandel der Willkürmotorik" bei den Untersuchungen der aphasischen Patienten.[3]

DERWORT beschreibt, dass - nachdem wieder eine gewisse Sprachfähigkeit nach völliger Lähmung erlangt worden ist – sich zwei Gruppen motorischer Aphasien unterscheiden ließen, die dann „ganz verschiedene Behandlungswege"[4] erforderten.

„Bei den einen traten meist schon bald die seit *JACKSON* bekannten ‚utterances' hervor. Die Kranken konnten jetzt Worte oder auch kleine Sätze unter günstigen Bedingungen äußern, ohne dass diesen ersten Sprachprodukten ein bestimmter Aussagewert zuzukommen schien. Das Gesprochene war aber z.T. relativ gut artikuliert und auch in Tonfall und Klangfarbe konnte es recht natürlich herauskommen. Eine willkürlich intendierte Sprachproduktion, auch nur als Wiederholung unmittelbar vorausgegangener Äußerungen der genannten Art, war ihnen jedoch völlig unmöglich."[5]

Die weitere Entwicklung dieser Patientengruppe beschreibt DERWORT als „ganz im Sinne einer Entfaltung dieser ersten Sprachansätze"[6]. Es werde diesen Patienten zunehmend möglich, in Situationen, „zu deren Meisterung eine sprachliche Äußerung unumgänglich notwendig war"[7], „durch ein motorisch wohlgeformtes Wort oder gar einen kleinen Satz zu überraschen"[8]. DERWORT fügt dem hinzu, dass es gewöhnlich

---

[1] Derwort, A.: Formen des Leistungsabbaus bei der Motorik. (1950)
Zu diesem Thema siehe auch: Derwort, A.: Über Leistungswandel der Sprachhandlung bei den Aphasien. (1954)
[2] Derwort, A.: Formen des Leistungsabbaus bei der Motorik. (1950) S. 80
[3] Die Patienten stammen von einem Sonderlazarett für Hirnverletzte, das während des 2. Weltkrieges eingerichtet wurde.
[4] Derwort, A.: Formen des Leistungsabbaus bei der Motorik. (1950) S. 81
[5] Ebd., S. 81
[6] Ebd., S. 81
[7] Ebd., S. 81
[8] Ebd., S. 81

nicht lange dauerte, dass derartige Äußerungen „mit richtiger Intention und verständlichem Satzinhalt"[1] im Kontext einer Unterhaltung gebraucht wurden. Fehlte der Kontext einer sinnvollen Unterhaltung, kamen vergleichbare Äußerungen nicht zu Stande. Für die Therapie folgte daraus:

> „Sprechübungen auf schulmeisterliche Art, nach dem Muster der Elementarschule, waren hier völlig fruchtlos. Den Kranken konnte man nur mit einem lebendigen Unterricht helfen. Es musste etwas vor sich gehen, was sie gefangen nahm. Man arrangierte Spiele oder arbeitete gemeinsam in der Werkstatt. Bei solchen und ähnlichen Gelegenheiten: kurzen Filmen, ansprechenden Bildgeschichten usw. musste in ihnen das Bedürfnis erweckt werden, sich zu anderen zu äußern."[2]

Es blieb dieser Patientengruppe jedoch noch lange verwehrt, die z.B. „anlässlich eines Ereignisses erzielte Äußerung mit verneinender Stellungnahme, nun in eine entsprechende aber mit affirmativem Charakter umzuwandeln."[3] DERWORT erklärt sich diese Gegebenheit so, dass sich zwar an den Worten nicht viel änderte, aber „eine Handlung von ganz anderer Wertigkeit entstand." [4]

„Aus den gleichen Gründen wohl war es nicht so einfach, *als Ganze* schon recht gut vollziehbare Sätze in ihre Teile oder gar Worte zerlegen zu wollen. Daran wird aber nun deutlich, wo der entscheidende Mangel der Sprechleistung hier zu suchen ist. Diese Kranken wurden zwar relativ leicht wieder fähig, eine natürliche sprachliche Umgangsform zurück zu erwerben. Es blieb ihnen aber noch lange versagt, über ihre Sprachmittel so zu verfügen, dass eine bewegliche Einpassung in wechselnde Zusammenhänge gestattet wird. Die Sprachmittel, deren sie sich bedienen müssen, ähneln starren Mechanismen, die sich im lebendigen Vollzug in der Auseinadersetzung mit der Umwelt oder – hier bei der Sprache – besser, *Mitwelt* mit deren steten Veränderungen, nicht mehr elastisch wandeln können. Dazu besitzen wirkliche, lebendige Formen eine

---

[1] Ebd., S. 81
[2] Ebd., S. 81
[3] Ebd., S. 82
[4] Ebd., S. 82

Offenheit oder Spielbreite, die aber hier mehr oder weniger weitgehend eingebüsst wurde."[1]

In der zweiten, nach DERWORTs Erfahrung zahlenmäßig kleineren Patientengruppe gestaltete sich die Rückkehr des Sprachvermögens – nachdem das erste Lähmungsstadium überwunden war – anders. Die Sprachrückbildung setzte nicht wie oben geschildert an den Sprachresten an und man kam nur mit den Methoden der Elementarschule bei diesen Patienten weiter: Einzelne Worte, Satzteile, ganze Satzformen mussten zäh geübt werden, situative Momente erleichterten die Leistungen der Patienten nicht.

Eine Zuordnung dieser zwei Störungen zu einem klinisch Syndrom sei nach DERWORT nicht möglich:

„Es war keine der beiden herausgehobenen Störungsformen durchgängig nur an ein klinisch-diagnostisches Syndrom der üblichen Abgrenzungen nach subcortical-cortical, peripherer oder zentraler motorischen Aphasie, Laut-Wort-Namen- oder Satz-Stummheit gebunden. Sie konnte vielmehr bei verschiedenen dieser Bilder angetroffen werden. Zur Abgrenzung unserer Formen brauchte man also sein Augenmerk nur auf die qualitativen Abweichungen der noch oder wieder vollziehbaren Sprechbewegungen gegenüber dem normalen Sprechen zu richten. Die so phänomenal-deskriptiv gut gegeneinander abhebbaren Bilder waren also allein Ausdruck eines Leistungswandels des sprachmotorischen Geschehens, das seiner funktionalen Eigenart nach weiter aufzuklären wäre."[2]

Nach DERWORTs Auffassung gestaltete sich der weitere Verlauf beider Aphasieformen derart, dass selbst nach nahezu vollständiger Restitution – „sofern man das allein danach zu bemessen versucht, dass die Kranken praktisch schon wieder jedes Wort verfügbar haben und auch grammatisch richtige Sätze gebrauchen"[3] – die anfangs hervorgehobenen Unterschiede noch zu erkennen waren. Besonders in

---

[1] Ebd., S. 82
[2] Ebd., S. 83
[3] Ebd., S. 84

Gesprächen fiel auf, dass die einen immer noch das Bild einer unlebendig wirkenden Kunstsprache boten und kaum zu einem „wechselseitigen Fortgang des Hin- und Widerredens"[1] zu bringen waren.

> „Jede neue Äußerung scheint einer ausdrücklichen Initiative, eines Neuansatzes zu bedürfen. (...) Der Kranke verhält sich wie einer, der sein ‚letztes Wort' gesagt hat, um so ein Gespräch zum Abschluss zu bringen. Überhaupt ist er schwer zum Sprechen zu bewegen und eine Unterhaltung kommt nicht in Fluss.
> Hält man das mit den Erfahrungen des Unterrichts zusammen, so kommt man zu der wichtigen Einsicht, dass diese Kranken die Sprache nicht mehr in der Funktion eines dialogischen Umgangs mit anderen gebrauchen, sondern als reines Austauschmittel. Präziser wäre festzustellen: Der Sprechakt als motorische Leistung ist nicht mehr Handlung, durch die eine umfassende Einheit eines wechselseitigen Verhältnisses, in der das einzelne Individuum nur die Rolle eines Partners übernimmt, sich verwirklicht. So ist es beim Dialog. Hier handelt es sich aber vom Subjekt her gesehen um autonome Entäußerungen. Das stimmt mit den Erfahrungen bei der Therapie überein: die nicht dialogische sprachliche Umgangsform dieser Kranken erforderte eine entsprechende wiederum nicht dialogische Methode: reines Einüben wie beim Erlernen einer toten Sprache. Die sprachmotorische Störung wird also ihrem Wesen nach durch die notwendige Therapie erhellt. Erst indem ich mit dem Kranken *umgehe*, stellt sich des Näheren heraus, woran er leidet. Sein Leistungswandel besteht in einem Wandel der Umgangsform."[2]

Die andere Patientengruppe wiederum zeigt in ihrem sprachlichen Verhalten und in der angewendeten therapeutischen Methode, „dass ihr Sprechen sehr wohl Handlungscharakter in der zwischenmenschlichen Auseinandersetzung hat."[3] DERWORT zufolge mangelt es ihr aber, „sich als autonome Subjekte zum Ausdruck zu bringen"[4]; eine Leistung, zu der die Patienten der anderen Gruppe gerade fähig

---

[1] Ebd., S. 84
[2] Ebd., S. 84
[3] Ebd., S. 84
[4] Ebd., S. 85

sind und was „zweifellos mit der Einbusse an Spielbreite der Bewegungsformen"[1] zusammenhängt.

Letztlich merkt DERWORT an, „dass beide Formen pathologisch veränderten Verhaltens den natürlichen Zerfallsmöglichkeiten entsprechen, wie sich für jedes wirkliche Gespräch aus seinem spezifischen Charakter als Leistung ergeben"[2].

„In der Rede von Mensch zu Mensch, sind nämlich stets zwei Tendenzen in schwer analysierbarer Durchflechtung wirksam: eine die der wechselseitigen Einordnung im zwischenmenschlichen Geschehen dient und eine andere durch die sich aus dieser umfassenden Ordnung hinausstrebend, das Subjekt als autonomes Geltung verschafft."[3]

---

[1] Ebd., S. 85
[2] Ebd., S. 85
[3] Ebd., S. 85

5.1.3 Alfred Auersperg: Großhirnpathologische Syndrome als Zeitigungsstörung der Aktualgenese

Zum AUERSPERGschen Verständnis des Begriffes *Aktualgenese*[1] schreibt SACK:

„Mit dem Begriff der Aktualgenese wird die Gesamtheit der psychophysiologischen Vorgänge bezeichnet, die eine komplexe biologische Leistung ermöglichen. Wahrnehmung wie Bewegung konstituieren sich nach AUERSPERGs Auffassung nach dem gleichen Grundprinzip: einer Zweiheit von vorauslaufendem, proleptischem Entwurf und anschließender rückläufiger Bestimmung. Diesem Verständnis der Aktualgenese stellt AUERSPERG den, in zeitlicher Hinsicht linearen Ansatz der klassischen naturwissenschaftlichen Physiologie gegenüber."[2]

Diese theoretischen Überlegungen überträgt AUERSPERG in seinem Beitrag „Großhirnpathologische Syndrome als Zeitigungsstörung der Aktualgenese" auf konkrete neuropathologische Erkrankungen.

„Er führt mehrere, auch ätiologisch unterschiedliche Syndrome visuellagnostischer Störungen als Bespiel auf, so die halbseitige Aufmerksamkeitsstörung (sogenanntes Hemineglect), die Seelenlähmung des Betrachters und die Simultanagnosie (das Balintsche Syndrom). Als gemeinsamen Charakter dieser drei neurologischen Syndrome bezeichnet AUERSPERG die Negation der vorgegebenen visuellen Wirklichkeit. Unter dem Gesichtspunkt der Aktualgenese mit den einander wechselseitig fordernden, komplementären Funktionen des proleptischen Entwurfes und der rückläufigen Bestimmung erscheinen die aufgeführten klinischen Syndrome durch ein unterschiedlich ausgeprägtes Überwiegen einer der beiden aktualgenetischen Funktionen, d.h. des antizipativen Entwurfes oder der rückläufigen Determination gekennzeichnet zu sein.

---

[1] Weitere Arbeiten Auerspergs zu Fragen der Aktualgenese: Auersperg, A.: Das Schema des getasteten Gegenstandes. (1949)
Auersperg, A.: Die Krise vom Standpunkt der teleologisch interpretierten Aktualgenese. (1960)
[2] Sack, M.: Alfred Prinz Auersperg (1899 - 1968). (2005) S.56 (Seitenangabe richtet sich nach dem Manuskript)

Die angeführten optisch-agnostischen Störungen werden somit von AUERSPERG als eine Störung der Aktualgenese aufgefasst."[1]

SACK entnimmt dazu aus AUERSPERGs Arbeit folgendes Zitat:

„Nun hat es tatsächlich den Anschein, als ob der integrale Akt der zeitüberbrückenden Vergegenwärtigung als solcher im differenzierten Funktionssubstrat seiner Regulationszentren betroffen würde, und als ob es von weiteren noch zu erhellenden konstellierenden Bedingungen abhängen dürfte, welche der komplementären teleologischen Funktionen die pathologische Abwandlung der Zeitigung des Wahrgenommenen im besonderen Fall bestimmt."[2]

Diese Ergebnisse AUERSPERGs fasst SACK wie folgt zusammen:

„Vor dem Hintergrund dieser Überlegungen macht AUERSPERG ein pathologisches Überwiegen der antizipativen Funktion für die apperzeptive Agnosie verantwortlich, während eine übermäßige Einschränkung der Antizipation, also ein Überwiegen der (rückläufigen) Determination, im extremen Fall zur Simultanagnosie führt. Weitere Berührungspunkte und Anwendungsmöglichkeiten seiner eigenen theoretischen Auffassung mit der Neuropathologie sieht AUERSPERG im Bereich der kortikalen Regulation vegetativer Funktionen."[3]

---

[1] Ebd., S.56/57
[2] Auersperg, A.: Großhirnpathologische Syndrome als Zeitigungsstörung der Aktualgenese. In: Schaltenbrand, G. (Hrsg.): Zeit in nervenärztlicher Sicht. (1963) S. 28
[3] Sack, M.: Alfred Prinz Auersperg (1899 - 1968). (2005) S.57 (Seitenangabe richtet sich nach dem Manuskript)

5.1.4 Störungen der Wahrnehmung und des Leiberlebens beim Parkinsonismus

A. KRAUS, aus der Abteilung für Experimentelle Psychopathologie der Psychiatrischen Universitätsklinik Heidelberg, versteht seinen Aufsatz[1] von 1974 als „einen klinischen Beitrag zur Phänomenologie der Wahrnehmungsstörung und Veränderungen der Erlebens Parkinsonkranker[2] und um die Frage, ob und in welcher Weise diese auf die Bewegungsstörungen bezogen werden können."[3]

Ausgehend von der Gestaltkreistheorie selbst und speziell von dem Gestaltkreisbegriff der *Prolepsis*[4] kommt KRAUS zu dem Schluss, dass „man das Krankheitsbild des Parkinsonismus weder deskriptiv noch syndromgenetisch vollständig erfassen kann, wenn man es nur als eine Störung des Motoriums beschreibt"[5], wie das für gewöhnlich geschieht.

„Man muss die Wahrnehmungsstörung hinzunehmen. Über einen Beitrag zur Phänomenologie der Wahrnehmungsstörungen und des veränderten Leiberlebens bei Prakinsonkranken hinaus wird hier der Versuch gemacht, die konkrete Verschränkung von Wahrnehmen und Bewegen aufzuweisen. Es zeigt sich, dass mit einer gestörten Objektbildung zugleich die Prolepsis der Bewegung in einer mangelhaften Entfaltungsmöglichkeit der aktionsschematischen Präsentation des zu bewegenden Körpergliedes beeinträchtigt ist. In einem Kreisprozess wirkt sich dies nicht nur auf die Bewegungsleitung, sondern auch auf das Leiberleben aus. Besondere Beachtung wird den Fremdeinflüssen auf die parkinsonistische Bewegungsstörung geschenkt, die häufig dazu führen, dass Entfremdungserlebnisse, durch die der eigene Leib als Quasi-Objekt der Selbstverfügbarkeit zu entgleiten droht, eine Verstärkung erfahren.
Damit erklärt die These von der gestörten Prolepsis der Bewegung beim Parkinsonismus nicht nur zahlreiche klinische Phänomene, sondern zeigt auch therapeutische Möglichkeiten auf, durch die Erweckung von

---

[1] Kraus, A.: Störungen der Wahrnehmung und des Leiberlebens beim Parkinsonismus. (1974)
[2] Siehe auch eine frühere Arbeit zum gleichen Themengebiet, die Kraus hier auch zitiert: Jacob, H.: Wahrnehmungsstörung und Krankheitserleben. (1955)
[3] Kraus, A.: Störungen der Wahrnehmung und des Leiberlebens beim Parkinsonismus. (1974) S. 639
[4] Weizsäcker, V.v.: Der Gestaltkreis. GS 4. S. 237
[5] Kraus, A.: Störungen der Wahrnehmung und des Leiberlebens beim Parkinsonismus. (1974) S. 645

Bewegungsvorstellungen und sonstige Führungshilfen die behinderte Entwicklung eines präreflexiven Aktionsphantoms zu kompensieren."[1]

5.1.5 Psychosomatik in der Neurologie

In seinem Beitrag über „Neurologie"[2] zu KINDLERS „Psychologie des 20. Jh." schreibt Friedhelm LAMPRECHT, dass „die Seltenheit psychosomatischer Aktivitäten in den neurologischen Abteilungen der Gegenwart in merkwürdigem Gegensatz zur historischen Entwicklung dieses Fachgebietes"[3] steht, denn es waren Neurologen wie FREUD mit seinem psychodynamischen Ansatz und VvW mit der klinisch-biographischen Methode, die prägende Impulse in Theorie und Praxis der Psychosomatik gegeben haben.

LAMPRECHT stellt in seiner Arbeit die psychosomatischen Aspekte mehrerer neurologischer Erkrankungen vor. Dabei verweist er kurz beim Schwindel (S. 554) und bei Torticollis spasticus (S. 560) auf den GK.[4]

---

[1] Ebd., S. 645
[2] Lamprecht, F.: Neurologie. Kindlers "Psychologie des 20. Jahrhunderts". Psychosomatik Bd 9, P. Hahn (Hrsg.), 1979, 533-78
[3] Ebd., S. 533
[4] Vgl den Beitrag von Kütemeyer, M.: Versuch der Integration psycho-somatischer Medizin in eine Neurologische Universitätsklinik. In: Uexküll, T. v. (Hrsg.): Integrierte Psychosomatische Medizin. Modelle in Praxis und Klinik. (1981)

5.2 Psychiatrie

5.2.1 Phänomenologisch – anthropologisch orientierte Psychiatrie

In der Psychiatrie wird die Gestaltkreistheorie bis heute im Besonderen dort rezipiert, wo eine phänomenologisch – anthropologisch Auseinandersetzung mit den Grundlagenfragen der Psychopathologie geführt wird. Als ein wichtiger Vertreter dieser Richtung gilt der Psychiater W. BLANKENBURG. Seine zahlreichen Veröffentlichungen sind so sehr mit der Gestaltkreistheorie explizit und implizit verwoben, dass eine genau Untersuchung der Beschäftigung BLANKENBURGs mit den GK das Vorhaben dieser Promotion übersteigt. An dieser Stelle kann anhand seines Aufsatzes „Phänomenologisch – anthropologische Aspekte von Wahn und Halluzination"[1] nur ein beschränkter Eindruck seiner Gestaltkreisrezeption vermittelt werden.

Gemäß BLANKENBURG unterscheide sich der phänomenologisch – anthropologische Ansatz von der traditionellen klinischen Psychopathologie und auch von der deskriptiven Phänomenologie i.S. K. JASPERS' dadurch, „dass der Schnitt zwischen ‚real' und ‚irreal' nicht – als sich von selbst verstehend und im Wesentlichen bereits vollzogen – vorausgesetzt werde."[2]

„Es geht vielmehr darum, das Sichkonstituieren von ‚Realität' für jemanden (nicht nur der Realität der Außenwelt, sondern auch das Sichkonstituieren der Realität des eigenen Selbsts) theoretisch in seiner Fragwürdigkeit und – was das Faktische anbelangt – in seiner (beim Gesunden zumeist verdeckten) Fragilität zu sehen."[3]

BLANKENBURG sieht es als eine Grundlagenfrage der Psychopathologie und speziell der des Wahns an, wie der Mensch seine eigene Subjektivität transzendiert, „durch welchen Kunstgriff der Mensch die Subjektbezogenheit alles dessen, was für

---

[1] Blankenburg, W.: Phänomenologisch – anthropologische Aspekte von Wahn und Halluzination. (1987) Weitere Arbeiten Blankenburgs, die den GK zitieren: Futur-II-Perspektive in ihrer Bedeutung für die Erschließung der Lebensgeschichte des Patienten (1989); Körper und Leib in der Psychiatrie (1982); Die Verselbständigung eines Themas zum Wahn (1965). Veröffentlichung dieser und anderer Arbeiten von Blankenburg, die den Gk nicht zitieren, aber auf andere Arbeiten VvWs Bezug nehmen, in: Heinze, M. (Hrsg): Wolfgang Blankenburg. Psychopathologie des Unscheinbaren (2007)
[2] Ebd., S. 80
[3] Ebd., S. 80

ihn ‚da' ist, zu transzendieren vermag."[1] BLANKENBURG merkt an der Stelle kritisch an, dass es selbstverständlich nicht genügen könne, „lediglich gewisse Voraussetzungen für die Möglichkeit von Wahn im gesunden seelischen Leben aufzuzeigen."[2]

„Die entscheidende Frage bleibt, warum ein Mensch krank wird, ein anderer nicht. *Vor* die Warum – Frage stellt die phänomenologisch – anthropologische Forschung aber die Forderung nach einer differenzierteren Erfassung des ‚Wie' und *vor* die Frage, wie es beim Kranken zum Wahn kommt, stellt sie ... die Frage, wie es dem Gesunden gelingt, wahnfrei mit der Welt und sich selbst umzugehen."[3]

„Die Bedingungen des Gesundseins werfen mehr Probleme auf als diejenigen des Krankwerdens. Jedoch eröffnet eine Erforschung ersterer oft tiefergreifende Einsichten, die letztlich wiederum der Angehbarkeit von Krankheiten, nicht nur deren Prävention, zugute kommen. Ein gleiches dürfte für die Erforschung der Bedingungen eines wahnfreien Bezugs zur Realität gelten. Ein besseres Durchschauen der Bedingungen gesunden Wahrnehmens und Wahrhabens könnte vielleicht tieferen Einsichten in das Wesen des Zustandekommen des Wahns den Weg bahnen, als sie einer Psychopathologie zugänglich sind, die sich damit begnügt, wahnhaftes Erleben lediglich möglichst klar von einem – als selbstverständlich vorausgesetzten – wahnfreien Verhältnis zur Wirklichkeit abzugrenzen, um es dann – mit welchen Methoden auch immer – beherrschbar zu machen, d.h. beseitigen zu können."[4]

BLANKENBURG merkt an, dass es unmöglich wäre, das Transzendieren der eigenen Subjektivität zu erklären, wenn man davon ausginge, dass die Subjektivität des menschlichen Subjekts in nichts anderem als in einer nun einmal vorgegebenen Selbstbezogenheit bestünde. Wenn die Subjektivität sich einzig aus der Voraussetzung einer Selbstbezogenheit ergäbe, so bliebe ein Perspektivismus unausweichlich. Die Aufgabe wäre dann zu zeigen, „wie sich

---
[1] Ebd., S. 86
[2] Ebd., S. 86
[3] Ebd., S. 86
[4] Ebd., S. 87

denn dieser Solipsismus, gemäß dem auch der Gesunde so etwas wie eine ‚fensterlose Monade' wäre, vom Autismus eines Wahnkranken unterscheide. Überdies müsste man erklären, wie denn die ‚Illusion' des Alltagsbewusstseins zustande komme, das von dergleichen nichts wissen will."[1] Die Gestaltkreistheorie zitierend geht BLANKENBURG aber von einer in zwei, einander polar entgegen gesetzten Komponenten aufgespaltenen Subjektivität aus. Einerseits sei das Subjekt von seiner eigenen Vorgegebenheit bestimmt. Andererseits habe es die Fähigkeit, sich selbst zu bewegen und damit seinen Standort zu verändern.

„Die Standortgebundenheit menschlicher Sicht wird zu einem guten Teil aufgehoben durch die Fähigkeit, Standorte zu verändern. Somit wird auch die Relativität menschlicher Standpunkte (im übertragenen Sinn) noch einmal relativiert durch die Fähigkeit, sie zu verändern. Die Relativität kann zwar nicht rückgängig gemacht werden, aber sie kann noch einmal relativiert werden und dadurch partiell aufgehoben werden."[2]
„Die Blickpunktgebundenheit (Perspektivität) menschlicher Sicht wird überwunden durch gezielte Blickpunktveränderungen. Auf der Ebene des Wahrnehmens geschieht dies durch den Gestaltkreis von Wahrnehmen und Sichbewegen..."[3]

Der Wahnkranke hingegen verliere besonders in der Zuspitzung beim akuten paranoiden Syndrom gänzlich die Fähigkeit, zu relativieren und verabsolutiert eine für ihn – aus psychodynamischer Sicht oft nachvollziehbare – für ihn notwendige Möglichkeit zu seiner Wahn-Wirklichkeit. Den Regelkreis aus Absolutsetzten-Können und Relativieren-Können nennt BLANKENBURG auch Gestaltkreis, der beim Menschen für jede Kognition eminent wichtig sei.

„Beim Wahnkranken bricht dieser Regelkreis auseinander, und zwar im Sinne einer Entzügelung der Verabsolutierungstendenz."
„Bei dem, was in einem solchen Gestalt- oder Regelkreis zu einer dynamischen Einheit zusammengeschlossen erscheint, handelt es sich um

---

[1] Ebd., S. 87
[2] Ebd., S. 88
[3] Ebd., S. 88

antagonistische Funktionen, von denen jede die andere in Frage stellt, ihr ihre Voraussetzungen zu entziehen scheint. Was aber in Wahrheit jeweils entzogen wird, erweist sich als das Einseitige und Begrenzende der Funktion, so dass am Ende aus dieser Verschränkung etwas Neues hervorgehen kann."[1]

5.2.2 Psychiatrie – Forschung und Praxis - 1960/1967

In dem dreibändigen Übersichtswerk „Psychiatrie der Gegenwart – Forschung und Praxis" (1960/1967) – herausgegeben von GRUHLE/JUNG/MAYER-GROSS/MÜLLER - ist der Gestaltkreis an mehren Stellen genannt und auch näher besprochen worden. Die zwei Bände zur „Grundlagenforschung in der Psychiatrie" und der Band zur klinischen Psychiatrie „Grundlagen und Methoden der klinischen Psychiatrie" geben eine Übersicht, in welche Bereiche der Psychiatrie der GK zu jenem Zeitpunkt Einzug gehalten hat. Viele namenhafte Psychiater und Neurowissenschaftler aus Deutschland und Ausland liefern Beiträge zu diesem Standardwerk. In diesem Sinne bietet dieses Werk auch ein gewisses Zeugnis für die Stellung der WEIZSÄCKERschen Gestaltkreistheorie in der Psychiatrie.

In den meisten Fällen handelt es sich nur um kurze Erläuterungen des GK; diese Beiträge sind im Literaturanhang aufgeführt.

Juan LOPEZ-IBOR und Erwin STRAUS setzten sich ein weing ausführlicher mit dem GK auseinander und werden an dieser Stelle vorgestellt.

Psychiatrie und Philosophie

In dem Beitrag „Psychiatrie und Philosophie" von E. STRAUS geht es um die Definition des Faches Psychiatrie und die sich daraus ableitenden philosophischen Fragen.

In dem Unterkapitel „Bedeutung der Beweglichkeit" äußert sich STRAUS kurz über den GK:

„Die Bedeutung der Beweglichkeit für die Selbsterhaltung ist stets erkannt worden. Die Bedeutung der Bewegtheit für das Bewusstsein

---
[1] Ebd., S. 85

wartet noch auf Anerkennung. Theologen und Philosophen haben der Seele bereitwillig das Vermögen des Wahrnehmens und Denkens, des Einbildens und Erinnerns, des Fühlens und Begehrens zugeschrieben. Selbst der ‚trügerischen Empfindung' ist der Zutritt zu dem Reich der Vernunft gestattet worden; die Bewegung ist vor die Tore gewiesen worden. Die Bewegung bleibt ein bloßes körperliches Geschehen, auch in den Augen derer, die lehren, dass die Seele als begehrende und wollende den Körper in Bewegung setzt. Die Seele klettert nicht auf Bäume, springt nicht über Gräben, sie beißt und schluckt nicht, selbst wenn sie hungert und dürstet. Man sieht wohl ein, dass ein Tier sich bewegen muss, um sich am Leben zu erhalten. Aber da die tierische Bewegung nur sinnvoll sein kann, wenn sie durch das Empfinden gesteuert ist, erscheint das Empfinden der Bewegung vor- und übergeordnet. In WEIZSÄCKERs Lehre vom Gestaltkreis wird zwar die Subordination durch eine Koordination ersetzt, im Allgemeinen aber ist das Verhältnis von Sensorium und Motorium wie das von Maschinist und Maschine gedeutet worden. Durch die Sinne wird ein Kontakt nach außen mit der Umwelt hergestellt, die Bewegung aber vollzieht sich innerhalb des Organismus. Das ist wohl einer der Gründe, warum Sensualisten und Idealisten gleichermaßen gewillt waren, Empfindungen und Wahrnehmungsbilder als Bewusstseinsinhalte zu akzeptieren, während den motorischen Vorgängen bestenfalls eine Vertretung durch Zielvorstellung und Kinästhesien zugestanden wurde."[1]

Psychosomatik in der Psychiatrie
Juan LOPEZ-IBOR aus Madrid zeigt in seinen Aufsatz „Psychosomatische Forschung" die vergangene Entwicklung der psychosomatischen Medizin, ihren Weg zu einer zukünftigen anthropologischen Medizin und ihre Beziehung zur Psychiatrie auf:

„Die psychosomatischen Krankheiten entwickeln sich von der Störung der Stimmung aus. Die Neurosen und die psychosomatischen Krankheiten

---
[1] Straus, E.: Psychiatrie und Philosophie. (1963) S. 958

stehen den Krankheiten nahe, die von der Psychiatrie unter dem klassischen Namen ‚Gemütskrankheiten' beschrieben wurden."[1]

Über den GK schreibt er:

„Innerhalb der psychosomatischen Beziehungen gibt es eine Auffassung, die wir mit v. WEIZSÄCKER *cyclomorphe These* nennen können. Ein somatisches Problem ergänzt ein psychisches Ereignis und umgekehrt. Die Lebensvorgänge verlaufen in rhythmischen Oszillationen oder Kreisen.
Die Gleichwertigkeit somatischer und psychischer Phänomene hat v. WEIZÄCKER vom psychophysischen und klinischen Standpunkt festgelegt."[2]

LOPEZ-IBOR weist daraufhin, dass VvW in Experimenten zeigen konnte, „dass zwischen der Wahrnehmung und der Bewegung ein kontinuierliches Hin- und Herschwingen besteht (…)"[3]

LOPEZ-IBOR weist auch auf die klinischen Konsequenzen der Gestaltkreislehre hin, die eine Parallele der experimentellen Verschränkung von Wahrnehmen und Bewegen darstellen:

„Vom klinischen Standpunkt aus lassen sich ähnliche Parallelen aufstellen. Während der Krankheit tritt der Organismus in eine Krise ein, und in der Krise *ersetzt das Pathische das Ontische*. Bei den psychogenen Störungen übernimmt die somatische Störung als solche, z.B. die Angina, die Darstellung des psychischen Konfliktes. *Der biographischen Linie folgend, kann man diesen Wechsel zwischen bewussten und unbewussten, subjektiven und objektiven, psychischen und somatischen Phänomenen analysieren.* Die cyclomorphe These zeigt in wiedererstandener Form das Zusammentreffen der Gegenpole im Renaissance-Denken."[4]

---

[1] López-Ibor, J., J.: Psychosomatische Forschung. (1963) S. 128
[2] Ebd., S. 99
[3] Ebd., S. 99
[4] Ebd., S. 99/100

In dem Unterkapitel „Psychosomatische und anthropologische Medizin" beschreibt LOPEZ-IBOR VvWs Auffassung von der psychosomatischen Medizin:

> „Für v. WEIZSÄCKER hat die psychosomatische Medizin nur insofern Bedeutung, als sie in den allgemeinen Plan einer Reform der Medizin eingefügt ist. Ihr Hauptziel besteht darin, einen Sinn in den funktionellen Störungen zu finden und die Sprache des Organischen zu entziffern. Wenn jemand die vasomotorische Reaktion registriert, die durch suggerierten Schreck oder suggerierte Freude hervorgerufen wird, betreibt er Psychophysiologie. Das ist gut, aber es genügt nicht. Es ist erforderlich zu versuchen, den *Sinn* dieses Schrecks oder dieser Freude zu verstehen, die sich durch die vasomotorische Reaktion ausdrücken. Denn in dieser Situation präsentiert sich das *Subjekt*. Es gibt eine Psychosomatik auf *naturwissenschaftlicher Grundlage* und eine andere auf *anthropologischer*. Nur letztere hat die Macht, die Medizin zu reformieren. Es ist nützlich, den Einfluss der Psychosen, des Lebens in einem Sanatorium oder beim Militär auf die Tuberkulose zu kennen, aber daraus erfährt man nicht, *wie sich ein innerer oder äußerer Konflikt materialisiert*. Dasselbe könnte vom Ulcus gesagt werden, von der Angina pectoris, von der Tonsilitis usw."[1]

In dem Modell des Gestaltkreises sieht LOPEZ-IBOR das Zusammentreffen der Physis und der Psyche in dem Sinne beschrieben, dass die Kausalität überwunden wird und der Weg zur Entzifferung der Sprache des Körpers dargelegt wird.

> „Körper und Seele stellen keine Einheit dar, *‚aber sie gehen miteinander um'*. Es gibt zwischen ihnen eine Tendenz zur Trennung und zur Vereinigung. Zellen treffen sich mit Zellen, Organe mit Organen, Personen mit Personen. Bei jeder ‚Umgangsart' entstehen Störungen, die wir Krankheiten nennen.
> In den Arbeiten über den ‚Gestaltkreis' und den ‚Funktionswandel' hat die Schule von v. WEIZSÄCKER ein Beispiel gegeben, wie das

---

[1] Ebd., S. 113

‚Zusammentreffen' mit der Natur erforscht werden kann und seine physischen und psychischen Manifestationen analysiert werden können. In der psychosomatischen Forschung handelt es sich nicht darum zu wissen, ob auch das Psychische eine Einfluss auf das Körperliche hat, sondern darum, zu bestätigen, dass in den organischen Krankheiten *auch der Körper etwas zu sagen hat. Es gilt zu entziffern, was es ist, das er zu sagen hat.* Es handelt sich also weder um eine funktionelle Pathologie, noch darum festzustellen, in welchem Masse körperliche Krankheiten die nervösen Regulationen beeinflussen.

Der Begriff der Kausalität ist zu eng und zu problematisch, um dem psychosomatischen Problem nahezukommen."[1]

---

[1] Ebd., S. 113

5.2.3 Alfred Auersperg: Die Krise vom Standpunkt der teleologisch interpretierten Aktualgenese

AUERSPERGs Arbeit „Die Krise vom Standpunkt der teleologisch interpretierten Aktualgenese" ist 1960 im Nervenarzt veröffentlicht worden. Er setzt sich darin mit den Theorien des Neurologen und Gestalttheoretikers Klaus CONRADS auseinander, die in Hinsicht auf die Genese des Wahrnehmungsaktes einige Verwandtschaft zu seinem eigenen theoretischen Standpunkt aufweisen.

Dazu schreibt SACK:

„AUERSPERG bezeichnet die Krise als ein genuin geschichtliches Phänomen und als eine ‚abgründige Voraussetzung eines Werdens'. Die Krise vereint die Augenblicklichkeit, als zeitliche Erlebnisstruktur, mit Fruchtbarkeit, als Voraussetzung des Werdens. Auf einen Begriff gebracht, lasse sich die Krise als fruchtbarer Augenblick charakterisieren. Der fruchtbare Augenblick und damit der schöpferische Sinn der Krise, lasse sich in der Psychophysiologie der Wahrnehmung, so AUERSPERG, nur im Erlebnis der wahrnehmenden Person aufdecken."[1]

Dazu zitiert SACK AUERSPERG:

„Erst im Erlebnismäßigen, und zwar schon in dem zeitknappsten konkretesten Wahrnehmungsakt, welcher die handgreifliche Wirklichkeit herausstellt und darstellt, kann der schöpferische Sinn der Teleologie, und damit der Krise, als fruchtbarer Augenblick aufgedeckt werden."[2]

SACK erläutert diesen Gedanken genauer, nämlich dass AUERSPERG damit meine, „jeder Wahrnehmungsakt komme in seiner Erlebnisstruktur nur aufgrund einer schöpferischen Krise zustande."[3]

---

[1] Sack, M.: Alfred Prinz Auersperg (1899 - 1968). (2005) S.108 (Seitenangabe richtet sich nach dem Manuskript)
[2] Auersperg, A.: Die Krise vom Standpunkt der teleologisch interpretierten Aktualgenese. (1960) S. 222
[3] Sack, M.: Alfred Prinz Auersperg (1899 - 1968). (2005) S.108 (Seitenangabe richtet sich nach dem Manuskript)

„AUERSPERG erläutert das jeder Wahrnehmung zugrunde liegende kritische Moment am Beispiel der vor- und rückläufigen Bestimmung im Tastakt. (VvW spricht in diesem Zusammenhang im GK davon, dass mit jedem biologischen Akt die Notwendigkeit zu einer Entscheidung einhergeht). Er überträgt sein Modell auch auf den Bereich der Psychotherapie. Lebensgeschichtlich determinierte Krisen werden im psychotherapeutischen Prozess aktualisiert, womit die Chance besteht, den kreativen, schöpferischen Gehalt der Krise für die Gesundung zu nutzen."[1]

Zum Schluss seiner Arbeit weist AUERSPERG, „auf die prinzipielle Begrenztheit möglicher Erkenntnis über die Wahrnehmung hin und auf das Geheimnis, das sich in den Phänomenen des Wahrnehmungserlebnisses verbirgt:"[2]

„In der Anerkennung des geheimnisvollen Grundes des Erlebnismäßigen unterscheidet sich die Gestaltkreistheorie von der Gestalttheorie und findet sich mit der sog. anthropologisch orientierten Psychiatrie."[3]

5.2.4 Die Einführung des Gestaltprinzips in die Psychiatrie

Helmut KRETZ- aus der psychiatrischen Klinik in Heidelberg – bespricht in seiner Arbeit[4] von 1968 das Buch Wolfgang BISTERs „Symptomwandel bei Schizophrenen in psychotherapeutischer Sicht" von 1960.[5]
In der Einleitung sagt KRETZ, dass während FREUD die psychoanalytische Therapie bei Schizophrenen noch für unmöglich hielt, da diese Kranken nicht ‚übertragungsfähig' seien, wird heute schizophren Erkrankten psychotherapeutisch geholfen.
Parallel zu diesem Wandel mussten sich auch manche Kategorien und Begriffe der psychiatrischen Wissenschaft wandeln. So ist der Streit zwischen Somatiker und Psychiker zwar für den heutigen Psychiater obsolet geworden, da er „dem Kranken

---

[1] Ebd., S.108
[2] Ebd., S.108
[3] Auersperg, A.: Die Krise vom Standpunkt der teleologisch interpretierten Aktualgenese. (1960) S. 223
[4] Kretz, H.: Die Einführung des Gestaltprinzips in die Psychiatrie. (1968)
[5] Bister, W.: Symptomwandel bei Schizophrenen in psychotherapeutischer Sicht (1960)

nicht mehr als ein Objekt naturwissenschaftlicher Forschung gegenübertritt"[1], da er erkennt, „dass er es mit einem Subjekt zu tun hat, dass er sich auf den Umgang, auf die Begegnung mit dem schizophren Erkrankten einlässt."[2] Eine Sichtweise, die außerhalb der Psychiatrie durch den GK vorbereitet worden sei. Weitere Veränderungen, die die Gestaltkreistheorie mit sich bringe, habe die Psychiatrie aber nicht wahrgenommen.

„Vom ‚Gestaltkreis' und seinen Konsequenzen, wie sie im Kohärenzprinzip, im Äquivalenzprinzip, dem Prinzip also der gegenseitigen Vertretbarkeit zur Beibehaltung eines ‚Körpergleichgewichts', im ‚biologischen Akt', ‚der komplementären Akteinheit und dem daraus entwickelten Krisenbegriff, allgemein gesprochen: in einem Übergang von der substantiellen zur dynamischen und dann zur pathischen Form sich dokumentieren, hat die Psychiatrie jedoch keine Kenntnis genommen. Sie hat diese Forschungsergebnisse, die zu einer anthropologischen Medizin hinführen mussten, nahezu völlig ignoriert. Der Wandel in der Psychiatrie, der schließlich eine anthropologische Psychiatrie ermöglichte, wurde vielmehr durch phänomenlogische Studien eingeleitet. Die Ich-Du-Beziehung, das Wir, Fragen der Begegnung wurden beachtet und in zahlreichen phänomenologisch-anthropologischen Studien durchdacht. Es wurde aber nicht gesehen, dass VvW und seine Schule zum Verständnis dieser Erfahrungen bereits ein theoretisches Konzept, hervorgegangen aus *experimentellen Untersuchungen*, geschaffen hatte, dass also die Medizin selbst aus sich heraus die entscheidenden neuen Kategorien und Begriffe entwickelt hatte. Diese Tatsache erscheint als eine späte unerfreuliche Frucht der jahrzehntelangen Ablehnung aller tiefenpsychologischen Erkenntnisse durch die psychiatrische ‚Wissenschaft'".[3]

BISTER versuche in seinem Buch, als einer der wenigen Psychiater, die Forschungsergebnisse des GK für die Psychiatrie fruchtbar zu machen. „Er führt das Gestaltkreisdenken VvW ausdrücklich in seine Studie ein und zeigt einen

---

[1] Kretz, H.: Die Einführung des Gestaltprinzips in die Psychiatrie. (1968) S. 172
[2] Ebd., S. 172
[3] Ebd., S. 172

‚therapeutischen Gestaltkreis' auf, der Arzt und Patienten' umschliesst."[1] In der Studie sollen „das schizophrene Symptom – Wahn, Halluzination, Autismus, Ambivalenz – nicht länger nur als diagnostisches Kennzeichen angesehen werden, sondern auch als Charakteristikum des ‚veränderten Bezugs des Kranken zur Mitwelt und Umgebung'. Dabei zeichnet sich der Ansatz BISTERS vor den verschiedenen klinischen und psychopathologischen Bemühungen dadurch aus, dass er auf eine ‚untersuchend-beobachtende Einstellung' verzichtet und eine ‚therapeutisch-verändernde Einstellung' anstrebt".[2]

> „Zentriert auf das Arzt-Patient-Verhältnis und die psychotherapeutische ‚gegenseitige Begegnung' wird die schizophrene Symptomatik unter Berufung auf die grundsätzliche Veränderbarkeit jedes Symptoms psychodynamisch betrachtet. (…) Im Mittelpunkt dieses Symptomwandels steht jeweils die kommunikative Beziehung zwischen dem Therapeuten und dem Patienten. (…) der Symptomwandel vollzieht sich unter dem ‚schrittweisen Erwerb mitmenschlicher Beziehungen' mit Hilfe eines oft jahrelang bestehenden Arzt-Patient-Verhältnisses, innerhalb dessen immer wieder jedes an den Arzt herangetragene Wahnerleben, jede auch nur geringfügige Abweichung von der natürlichen Erfahrung als, wen auch krankhaft abgewandeltes, so doch kommunikatives Phänomen verstanden werden. (…) Die entscheidende Erkenntnis (…) besteht darin, dass ‚sich alle Symptome als reversibel herausgestellt hatten'".[3]

KRETZ kritisiert BISTERs Arbeit als „stellenweise zu zaghaft"[4], und wirft ihm vor, dass er die gestörten mitmenschlichen Kommunikationsweisen nicht in Richtung der Umwelt und Gesellschaft interpretiert.

> „(…) wie zum Verständnis des Symptomwandels auch das Verhalten des Arztes wesentlich ist, so in besonderem Masse das Verhalten und die Reaktion der Gesellschaft."[5]

---

[1] Ebd., S. 173
[2] Ebd., S. 173
[3] Ebd., S. 174
[4] Ebd., S. 174
[5] Ebd., S. 175

Und obwohl BISTER bei seinen Überlegungen und therapeutischen Bemühungen immer wieder an Grenzen stosse, an denen eine Revision des Wissenschaftsbegriffes möglich wäre, füge er sich aber immer wieder der Rolle, in die ihn die Gesellschaft als Wissenschaftler drängt, damit ihre eigene Fragwürdigkeit nicht zur Sprache komme.

„Das im Gestaltkreis-Denken vorbereitete ‚Eindringen des Sozialen in den logischen Begriff' (VvW), das schliesslich zwangsläufig zu einer Änderung des wissenschaftlichen Wahrheits- und Realitätsbegriffs hinführt, macht BISTER nicht fruchtbar. Das Verständnis der Kommunikationsstörung der Schizophrenen bleibt damit wesentlich verkürzt."[1]

---

[1] Ebd,. S. 175

5.3 Literatur: Am Gestaltkreis orientierte klinische Forschung

1949, Auersperg, A.: Das Schema des getasteten Gegenstandes. Festschrift für Otto Poetzl, H. J. Urban (Hrsg.)

1950, Bay, E.: Agnosie und Funktionswandel. Eine hirnpathologische Studie. Monographien aus dem Gesamtgebiet der Neurologie und Psychiatrie. Heft 73, Hrsg: Vogel, Gruhle, Spatz. Springer Verlag, Berlin, Heidelberg, New York

1950, Derwort, A.: Formen des Leistungsabbaus bei der Motorik. Deutsche Zeitschrift für Nervenheilkunde 164, 80-5

1953, Jung, R.: Allgemeine Neurophysiologie. In: Handbuch der Inneren Medizin Bd. 5, Erster Teil Neurologie I, S. 1-181, G. v. Bergmann, W. Frey, H. Schwiegk (Hrsg.), Springer, Berlin (u.a.)

1954, Derwort, A.: Über Leistungswandel der Sprachhandlung bei den Aphasien. Deutsche Zeitschrift für Nervenheilkunde 171, 202-27

1955, Jacob, H.: Wahrnehmungsstörung und Krankheitserleben. Psychopathologie des Parkinsonismus und verstehende Psychologie Bewegungs- und Wahrnehmungsgestörter. Monographien aus dem Gesamtgebiete der Neurologie und Psychiatrie 78. H. W. Gruhle, H. Spatz, P. Vogel (Hrsg.), Springer, Berlin (u.a.)

1959, Ewald, G.: Neurologie und Psychiatrie. Ein Lehrbuch für Studierende und Ärzte. Urban & Schwarzenberg, München

1960, Auersperg, A.: Die Krise vom Standpunkt der teleologisch interpretierten Aktualgenese. Der Nervenarzt 31, 5, 220-3

1960, Bister, W.: Symptomwandel bei Schizophrenen in psychotherapeutischer Sicht – Über mitmenschliche Kommunikationsweisen Schizophrener – Beiträge aus der Allgemeinen Medizin – Heft 17, Enke, Stuttgart

1963, Auersperg, A.: Großhirnpathologische Syndrome als Zeitigungsstörung der Aktualgenese. In: Schaltenbrand, G. (Hrsg.): Zeit in nervenärztlicher Sicht. S. 19-31, Enke, Stuttgart

1963, López-Ibor, J. J.: Psychosomatische Forschung. In: Psychiatrie der Gegenwart. Forschung und Praxis I/2. Grundlagen und Methoden der Klinischen Psychiatrie 77-133. Springer, Berlin (u.a.)

1963, Meerwein, F.: Die Technik der psychoanalytischen Behandlung und der Gruppenpsychotherapie. In: Psychiatrie der Gegenwart. Forschung und Praxis I/2. Grundlagen und Methoden der Klinischen Psychiatrie 332-360. Springer, Berlin (u.a.)

1963, Straus, E.: Psychiatrie und Philosophie. In: Psychiatrie der Gegenwart. Forschung und Praxis I/2. Grundlagen und Methoden der Klinischen Psychiatrie 926-994. Springer, Berlin (u.a.)

1963, Wyrsch, J.: Bedeutung und Aufgabe. Ich und Person. Bewusstsein. Über Bedeutung und Aufgabe der Psychopathologie. In: Psychiatrie der Gegenwart. Forschung und Praxis I/2. Grundlagen und Methoden der Klinischen Psychiatrie 1-22. Springer, Berlin (u.a.)

1963, Zutt, J.: Über verstehende Anthropologie. In: Psychiatrie der Gegenwart. Forschung und Praxis I/2. Grundlagen und Methoden der Klinischen Psychiatrie 764-852. Springer, Berlin (u.a.)

1964, Ploog, D.: Verhaltensforschung und Psychiatrie. In: Psychiatrie der Gegenwart. Bd. I/1B, Grundlagenforschung zur Psychiatrie. Springer, Berlin (u.a.)

1965, Blankenburg, W.: Die Verselbständigung eines Themas zum Wahn, 137-164 in: Jahrbuch für Psychologie, Psychotherapie und medizinische Anthropologie, 13, Karl Aber, Freiburg 1965

1967, Jung, R.: Neurophysiologie und Psychiatrie. Psychiatrie der Gegenwart. Forschung und Praxis I/1. Grundlagenforschung zur Psychiatrie Teil A. 325-928. Springer, Berlin (u.a.)

1968, Kretz, H.: Die Einführung des Gestaltprinzips in die Psychiatrie. Jahrbuch für Psychologie, Psychotherapie und medizinische Anthropologie 16, 172-6

1969, Schaltenbrand, G.: Allgemeine Neurologie. Thieme, Stuttgart

1974, Kraus, A.: Störungen der Wahrnehmung und des Leiberlebens beim Parkinsonismus. Klinischer Beitrag zur Theorie der Einheit von Wahrnehmen und Bewegen. Der Nervenarzt 45,12, 639-46

1976, Wyss, D.: Die anthropologisch-existentialontologische Psychologie und ihre Auswirkungen insbesondere auf die Psychiatrie und Psychotherapie. Die Psychologie des 20. Jahrhunderts Bd. 1: Die Europäische Tradition. Tendenzen, Schulen, Entwicklungslinien. H. Balmer (Hrsg.) 461-569, Kindler, Zürich

1978, Blankenburg, W.: Was heißt „anthropologische Psychiatrie"? In: Kraus, A. (Hg):Leib, Geist, Geschichte. Brennpunkte anthropologischer Psychiatrie. Dr. Alfred Hüthig, Heidelberg

1979, Lamprecht, F.: Neurologie. Kindlers "Psychologie des 20. Jahrhunderts". Psychosomatik Bd. 9, P. Hahn (Hrsg.), 533-78, Kindler, München, Zürich

1981, Kütemeyer, M.: Versuch der Integration psycho-somatischer Medizin in eine Neurologische Universitätsklinik. In: Uexküll, Thure v. (Hrsg.): Integrierte Psychosomatische Medizin. Modelle in Praxis und Klinik. F. K. Schattauer, Stuttgart, New York

1982, Blankenburg, W.: Körper und Leib in der Psychiatrie, 13-39 in: Schweizer Archiv für Neurologie, Neurochirurgie und Psychiatrie, 131, 1, Bäbler-Verlag, Bern

1983, Tellenbach, H.: Melancholie. Springer, Berlin (u.a.)

1987, Blankenburg, W.: Phänomenologisch – anthropologische Aspekte von Wahn und Halluzination. In: Olbrich, M., H. (Hrsg): Halluzination und Wahn. Springer, Berlin (u.a.)

1989, Blankenburg, W.: Futur-II-Perspektive in ihrer Bedeutung für die Erschließung der Lebensgeschichte des Patienten, 76-84 in: Blankenburg, W. (Hrsg.): Biographie und Krankheit, Thieme, Stuttgart, New York

1990, Glatzel, J.: Die Abschaffung der Psychopathologie im Namen des Empirismus. Nervenarzt 61, Springer, Berlin (u.a.)

1991, Blankenburg, W. (Hg.): Wahn und Perspektivität. Enke, Stuttgart

1994, Blankenburg, W.: Realitätsbezug und Perspektivität. Gegenstand und Landschaft in der Wahrnehmung. Zur gleichnamigen Arbeit von A. Auersperg 1937. In: Oettingen-Spielberg, Th. z., Hermann, L. (Hgs): Leibliche Bedingungen und personale Entfaltung der Wahrnehmung. Köngshausen & Neumann, Würzburg

1994, Kraus, A.: Verschränkung von Wahrnehmung und Bewegung. Über Störungen der Objekt- und Leibwahrnehmung sowie des Gefühlslebens bei Parkinson-Kranken. Leibliche Bedingungen und personale Entfaltung der Wahrnehmung. Ein Symposium von Ärzten, Psychologen, Philosophen zum Werk von Alfred Auersperg. Th. zu Oettingen-Spielberg, H. Lang (Hrsg.) 63-79. Königshausen & Neumann, Würzburg

1998, Masuhr, K. F., Neumann, M.: Neurologie. Hippokrates, Stuttgart (4. Aufl.)

2003, Henningsen, P.: Kognitive Neurowissenschaft als ‚Umgangslehre'. In: Zur Aktualität Viktor von Weizsäckers. Beiträge zur Medizinischen Anthropologie, Bd. 1, R.-M.E. Jacobi, Dieter Janz (Hrsg), Königshausen & Neumann, Würzburg.

6. Der Gestaltkreis und seine Analogie zur Quantenphysik

6.1 Einführung

Mit dem Begriff der Komplementarität beschreibt der Physiker Nils BOHR die Erfahrung, „dass die Gebilde der Mikrophysik (Moleküle, Atome, Elementarteilchen) je nach dem angewandten Experimenten oder Untersuchungsmitteln verschiedene ‚Seiten' zeigen. Zum Beispiel kann ein Elektron sowohl als Teilchen wie auch als Welle in Erscheinung treten, abhängig davon, welche Instrumente man bei der Beobachtung anwendet. Die beiden komplementären Eigenschaften des Elektrons erfordern für ihre Beobachtung gegensätzliche, miteinander unvereinbare Messverfahren."[1]

VvW schreibt dazu:

„Es war BOHR (1924) und nach ihm HEISENBERG, die infolge ihrer philosophischen Begabung erkannten, dass der Dualismus der Quantentheorie nicht nur darin bestand, dass man Licht entweder als Wellenvorgang oder als Korpuskelaussendung betrachten konnte, sondern dass man beides tun muss, und dass dieses Müssen die Folge zweier gleich notwendiger und unvereinbarer Einstellungen des erkennenden Subjektes ist. Ich glaube, dass BOHR zuerst ausgesprochen hat, dass damit ein erkenntnistheoretisches Prinzip in die Physik eingeführt war, und dass Physik und Erkenntnistheorie nicht mehr, wie man bis dahin geglaubt hatte, je ihren eigenen Weg gehen können. Auch diese Entwicklung muss als Einführung des Subjektes bezeichnet werden."[2]

Wie man bei dem Versuch der Beobachtung seines eigenen Gedankenablaufes feststellen muss, dass es zwar bis zu einem gewissen Grade möglich ist, dass aber letztlich die Tätigkeit dieser Beobachtung den eigenen Gedankenablauf wiederum

---

[1] Der Neue Brockhaus. Wiesbaden 1974
[2] Weizsäcker, V.v.: Natur und Geist. GS 1. S. 185

beeinflusst und damit der Beobachtungsmöglichkeit Schranken setzt, so findet man auch in der Atomphysik die Beeinflussung des beobachteten Objektes durch den Prozess der Beobachtung selber. In beiden Fällen verschwimmt „die Trennung zwischen beobachteten Objekt und beobachtendem Subjekt."[1]

Das bedeutet aber nicht, dass exakte Messungen an atomaren Objekten nicht durchführbar sind.

„Vielmehr besteht durchaus die Möglichkeit, jede physikalische Eigenschaft eines Atoms zum Gegenstand exakter Messungen zu machen. Aber wenn ich ein Atom hinsichtlich einer bestimmten Eigenschaft genau beobachte, dann entstehen durch den Beobachtungsprozess, infolge der Rückwirkung des Messinstruments auf das Objekt, starke unkontrollierbare und undefinierte Änderungen (starke ‚Unbestimmtheiten'[2]) hinsichtlich anderer Eigenschaften dieses Atoms. Ich kann also den Eingriff, der mit einer Beobachtung am Atom naturnotwendig verknüpft ist, nach Belieben auf verschiedene Eigenschaften des Objekts verlegen, um dann die von der Störung dieses Eingriffs gerade nicht betroffene Seite des Objekts klar beobachtbar heraustreten zu lassen. Mit dieser ‚Komplementarität' (...) hängt es zusammen, dass die neue Theorie auch jene scheinbar hoffnungslosen Widersprüche zu beheben vermochte, wie wir sie am Dualismus von Wellen und Korpuskeln kennen gelernt haben (...)."[3]

6.2 Vergleich vom Gestaltkreis mit der Theorie der Komplementarität

Der Physiker und Schüler Nils BOHRs Carl Friedrich von WEIZSÄCKER (CFvW) – ein Neffe von VvW – befasst sich in dem Text „Gestaltkreis und Komplementarität"[4]

---

[1] Jordan, P.: Die Physik des 20 Jahrhunderts. (1938) S. 108/9
[2] Der Begriff der *Unbestimmtheitsrelation* geht auf Heisenberg zurück. „Der (...)*Indeterminismus* der Quantentheorie ist nur eine Folge dieser Unbestimmbarkeit (...).": Weizsäcker, C. F. v.: Gestaltkreis und Komplementarität. (1956) S. 31.
[3] Jordan, P.: Die Physik des 20 Jahrhunderts. (1938) S. 109
[4] Weizsäcker, C. F. v.: Gestaltkreis und Komplementarität. (1956)
Der Aufsatz ist unter dem gleichen Titel herausgegeben worden in: Weizsäcker, C. F. v.: Zum Weltbild der Physik. 2002
Einen kurzen Überblick über die hier vorgestellten Argumente gibt CFvW in einem Vortrag zu Ehren VvWs Hundertsten Geburtstag: Weizsäcker, C. F. v.: Viktor von Weizsäcker zwischen Physik und Philosophie. (1987)

mit der Frage, wie die Theorie des GK mit Nils BOHRS Theorie der Komplementarität zusammenhängt.
Der Text wurde in „Viktor von Weizsäcker, ein Arzt im Irrsal der Zeit" veröffentlicht. Der Band enthält eine Sammlung von Aufsätzen, die ihm Schüler und Freunde zu seinem Siebzigsten Geburtstag 1956 gewidmet haben.

CFvW merkt gleich zu Beginn des Textes an, dass von einer inhaltlichen Identität der Begriffe nicht ausgegangen werden dürfte, da eine wirkliche Begegnung der Wissenschaften, der Physik und der Anthropologie, noch nicht stattgefunden habe. Dennoch dränge sich für ihn eine Analogie in den beiden Begriffen zweier Denker auf, die fast gleichaltrig seien und sich zudem gut kannten.
Beide Begriffe kreisen um das richtige Verhältnis von Subjekt und Objekt, „also in der traditionellen Sprache der Philosophie um dasselbe Problem."[1] Eine Analogie in der traditionellen Sprache der Philosophie auszudrücken, würde aber nicht genügen, denn beide Gedanken hätten sich dort, „wo in der traditionellen Philosophie und insbesondere wo in der traditionellen Methodologie der Wissenschaft, also einer ins Unbewusste abgesunkenen Philosophie gedacht wurde, als unassimilierbar erwiesen."[2]

Bei der Zusammenfassung des GK verzichtet CFvW auf die Darstellung der Ergebnisse der Einzelforschung im GK. Im Lichte des letzten Kapitels des GK erscheint ihm das ganze Buch „wie die Sammlung empirischen Materials zu einer ungeschriebenen Metaphysik."[3] Da CFvW den Umriss dieser Metaphysik am klarsten in der Schrift „Anonyma"[4] gegeben sieht, zitiert er ausführlich aus ihren ersten acht Kapiteln und stellt dieserart die wichtigsten Begriffe des GK vor. Es kommen folgende Themenbereiche des GK zur Sprache: *Das Grundverhältnis, ontische und pathische Existenz, das Antilogische, Einführung des Subjekts, Monaden, Biologischer Akt, Gestaltkreis, gegenseitige Verborgenheit (Drehtürprinzip) und Transzendenz.* Besonderes Augenmerk legt CFvW auf die Darlegung des Begriffes der Antilogik.

Nach BOHR verhalten sich Ort und Impuls eines Teilchens *komplementär* zueinander, womit die Bestimmtheit des einen durch die Bestimmtheit des anderen ausgeschlossen

---
[1] Weizsäcker, C. F. v.: Gestaltkreis und Komplementarität. (1956) S. 22
[2] Ebd., S. 22
[3] Ebd., S. 23
[4] Weizsäcker, Viktor von: Anonyma. GS 7

wird. „Beide müssten aber zugleich bestimmt sein, wenn das Problem im Sinne des klassischen Weltbildes eindeutig bestimmt sein sollte."[1] Denn die klassische cartesianische Physik[2] „basiert auf der ontologischen Hypothese, dass solche Eigenschaften wie Ort und Impuls den Dingen ‚an sich', ‚objektiv' zukommen, einerlei ob man sie beobachtet oder nicht."[3]

Nicht-cartesianische Physik bedeutet „die Unmöglichkeit, Subjekt und Objekt der Erkenntnis scharf zu trennen." Deshalb findet in der BOHRschen Deutung der Quantenmechanik die klassische ontologische Hypothese keine Anwendung. „Ist der Ort eines Teilchens gemessen, so hat sein Impuls keinen objektiven Wert,"[4] wenn man den Ort eines Teilchens wahrnimmt, kann man nicht den Impuls wahrnehmen und umgekehrt, in diesem Sinne nennt CFvW das *Drehtürprinzip* der *Komplementarität* als formal nahe verwandt.[5] Gleichzeitig weist CFvW aber daraufhin, dass VvWs *Drehtürprinzip* die Deutung zulässt, dass „das, was ich soeben nicht wahrnehme, sei gleichwohl an sich ‚hinter meinem Rücken' vorhanden." Er nennt dies auch eine Analogie zu FREUDs Begriff der Verdrängung: „Im Unbewussten sind ebensolche Inhalte wie im Bewussten, nur eben unbewusst."

Einander sehr nahe kommen die beiden Gedanken des GK und der *Komplementarität* erst, wenn man das *Drehtürprinzip* vor dem Hintergrund des Begriffes des *Grundverhältnisses* versteht. Durch den Begriff des *Grundverhältnisse* schließt VvW die Möglichkeit aus, „ein außenstehender, ‚objektiver' Beobachter könne mich und alles, was mir verborgen ist, im ganzen sehen. Auch er muss zu mir, will er mich sehen, in ein Verhältnis der Zuwendung treten (...)," erst dann wird „ein gemeinsamer Lebensprozess von neuem im Gestaltkreis geschehen."[6]

Eine weitere formale Analogie zwischen dem *Drehtürprinzip* und der *Komplementarität*, die im Text nur implizit angedeutet ist, ergibt sich daraus, dass CFvW das Drehtürprinzip als den Grund für den Widerspruch und die Unruhe der „Existenzen im Gestaltkreis" darlegt, und somit auch als eine Erklärung für die Antilogik, wie sie z.B. in der widerspruchsvollen Wahrnehmung stattfindet: „Eine Wahrnehmung wird verdrängt, damit die andere möglich ist. Das ist das

---

[1] Weizsäcker, C. F. v.: Gestaltkreis und Komplementarität. (1956) S. 31
[2] Schmahl, F. W., Weizsäcker, C. F. von: Moderne Physik und Grundfragen der Medizin. (2000) In diesem Artikel wird in einer leicht verständlichen Form erörtert, wie die Fortschritte der modernen Physik auf die Medizin gewirkt haben, VvW wird darin nur zitiert.
[3] Weizsäcker, C. F. v.: Gestaltkreis und Komplementarität. Weizsäcker, C. F. v.: Gestaltkreis und Komplementarität. (1956) S. 32
[4] Ebd., S. 32
[5] Ebd., S. 34
[6] Ebd., S. 34

Drehtürprinzip." Analog hatte BOHR den Begriff der *Komplementarität* „zur Deutung eines Ergebnisses der Physik, der Unbestimmtheitsrelation HEISENBERGs, eingeführt,"[1] um das Gleichgewicht der Gegensätze auszudrücken.

Um eine Identität des GK mit dem Gedanken der *zirkulären*[2] *Komplementarität* aufzuzeigen, wählt CFvW ein Beispiel BOHRs außerhalb der Physik: „Das komplementäre Verhältnis zwischen der Analyse oder Definition eines Begriffes und seinem unmittelbaren Gebrauch."[3]

Um einen Begriff zu definieren, bräuchte man andere Begriffe, deren Verständlichkeit vorausgesetzt sei. Demnach beruhe das Definieren auf der Möglichkeit, Begriffe schon zu verstehen. Bei näherem Betrachten der vorausgesetzten Begriffe werden aber auch diese einer Analyse unterzogen werden müssen, denn BOHR hält es für einen Irrtum, es gäbe Begriffe, die keine weitere Analyse erforderten. Nur indem der Kreis zwischen Gebrauch und Analyse oft durchlaufen werde, werde langsam eine immer wachsende, nie vollendete Klarheit über Sinn und Grenzen aller verwendeten Begriffe gewonnen werden.[4]

Als einen weiteren Punkt stellt CFvW BOHRs Ansicht vor, dass keine materielle Übertragung der Atomphysik auf biologische Vorgänge möglich sei, sondern nur eine methodische Analogie. BOHR halte die klassische Physik wie auch die Atomphysik für nicht in der Lage, Lebensvorgänge erklären zu können. Anderseits glaube er nicht, dass bei der Erforschung jeglicher Vorgänge sich auch nur ein physikalisches Gesetz als verletzt erweisen werde.[5] In diesen Gedanken sieht CFvW eine Analogie zur Grundthese des Gestaltkreises, nämlich „dass wir durch Analyse nach dem Muster der Physik ,die Lebenserscheinungen nicht erklären, sondern nur nach den Notwendigkeiten ihrer Grenzbedingungen charakterisieren könnten.'"[6] In diesem Punkt distanziert sich CFvW von BOHR und VvW. Die Gegenposition CFvW ist im Kapitel 7 *Unterschiede des Gestaltkreises zur Kybernetik* dargestellt.

---

[1] Ebd., S. 21
[2] „Das Verhältnis zwischen Ort und Impuls möchte ich *parallele Komplementarität*, das zwischen der raum-zeitlichen Beschreibung und der durch die Wellenfunktion *zirkuläre Komplementarität.*" Ebd., S. 33
[3] Ebd., S. 35
[4] Ebd., S. 35
[5] Vergleich hierzu VvWs Begriff der *Nomophilie* oder *Nomotropie* des Wahrnehmungsaktes: „Unter verschiedenen denkbaren wählt er die Darstellung eines nach physikalischem Gesetze möglichen Sachverhaltes." Weizsäcker, V. v.: Der Gestaltkreis. GS 4. S. 330
[6] Weizsäcker, C. F. v.: Gestaltkreis und Komplementarität. Weizsäcker, C. F. v.: Gestaltkreis und Komplementarität. (1956) S. 37

CFvWs zentrales Anliegen ist die Frage, was eigentlich Physik sei. Er bietet thesenhaft die Antwort an, „Physik sei eine Erweiterung der Logik," weshalb er dann in einer sehr ausführlichen Darstellung der Frage nachgeht, was unter Logik verstanden werden soll. Letztlich kommt CFvW zu dem Schluss,

„die Logik ist die Voraussetzung der empirischen Wissenschaft, die die Herkunft der Logik erforscht. Der Zirkel ist nicht vitios. Er fingiert ja nicht einen Beweis aus dem heraus, was bewiesen werden soll, sondern er gibt reale Anhängigkeiten an; und solche schließen sich oft im Kreis."[1]

CFvW nennt diesen Gedanken einen „Zirkel der Erkenntnis, den der *Gestaltkreis* und die *zirkuläre Komplementarität* andeuteten."

Als eine Zusammenfassung für CFvWs Anliegen, dass zwischen dem aufs „Anthropologische eingeschränkten Prinzip des Gestaltkreises" und „der auf die Physik eingeschränkten Komplementarität" ein sachlich begründeter Zusammenhang bestehe, eignet sich der folgende Auszug:

„Wesentlich für das Drehtürprinzip ist jedoch nur das: Es kann sich uns etwas zeigen, es kann sich uns aber nicht alles, was sich uns überhaupt zeigen kann, auf einmal zeigen. Wir haben nun zwar zunächst die Freiheit, anzunehmen, das Verborgene sei in seiner Verborgenheit genau so, wie es ist, wenn es sich zeigt; dies ist die klassische Ontologie. Wir haben aber ebenso die Freiheit, anzunehmen, dies sei nicht so; damit schaffen wir Raum für komplementäre Verhältnisse. (...) Aber alle Wissenschaft muss notwendigerweise auch vom Verborgenen reden; ein allwissendes Wesen würde nicht Wissenschaft treiben. Gestaltkreislehre und Komplementaritätsbegriff sagen übereinstimmend, dass das Verborgene nicht nur das zufällig gerade nicht ans Licht Gekommene ist, sondern dass es der Struktur des *Erkennens* gemäß wesentlich Verborgenes geben muss. Ebenso wohl dürften wir sagen, es müsse nach diesen Lehren der Struktur des *Wirklichen* gemäß wesentlich

---

[1] Ebd., S. 37

Verborgenes geben. Dieses Verborgene kann sehr wohl beschrieben werden, aber nicht so als sei es Erscheinendes; in den Annahmen über die Struktur des Verborgenen liegt die Abweichung von der klassischen Ontologie. D.h. wir denken das Seiende überhaupt nicht mehr losgelöst davon, dass es das ist, *was erscheinen kann*. In diesem Sinne sind Subjekt und Objekt in der Logik der Komplementarität strukturell zusammengehörig. Das Rätsel des Cartesianismus, wie die Materie der Seele bekannt werden könne, verschwindet, denn Materie ist überhaupt nur noch als das, was seiner Struktur nach bekannt sein und eben darum auch verborgen sein kann, definiert. Die Struktur des Verborgenen ist nun freilich in weitem Umfang korrekt durch die klassische Ontologie beschrieben; so gibt es wirklich Verdrängtes, das vom Bewusstsein nicht wesentlich verschieden ist, und im Gehirn geht es wohl weithin nach den Gesetzten der klassischen Physik zu. Aber dies ist jetzt Folgerung unter grundsätzlich angebbaren einschränkenden Voraussetzungen, nicht selbst absolute Voraussetzung. Wir bewegen uns, wie Viktor von Weizsäcker sagt, in der Abhängigkeit von einem Grunde, der selbst nicht Gegenstand der Erkenntnis wird."

6.3 Komplementarität in der Klinik

Bruno KÜPPERS, Medizinische Klinik der Universität Heidelberg, möchte in seinem Artikel von 1990 „Komplementarität und Gestaltkreis - Viktor von Weizsäcker und die Bedeutung einer allgemeinen Krankheitstheorie"[1] aufzeigen, dass „ein Paradigmenwechsel in der positivistisch geprägten Medizin einer wissenschaftshistorischen und wissenschaftstheoretischen Notwendigkeit entspräche." Diese Notwendigkeit ergebe sich vor allem daraus, dass „mit der Kopenhagener Deutung der Quantenmechanik und – parallel hierzu – mit der Einführung des Subjekts in die Biologie durch Viktor von Weizsäcker eine Komplementaritätstheorie in den modernen Naturwissenschaften entwickelt wurde, deren revolutionäre Auswirkungen bis in die zeitgenössische Literatur reichten."[2]

---

[1] Küppers, B.: Komplementarität und Gestaltkreis. (1992) Überarbeitete Fassung eines Vortrages, der 1989 auf dem Kongress der „Allgemeinen Ärztlichen Gesellschaft für Psychotherapie" in Düsseldorf gehalten wurde.
[2] Ebd., S. 167

Im Konkretem geht es KÜPPERS darum, zu zeigen, dass das eigentliche Problem in der Medizin ein Theoriedefizit, eine fehlende allseits anerkannte Krankheitstheorie oder theoretische Pathologie sei und wer heute über eine allgemeine Krankheitstheorie[1] nachdenke, der müsse sich an VvWs Gestaltkreistheorie messen lassen.[2]

Es ist KÜPPERS nicht klar, ob die Gestaltkreistheorie „den Durchbruch in der Medizin deshalb verfehlt habe, weil sie sich theoretisch nicht halten ließ, oder weil sie bis heute schlicht nicht vollständig rezipiert worden sei."[3] Gleichzeitig fügt er aber hinzu, dass nicht theoretische Unzulänglichkeit wahrscheinlich der Grund für eine nicht ausreichende Rezeption VvWs sei, sondern „dass die sogenannte Krise in der Medizin (...) nicht das Ausmaß einer wirklichen Not darstelle, die etwa ein Umdenken und eine Neuorientierung erforderte."[4]

KÜPPERS stellt anhand von Ausführungen von Jürgen HABERMAS, Auguste COMTE und Charles Sanders PEIRCE den entwicklungsgeschichtlichen Abriss der in der Medizin herrschenden Wissenschaftstheorie dar.[5] Er betont die Notwendigkeit, die Ansätze jener Philosophen kennen zu müssen, um eine Kritik an der geltenden Wissenschaftstheorie üben zu können.

Als Kritik des positivistischen Selbstverständnisses im aktuellen Wissenschaftsbetrieb wird die HEISENBERGsche Unbestimmtheitsrelation und deren Interpretation durch Nils BOHR angeführt.

Nach KÜPPERS sei das Prinzip der Komplementarität ein Schlüssel zum Verständnis des Gestaltkreises, daher könne die Anwendung von CFvWs in der Folge der Komplementarität entwickelte Komplementaritätslogik VvW aus seiner Schwerverständlichkeit herausführen, „die systemimmanent durch eine Art

---

[1] Bände, die im Rahmen der Darstellung einer allgemeinen Theorie der Medizin bzw. Biologie, mit der Theorie des Gestaltkreises arbeiten oder diese zumindest zitieren: Uexküll, T.. v. Wesiack, W.: Theorie der Humanmedizin. (1988)
Christian, P.: Anthropologische Medizin. (1989)
Ulrich, G.: Biomedizin. Die folgenschweren Wandlungen des Biologiebegriffs. (1997)
[2] Küppers, B.: Komplementarität und Gestaltkreis. (1992) S. 168
[3] Ebd., S. 168
[4] Ebd., S. 172
[5] Ebd., S. 169

Komplementarität von Theorie und praktischer Anwendung bedingt sein möge."[1] Hierzu zitiert er aus dem GK:

„Diese komplementäre Ergänzung verstehen wir jetzt als den Ursprung aller jener nur abgeleiteten Möglichkeiten, *biologisches* Geschehen überhaupt in Kategorien des Komplementarismus darzustellen."[2]

Bewegung sei zugleich auch immer Selbstwahrnehmung, sowie Wahrnehmung stets auch Selbstbewegung sei;[3] komplementär sei auch das Verhältnis von Erkenntnissubjekt und
-objekt und von Leib und Seele, was psychophysischer Komplementarismus genannt werde. „Auf diese Paare liessen sich alle Kategorien des Gestaltkreises anwenden; dabei falle auf, dass die Phänomene der Quantenmechanik offenbar mit anderer Terminologie, aber ähnlicher Bedeutung für das jeweilige System, interpretiert würden."[4]

Schließlich weist KÜPPERS daraufhin, wie eine anthropologische Medizin heute aussieht, „wenn man die Forschungen von Nils BOHR und VvW in einer Anwendung vereinige, die sich auf eine Komplementaritätslogik berufe."

„Der Arzt bewegt sich wahrnehmend im Gestaltkreis in Hinblick auf einen psychophysischen Komplementarismus des kranken Menschen (...). Der alte Streit zwischen ‚Somatikern' und ‚Psychikern' resultiert aus einem Methodenverständnis, welches die Entwicklung der Wissenschaftstheorie, insbesondere deren Weiterentwicklung durch den Erkenntnisgewinn der modernen Physik, unreflektiert lässt. Folglich steht der anthropologische Mediziner seinem positivistisch ausgerichteten Kollegen gegenüber, wie der Quantenphysiker dem klassischen Physiker."[5]

---

[1] Ebd., S. 172
[2] Weizsäcker, V.v.: Der Gestaltkreis. GS 4. S. 319
[3] Küppers, B.: Komplementarität und Gestaltkreis. (1992) S. 172
[4] Ebd., S. 172
[5] Ebd., S. 174

6.4 Komplementäre Erfahrung von Ganzheit im Gestaltkreis

In dem Aufsatz „Komplementäre Erfahrung von Ganzheit im Gestaltkreis"[1] von 1996 verdeutlicht Klaus Michael MEYER-ABICH anhand der Theorien der Komplementarität und des Gestaltkreises, wie es möglich ist, eine Wissenschaft zu betreiben, in der der Mensch sich als ein Teil der Natur betrachtet und nicht wie in der klassischen Naturwissenschaft außerhalb von ihr steht.[2] An einer anderen Stelle nennt er diese Wissenschaft eine *Mit-Wissenschaft*, in der sich Neues immer an den Grenzen oder Zwischenräumen bilde.[3]

MEYER-ABICH, der sich in seiner Dissertation mit Nils Bohr auseinandergesetzt hatte,[4] stellt die Theorie der Komplementarität besonders in ihrem erkenntnistheoretischen Ansatz vor und beschreibt in diesem Rahmen auch ihren Entstehungsgang. Im Gegensatz zu dem Text von CFvW verzichtet MEYER-ABICH großenteils auf ihre physikalische Darstellung.

Ausgehend von der Darstellung der Komplementarität formuliert MEYER-ABICH folgende drei Thesen:

1. „Die Physik handelt von Tat-Sachen, nicht nur von Sachen."
2. „Komplementär ist jeweils die unmittelbare Erfahrung eines Gegenstandes zur Miterfahrung der Weise seiner Vergegenständlichung."
3. „Komplementarität besteht zwischen Tat-Sachen der Wahrnehmung, die sich zur Ganzheit des Bewusstseins von einem Gegenstand ergänzen. Grundform der Komplementarität ist die unmittelbare Erfahrung eines Gegenstandes im Verhältnis zur Miterfahrung der Weise seiner Vergegenständlichung."

MEYER-ABICH nennt den GK der Komplementarität „erstaunlich ähnlich." Die geschichtlichen Daten betrachtend könnte aber nur von einem Einfluss VvWs auf BOHR ausgegangen werden, da VvW den Begriff des GK im Frühjahr 1927[5]

---

[1] Meyer-Abich K. M.: Komplementäre Erfahrung von Ganzheit im Gestaltkreis. (1996)
[2] Ebd., S.21
[3] Meyer-Abich K. M.: Vom Baum der Erkenntnis zum Baum des Lebens. (1997) S. 151
In diesem Buch gleicht der Abschnitt „Viktor von Weizsäcker: Komplementarität im Gestaltkreis" thematisch der hier besprochenen Arbeit.
[4] Meyer-Abich, K. M.: Korrespondenz, Individualität und Komplementarität. (1965)
[5] Weizsäcker, V.v.: Über medizinischen Anthropologie. GS 5.

eingeführt hatte, während BOHR seinen Begriff der Komplementarität erst im Herbst jenen Jahres öffentlich zur Diskussion gestellt hatte. Ein Einfluss VvWs auf BOHR sei aber nicht sehr wahrscheinlich, so dass eher von einer gemeinsamen Wurzel ausgegangen werden müsse.

> „Anzunehmen ist eher, dass die Frage nach unserem Dabeisein und dem Mitsein in Beziehungen damals in der Luft lag, was auch das 1928 erschienen Buch von Karl LÖWITH ‚Das Individuum in der Rolle des Mitmenschen' bestätigt."[1]

Um die inhaltliche Nähe beider Ansätze zu unterstreichen, weist MEYER-ABICH sowohl auf den Aufsatz von CFvW als auch auf das BOHRsche Beispiel der Empfindung durch Stocktasten in einem dunklen Zimmer hin:

> „Während der Stock bei losem Anfassen dem Berührungssinn als Objekt erscheint, verlieren wir bei festem Anfassen die Vorstellung eines Fremdkörpers und die Wahrnehmung der Berührung wird unmittelbar in dem Punkt lokalisiert, wo der Stock an den zu untersuchenden Körper stößt"[2]

Dieses anschauliche Beispiel BOHRs für eine komplementäre Wahrnehmung erinnert MEYER-ABICH an eine Beschreibung VvWs, in der er sagt, dass man „entweder eine fest Kante wahrnimmt, an der die Hand entlang streicht, oder diese Bewegung der Hand, jedoch nicht beides zugleich."[3]

Gleichzeitig weist MEYER-ABICH aber daraufhin, dass VvW hier nicht nur die Komplementarität durch die Verschiebung eines „Schnitts"[4] beobachte, sondern die *Wechsel*beziehung zwischen dem Erkennenden und dem Gegenstand, also ein Hin und Her und insoweit einen Kreis: Hierzu zitiert er VvW:

---

[1] Meyer-Abich K. M.: Vom Baum der Erkenntnis zum Baum des Lebens. (1997) S. 147
[2] Meyer-Abich K. M.: Komplementäre Erfahrung von Ganzheit im Gestaltkreis. (1996) S.27
[3] Ebd., S.35
[4] „Was Subjekt ist und was Objekt, hängt also von der jeweiligen Erkenntnissituation oder – im wörtlichen Sinn – vom Gesichtspunkt ab. In der Kopenhagener Interpretation der Quantentheorie nennt man diese Veränderlichkeit die Verschieblichkeit des *Schnitts* zwischen dem Beobachter und dem beobachtenden Gegenstand." Ebd., S.22.

„Die Reizgestalt ist (...) von zwei Seiten determiniert: vom Objekt *und* von der Reaktion"[1]

Einen weiteren Unterschied sieht MEYER-ABICH außerdem darin, dass BOHR den Gedanken der Komplementarität universell gemeint hat, während VvW den des Gestaltkreises aus der Sinnesphysiologie nur auf das menschliche Mitsein und hier im wesentlichen auf das von Arzt und Patient bezogen hat.
In diesem Sinne sei der Gedanke des Gestaltkreises hilfreich, um „zum genauern Verständnis der Komplementarität im natürlichen Mitsein zu gelangen,"[2] dessen Thema das Arzt-Patienten Verhältnis in der „ursprünglichen wesensmäßigen Verbundenheit der Lebewesen" sei; denn – an dieser Stelle zitiert er VvW- „sind wir ursprünglich eben gerade nicht ein Individuum und noch ein Individuum und ein drittes usw., sondern wir sind ursprünglich verbundene Personen, nicht Ich ist die metaphysische Absolutheit, sondern Wir."[3] MEYER-ABICH ist der Auffassung, dass in der naturwissenschaftlich orientierten Medizin an die Stelle dieses Wir ein Subjekt-Objekt-Verhältnis getreten sei.

„In der naturwissenschaftlich-technischen Welt gilt die Objektivierung der natürlichen Umwelt, also die Verleugnung unseres natürlichen Mitseins, als normal, wohingegen das Unbehagen daran, selber im Krankheitsfall genauso objektiviert zu werden, nie ganz zur Ruhe gekommen ist. Viktor von Weizsäcker war der wohl bedeutendste Wegweiser eines im Mitsein mit dem Patienten helfenden Arztes."[4]

Zwar spräche VvW nicht vom Mitsein, „das Gestaltkreis-Konzept aber sei der Sache nach ein Gedanke zur Bestimmung und Erfahrung des Mitseins,"[5] der ein sogar umfassenderen Gedanken als jener der Komplementarität darstelle, „nämlich das Mit eines Mitseins im Zwischen zu erfahren, wobei das Erfahren im Sinn von Weizsäckers Um-Gang als Bewegung gemeint sei. Das Mitsein von Zweierlei, eine Beziehung also,

---

[1] Meyer-Abich K. M.: Vom Baum der Erkenntnis zum Baum des Lebens. (1997) S. 147
[2] Meyer-Abich K. M.: Komplementäre Erfahrung von Ganzheit im Gestaltkreis. (1996) S.33
[3] Weizsäcker, V.v.: Seelenbehandlung und Seelenführung. GS 5. S. 115
[4] Meyer-Abich K. M.: Komplementäre Erfahrung von Ganzheit im Gestaltkreis. (1996) S.33
[5] Ebd., S.33

werde hier zu einer lebendigen Beziehung in dem Sinn, dass es beider gemeinsames Leben ist, in dem sie sind, was sie sind."[1]

„Der Gestaltkreis ist von Weizsäcker so gemeint, dass er im Umgang miteinander als einem Um-Gang durchlaufen werden soll, und zwar durch jeden von beiden zum anderen und zu sich zurück, so wie auch die Nächstenliebe wieder in das Wie-dich-selbst zurückgeht. Für das Arzt-Patient-Verhältnis verstehe ich dies so, dass der Kranke nicht allein mit seiner Krankheit bleibt, sondern diese von der Gemeinschaft des Arztes mit dem Patienten innerhalb der Gesellschaft und für sie wie von einem erweiterten Ich auf sich genommen wird und nunmehr *zwischen* beiden *im* Gemeinsamen ist. ‚Die Krankheit liegt jetzt zwischen den Menschen, ist eines ihrer Verhältnisse und ihrer Begegnungsarten. Hier beginnt anthropologische Medizin.'[2]"[3]

Wenn man „das Leben aus dem Zwischen nun in komplementären Verhältnissen denke, wie BOHR und VvW es getan hätten, wäre das Mitsein im Gestaltkreis etwa so vorzustellen wie das Leben aus den Grenzbereichen der Elemente.

Die Ufer eines Baches sind belebt, wenn es dort keine starre Grenze zwischen dem Boden und dem Wasser, sondern eine durchlässige, sozusagen schwingende Grenze gibt, wie es natürlicherweise der Fall ist. (...) diese Zwischenzone (...) ist der Raum des Mitseins, in dem das Leben ist."[4]

Ein besonders gutes Beispiel, um das „Zwischen des Mitseins" zu erfahren, nennt MEYER-ABICH das Tasten, denn „mit dem Tastgefühl eines Gegenstandes verbinde sich immer eine Selbstwahrnehmung"; „ich kann nicht die Hand auf etwas anderes legen und dieses spüren, ohne in der Begegnung mit den andern mich selbst zu spüren."

---

[1] Ebd., S.34/35
[2] Weizsäcker, V.v.: Der Begriff der Allgemeinen Medizin. GS 7. S. 193
[3] Meyer-Abich K. M.: Komplementäre Erfahrung von Ganzheit im Gestaltkreis. (1996) S. 34
[4] Ebd., S. 35

Der Tastsinn ist der stammesgeschichtlich älteste Sinn, deshalb vermutet MEYER-ABICH, dass die anderen Sinne die Einheit von Selbst- und Gegenstandwahrnehmung voraussetzen:

> „Dann könnte sogar für alle Sinne gelten, dass die Wahrnehmung des Anderen ursprünglich aus dem Zwischen der Berührung, also aus dem eigentlichen Bereich des Mitseins kommt, in dem die Selbsterfahrung sich mit der des Objekts verbindet. BOHR und WEIZSÄCKER haben daran schwerlich gedacht, aber es ist vor diesem Hintergrund vielleicht doch kein Zufall, dass ihre anschaulichsten Erklärungen der Komplementarität und des Gestaltkreises sich auf Tastwahrnehmungen beziehen."[1]

Aus der Grundtatsache der *Miterfahrbarkeit des Selbst* folgert BOHR die relative Bedeutung der Begriffe und „daraus wiederum, dass wir auf Komplementaritäten gefasst sein müssten,"[2] die eine eindeutige Beschreibung wie die der klassischen Physik verhinderten, und wie sie in der Quantentheorie nicht möglich seien, da diese von Tat-Sachen, Taterfahrungen eines Beobachters im Umgang mit dem Gegenstand handle.

---

[1] Ebd., S. 35/36
[2] Ebd., S. 36

6.5 Literatur: Der Gestaltkreis und seine Analogie zur Quantenphysik

1956, Weizsäcker, C. F. v.: Gestaltkreis und Komplementarität. Viktor von Weizsäcker. Arzt im Irrsal der Zeit. Eine Freundesgabe zum 70. Geburtstag am 21.4.1956. P. Vogel (Hrsg.), 21-53, Vandenhoeck & Ruprecht, Göttingen

1970, Weizsäcker, C. F. v.: Zum Weltbild der Physik. Hirzel, Stuttgart 2002 (14. Aufl.), 1943 (1. Aufl.). Der GK findet sich zum ersten Mal in der 6. Auflage von 1954 ausführlich beschrieben.

1980, Buchborn, E.: Wurzeln der wissenschaftlichen Medizin. 19-25 in: Neuhau, G. A. (Hrsg.): Pluralität in der Medizin. Umschau, Frankfurt

1987, Weizsäcker, C. F. v.: Viktor von Weizsäcker zwischen Physik und Philosophie. Viktor von Weizsäcker zum 100. Geburtstag, P. Hahn, W. Jakob (Hrsg.) 72-9. Springer, Berlin (u.a.)

1990, Boudier, H., S.: Über Gestaltkreis und Komplementarität. Man and World 23, 2, 143-55[1]

1992, Küppers, B.: Komplementarität und Gestaltkreis - Viktor von Weizsäcker und die Bedeutung einer allgemeinen Krankheitstheorie. PPmP Psychother. Psychosom. med. Psychol. 42, 167-74

1996, Meyer-Abich, K. M.: Komplementäre Erfahrung von Ganzheit im Gestaltkreis. Anfänge eines Naturbildes, in dem wir selbst vorkommen. Selbstorganisation. Jahrbuch für Komplexität in der Natur-, Sozial- und Geisteswissenschaften. U. Niedersen (Hrsg.); Bd. 7: Zwischen Kultur und Natur. Neue Konturen medizinischen Denkens. R.-M. E. Jacobi (Hrsg.), 21-39. Duncker & Humblot, Berlin

1997, Meyer-Abich, K. M.: Vom Baum der Erkenntnis zum Baum des Lebens. Ganzheitliches Denken der Natur in Wissenschaft und Wirtschaft. C. H. Beck, München

2000, Schmahl, F. W., Weizsäcker, C. F. v.: Moderne Physik und Grundfragen der Medizin. Deutsches Ärzteblatt 97, 4, B 139-141

2000, Feig, J.: Quantentheorie unnötig. Deutsches Ärzteblatt 97, 46

---

[1] H.M.A Struyker Boudier, geb. 1934, Studium der Literatur und Philosophie. Dozent für philosophische Anthropologie an der Universität Nijmegen. Dieser Aufsatz ist eine Abbildung der Korrespondenz F. J. J. BUYTENDIJKs mit Viktor von WEIZSÄCKER und C. F. von WEIZSÄCKER.

7. Unterschiede des Gestaltkreises zur Kybernetik

7.1 Einführung

Der Wissenschaftsjournalist, Ingenieur und Professor am Collège de France in Paris, Albert DUCROCQ, schreibt 1959 in seinem Buch „Die Entdeckung der Kybernetik", *Kybernetes* sei das griechische Wort für Steuermann und leite sich von dem Verb *kybernan* ab, was beherrschen, steuern, lenken bedeute. Die *Kybernetien* auf der Insel Kreta wären Feierlichkeiten gewesen, die die Steuermann-Kunst (von Theseus) verherrlichten.[1] Der Steuermann sei bei den Griechen nicht als ein einfacher Seemann angesehen worden. Da die Griechen die Naturerscheinungen durch geheimnisvolle Kräfte der Götter verursacht gesehen hätten, das Spiel der Kräfte der Natur also völlig unverstanden geblieben sei und es weder geographische Karten noch Navigationsinstrumente gegeben habe, hätte die Kunst des Seefahrens ans Wunderbare gegrenzt.[2] Der Steuermann hätte den Standort des Schiffes zu bestimmen vermocht, er hätte daraus die einzuschlagende Richtung zu folgern gewusst und ‚die Götter zu versöhnen' verstanden, so dass das Schiff trotz allen Wechselfällen schließlich das vom Kapitän gesetzte Ziel erreichte hätte. Aus dieser Kunst des Seefahrens hätten die Griechen ein allgemeines Prinzip formuliert, das die Fähigkeit darstelle, „ein Ziel allen Schwierigkeiten zum Trotz durch *Beherrschung* irgendeines ‚Systems' zu erreichen und somit seinen Willen in die Zukunft zu projizieren."[3]

„So gesehen muss uns die Kybernetik als eine im höchsten Grade edle Disziplin erscheinen, da sie dem übermächtigen Wunsche des Menschen entspricht, den Ereignissen einen durch ihn selbst bestimmten Ausgang zu geben. Noch mehr: Mit der Kybernetik rühren wir an den Sinn des Lebens, der darin besteht, im Blick auf die Zukunft zu handeln und keine Handlung zu unternehmen, die nicht zur Errcichung eines Zieles dient. Hier wird ein grundlegender Unterschied zu Welt der Physik deutlich, die

---

[1] Ducrocq, Albert: Die Entdeckung der Kybernetik. (1959) S. 7
[2] Ebd., S. 6
[3] Ebd., S. 6

auf die Vergangenheit hin gerichtet ist und bei der die Ereignisse mechanisch nacheinander abzulaufen scheinen."[1]

Nach ihrer Blütezeit in der Antike sei die Kybernetik über zweitausend Jahre in Vergessenheit geraten[2] und es wäre vor allen Dingen der Mathematiker Norbert WIENER im Jahre 1948[3] gewesen, der den Begriff der Kybernetik im Rahmen mathematischer Theorien wieder habe aufleben lassen. Wiener sagt 1961:

„Die Kybernetik ist die Wissenschaft von Kontrolle und Information, gleichgültig ob es sich um lebendige Wesen oder Maschinen handelt. Ich habe diesen Begriff eingeführt, weil diese neue Wissenschaft weder der einen noch der anderen Seite zu sehr folgen soll. Für mich war es wesentlich, einen Begriff zu finden, unter dem man gleichzeitig biologische und mechanische Ideen besprechen kann."[4]

Albert DUCROCQ vergleicht die Steuermannskunst von Theseus mit den mathematischen Theorien von Wiener:

„(...) heute will die Kybernetik eine Wissenschaft sein. Das bedeutet, dass zwischen der Kybernetik von heute und der von gestern die gleiche Kluft besteht wie zwischen dem seinem Genie vertrauenden Künstler und dem unbeseelten Mechanismus, bei dem man alles vorhersieht und durch sichere und wirkungsvolle Handlungen regelt (...)."[5]

---

[1] Ebd., S. 6
[2] Ducrocq, Albert: Die Entdeckung der Kybernetik. (1959) S. 8
[3] Wiener, N.: Cybernetics or Control and Communication in the Animal and in the Machine. (1948)
[4] Wiener, N.: Über Informationstheorie. Naturwissenschaften (1961)
[5] Ducrocq, Albert: Die Entdeckung der Kybernetik. (1959) S. 9

7.2 Abgrenzung der Gestaltkreistheorie zur Kybernetik

In einem 1966 gehaltenen Vortrag „Kybernetische Modelle und der ‚Gestaltkreis' als Erklärungsprinzipien des Verhaltens"[1], der den 1963 im Nervenarzt veröffentlichten Text von BUYTENDJIK und CHRISTIAN „Kybernetik und Gestaltkreis als Erklärungsprinzipien des Verhaltens"[2] fast in seiner ganzen Länge wörtlich übernimmt und sich nur durch einige wenige zusätzliche Abschnitte wie z.B. die Einleitung unterscheidet, würdigt CHRISTIAN die Verdienste[3] der Kybernetik für die Biologie. CHRISTIAN spricht von der *Reglungslehre* als einen Zweig der Kybernetik, die zunächst aus dem rein technischen Bereich in die Biologie hineingewirkt habe und zitiert den Biologen MITTELSTAEDT[4] 1956: „Ich bin überzeugt, dass die moderne Physiologie – gäbe es die *Regelungstechnik* heute nicht – von sich aus die Theorie notwendig hätte entwickeln müssen."[5] Weiterhin sieht Christian die *Informationstheorie* und *Nachrichtenverarbeitung* als Zweige der Kybernetik an, die einen Einfluss auf die Genetik, die Sinnesphysiologie, Verhaltensforschung und Psychologie[6] gehabt hätten. Schließlich zitiert er K. STEINBUCH,[7] der die Kybernetik als eine Brücke zwischen den Wissenschaften sieht.

Ein besonderes Anliegen CHRISTIANS ist es jedoch in seinem Vortag, „das Verbindende und Trennende in Hinsicht auf andere Konzepte des Verständnisses des

---

[1] Christian, P., Buytendjik, F. J. J.: Kybernetische Modelle und der "Gestaltkreis" als Erklärungsprinzipien des Verhaltens. (1966)
Eine Diskussion mit P. Christian zum Vortrag ist auf den Seiten 153 –164 abgedruckt. In dieser Diskussion kam der Gestaltkreis selbst aber nicht zur Sprache.
[2] Buytendjik, F.J.J., Christian, P.: Kybernetik und Gestaltkreis als Erklärungsprinzipien des Verhaltens. (1963)
In einer verkürzten Form und mit einer eigenen Einleitung wird diese Arbeit 1963 auch in dem Band „Werden und Handeln" von Eckart Wiesenhütter zum 80. Geburtstag von Viktor von Gelbsattel herausgegeben: Christian P: Kybernetik und Gestaltkreis als Erklärungsweisen des Verhaltens. (1963)
Des weiteren gibt Christian einen kurzen Überblick über die hier vorgestellten Argumente in einem Vortrag zu Ehren VvWs Hundertsten Geburtstag: Christian, P.: Der "Gestaltkreis" von Viktor von Weizsäcker. Viktor von Weizsäcker zum 100. Geburtstag. (1987)
[3] Christian, P.: Möglichkeiten und Grenzen einer naturwissenschaftlichen Betrachtung der menschlichen Bewegung. Jahrbuch Psychologie. (1956) Referat auf der Generalversammlung der Görresgesellschaft in Frankfurt. Christian zeigt die Grenzen des technischen Prinzips von Regelung und Steuerung auf, hebt aber auch ihren Fortschritt gegenüber der physikalischen Interpretation der Bewegung hervor. Während sich die Physik für den *Prozess* interessiert, widmet sich der Regelkreis der *Funktion* und transzendiert somit seine eigene Mechanik. S. 355-56
[4] Mittelstaedt entwickelte zusammen mit dem Physiologen Erich v. Holst das „Reafferenzprinzip", das besagt, „dass der Organismus nicht primär auf Umweltreize reagiert, sondern dass zur Gestaltung, beispielsweise von koordinierten motorischen Abläufen, eine primäre Aktivität des Nervensystems vonnöten ist, die dann von den Umweltreizen modifiziert wird und als „Reafferenz" zum Zentralorgan zurückläuft."
Sack, M.: Alfred Prinz Auersperg (1899 - 1968). (2005) S.115 (Seitenangabe richtet sich nach dem Manuskript)
[5] Mittelstaedt, H.: Regelungsvorgänge in der Biologie. (1956)
[6] Langer, D.: Informationstheorie und Psychologie. Verlag für Psychologie. (1961)
[7] Steinbuch, K.: Kybernetik – Brücke zwischen den Wissenschaften. (1962)

Lebendigen genauer ins Auge zu fassen: so den ‚Gestaltkreis' von V. von Weizsäcker."
CHRISTIAN weist in seinem Vortrag auf die grundsätzliche Schwierigkeit hin, „mit technischen Ideen sowohl Lebendiges wie Maschinen (...) begreifen zu können," denn „nur das Lebewesen – also ein ‚Selbst' (...) – könne ‚sich' verhalten und nicht ein biophysikalisch erklärtes Nervensystem;" es sei nicht möglich, „das Erleben auf Vorgänge im Nervensystem zu reduzieren."

Ein zentraler Gedanke des Gestaltkreises sei der Begriff der Leistung, der auch in der Technik verwendet werde. Zwar müsse der Ingenieur sie zuerst realisieren und sie sei nicht wie im Lebendigen bereits verwirklicht, doch sei die Verwandtschaft zwischen Technik und Lebendigem im Ansatz und Methode des a priori der Leistung offensichtlich.
Die moderne Verhaltensanalyse beginne im Gegensatz zur klassischen Physiologie „nicht mit der Analyse von Elementarfunktionen, um dann schrittweise das Verhalten des ganzen Lebewesens zu synthetisieren,"[1] sondern gehe auch von Leistungen aus. Es ist also kein Zufall, dass sie sich technischer Ideen mit ihren Prinzipien der Informationsverarbeitung und der Regeltechnik bediene.
Im Gestaltkreis habe der Begriff der Leistung aber einen anderen Sinn, als in der Technik. Für VvW sei „Leistung immer Improvisation, weil sie Ausdruck inkarnierter Werte ist."[2] Bei einem Automaten sei die „Simulierung wirklichen Verhaltens durch Programm und Strategie prädeterminiert: Der Automat ‚macht,' ‚denkt,' ‚probiert' und ‚lernt' nicht im eigentlichen Sinne, denn es fehlt ihm ‚das Wertbewusstsein im Tun,'[3] (...) das beim Menschen von inkarnierten geistigen (z.B. kulturellen) Werten mitbedingt ist.(...)."[4] Die Verarbeitung des Programms beruhe auf Verknüpfungsvorgängen quantitativ-logischer Art und stelle keine neue Kategorie dar (...)."[5] Deshalb führe „die Art, wie ein Ingenieur oder Systemtheoretiker lebendiges Verhalten modellhaft imitieren kann (und das kann er!) nicht auf das Grundproblem der Verwandtschaft technischer Prinzipien mit jenen lebendiger Vorgänge."[6]

---

[1] Christian, P., Buytendjik, F. J. J.: Kybernetische Modelle und der "Gestaltkreis" als Erklärungsprinzipien des Verhaltens. (1966) S. 135
[2] Ebd., S. 137
[3] Christian, P.: Vom Wertbewußtsein im Tun. (1948)
[4] Christian, P., Buytendjik, F. J. J.: Kybernetische Modelle und der "Gestaltkreis" als Erklärungsprinzipien des Verhaltens. (1966) S. 136
[5] Ebd., S. 136
[6] Ebd., S. 136

Bei VvW würden Leistungen in biologische Akten vollzogen, die intentional seien und „Intentionalität setzt Subjektivität (Situiertsein, Sich-Verhalten) voraus, aber kein Bewusstsein. Sofern aber der biologische Akt analysiert werden soll, muss er in den Bereich des Messbaren gebracht werden: er wird auf eine meist *technisch* konfigurierte Leistung eingeengt."[1]

Die Tatsache, „dass ein physisches Geschehen *nie* als intentionales Bewusstsein *gedacht* werden kann," wirft für CHRISTIAN die Frage auf, inwieweit „der Idee einer grundsätzlichen Analysierbarkeit der Lebensvorgänge mittels technischer Begriffe und Vorstellungen entgegengekommen werden muss."[2]

CHRISTIAN zeigt am dem Beispiel des Tastaktes, so wie VvW ihn versteht und im GK beschrieben hat, dass der Gestaltkreis den Gedanken einer Selbststeuerung und Regelung enthalte, und VvW deswegen im Zusammenhang mit der Entwicklung der Kybernetik erwähnt werde. Beim Tastakt ist die Hand Fühler und Greifer zugleich und Empfinden und Bewegen seien in der fortschreitenden Entwicklung des tastenden Erkennens aufeinander hingeordnet, so dass sich die Entsprechung zum technischen Regelkreis zeigen ließe, „wenn man den Tastakt so formulierte: Jeder Bewegungsschritt werde im geschlossenen Wirkungskreis für die weitere zweckmäßige Bewegung überwacht und beeinflusst."[3] Christian sagt zwar, dass VvW diese Formulierung als eine Reduktion auf technische Regelvorgänge angesehen hätte, bei der das Phänomenale und Spontane beseitigt worden sei. Gleichzeitig hätte er aber in der Formulierung die kreisartige sensomotorische Verbundenheit (die „Reafferenz," v. HOLST[4]) als eine notwendige physiologische Bedingung der Verwirklichung des Tastens anerkannt, die aber keine Erklärung des Intentionalen, sondern nur die Strukturbedingung seiner Verwirklichung enthalte.[5] Dazu zitiert CHRISTIAN VvW:

„Was wir untersuchen können, ist überhaupt nicht das Zustandekommen biologischer Akte, (gemeint ist das inhaltliche Prinzip als das Kreative jedes lebendigen Aktes) sondern den Formalismus ihres Erwerbs und Verlusts, ihrer Spielbreite und ihres Wandels. Dieser Formalismus nun

---

[1] Ebd., S. 135
[2] Ebd., S. 134
[3] Ebd., S. 137
[4] Holst, E.v., Mittelstaedt, H.: Das Reafferenzprinzip. (1950)
[5] Christian, P., Buytendjik, F. J. J.: Kybernetische Modelle und der "Gestaltkreis" als Erklärungsprinzipien des Verhaltens. (1966) S. 137

bietet sich im Organismus eben in den Verhältnissen von Organbau und Funktion als greifbar an – nicht nur im Sinne der Messung als mathematische Operation, sondern in der ganzen Fülle seiner strukturellen und funktionellen Mannigfaltigkeit."[1]

Auch am Beispiel des Tastaktes verdeutlicht CHRISTIAN zwei grundsätzliche Prinzipien des GK, nämlich die Dialektik von Entwicklung und Beharrlichkeit und die Subjektivität im biologischen Akt, und zeigt auf diese Weise einen prinzipiellen Unterschied der Begriffe des Gestaltkreises und des Regelkreises bezüglich ihrer Zeitstruktur auf.

In dem Begriff des GK sei die Entwicklung wie auch das Beharrliche, also das gespannte Verhältnis von Werden und Sein in den Begegnungen von Lebewesen, vereinigt. Im Tastakt veranschaulicht, bedeute dies, dass subjektives Wahrnehmen A und körperliches Bewegen B im dialektischen Verhältnis zueinander stünden, also keine lineare Kausalkette bildeten, „sondern A ist schon B, setzt B voraus."[2] Während im GK A *gleichzeitig* mit B sei, geschehen im Regelkreis kausal gekoppelte Vorgänge in der physikalischen Zeit.

Auch die Anerkennung des Prinzips der Subjektivität im biologischen Akt bringe eine andere Zeitstruktur mit sich, als das nach kybernetischer Weise erklärte Verhalten. „Die Subjektivität stehe immer schon am Anfang, nämlich in der Bedingtheit dessen, was durch Wahrnehmung von vornherein ausgewählt werde."[3] „Unser Verhalten werde von künftigen (möglichen und wahrscheinlichen) Eindrücken, d.h. von den Bedeutungen kommender Wahrnehmungen und Bewegungen – also prospektiv, proleptisch – bestimmt." „Was im Moment der rückläufigen Bestätigung der ursprünglich ausgezeugten ‚Hypothese' wirksam sei, sei nicht die momentane ‚Konstellation' – wie das in jeder Maschine der Fall sei -, sondern die ‚zeitüberbrückende Vergegenwärtigung.' Die Zeitstruktur entspräche also der erlebten, nicht der physikalischen Zeit."[4]

---

[1] Ebd., S. 138
[2] Ebd., S. 144
[3] Ebd., S. 143
[4] Ebd., S. 145

Einen weiteren wesentlichen Unterschied sieht CHRISTIAN in der „Zulassung der Doppel-(Mehr-) Deutigkeit und der Antilogik im Gestaltkreis und der Unzulässigkeit der Zweideutigkeit in der Kybernetik."

Ein informationsleitendes und – verarbeitendes System kann auf eine Form reagieren, wenn diese in eindeutige Merkmale zerlegt werden könne. (...) Sprachartiger Charakter und Eindeutigkeit seien Voraussetzung der Information. Auf Mehrdeutigkeit könne der Automat nicht reagieren, er könne sie allenfalls (...) neben- und hintereinander ausdrücken.[1]

Der Mensch hingegen sei in der Lage eine Mehrdeutigkeit, wie z.B. beim Sprechen, wenn Klang und Bedeutung zugleich registriert würden, wahrzunehmen. Ambivalenz (sowohl als auch) und Antilogik (Ja und Nein), im GK als ein sinnvoller Widerspruch verstanden, seien in der Informationsverarbeitung nicht denkbar.[2]

CHRISTIAN verdeutlicht auch die unterschiedliche Auffassung beider Konzepte bezüglich des Lernens.

Ein Prinzip der informationsverarbeitenden Systeme – wie es in lernenden Automaten Anwendung finde – „ist die Realisierung eines Programms durch *Negation des Unzutreffenden* in zunehmend einengender Bestimmung."[3] Im Konzept des GK hingegen gehe es nicht um die Selektion des Unzutreffenden auf dem Weg des Ausschlusses, sondern um die *positive* Präzisierung des *Verhältnisses*, das mit der Subjekt-Umwelt-Begegnung gestiftet sei.

Anhand eines Beispiels einer konstruierten Schildkröte veranschaulicht Christian den Unterschied: Während das Modell vor Hindernissen durch sukzessive Selektion dieser Hindernisse *ausweiche, überschaue* das Tier *in einem* Zielrichtung *zusammen* mit den Hindernissen und finde so ungehindert seinem Weg.

Während Automaten also durch die zunehmende Präzisierung eines schon im Grunde prädeterminierten Programms „lernten," *entdeckten* Tier und Mensch beim Lernen *Bedeutungen* und begriffen ihren *Wert* für die Bildung *neuer* sinnvoller Bewegungsgestalten, (...) im *echten* Sinne würden Informationen vermehrt."[4]

---

[1] Ebd., S. 149
[2] Ebd., S. 150
[3] Ebd., S. 147
[4] Ebd., S. 149

Die *technisch* realisierte Leistung, wie am Beispiel des Lernens dargestellt, realisiere das Programm durch selektive Präzisierung, also Einengung dieses Programms. Das Programm imitiere den bedingten Reflex[1] im Lebendigen, der das Leitungsprinzip darstelle. Im Lebendigen gäbe es aber mit dem Leitungs- und Leistungsprinzip zwei Möglichkeiten der Regulation. Am Beispiel der Willkürmotorik und anderen Beispielen zeigt Christian, „dass der Eigenreflex als Prinzip der *gesetzmäßigen* Regelung in einem anderen - intentional bestimmten – Verhältnis so aufgehoben sein könne, dass dieses Verhältnis ihn wandle,"[2] dass also im natürlichen, uneingeschränkten Lebensvollzug die „Leistung," wie sie VvW verstehe, die Funktionen bestimme.

„ (...) Das Intentionale stützt sich, wie jedes Verhalten, immer auf eine strukturierende und strukturierte Leiblichkeit (‚integrierender Funktionswandel')[3], und diese kann dann a posteriori und ad hoc der jeweiligen Verhaltensweise als System quantitativer Variablen (also kybernetisch) beschrieben werden."[4]

„Der gelebte Leib ist nicht eine Zusammenfügung seiner einzelnen Teile, auch nicht die Ausgiessung eines von irgendwoher gekommenen Geistes in einen Automaten (...)." Das lehre die *am Begriff des GK orientierte Verhaltensforschung* (vgl. Kapitel 4.3 und 5), indem sie Leib und Seele nicht als zwei Substanzen verstehe, sondern als eine Einheit, die sich existierend verwirkliche.[5] Am Prinzip der *Selbstverborgenheit* im Gestaltkreis, das er als ein Synonym zur Komplementarität der Quantentheorie sieht, verdeutlicht Christian den Dualismus wissenschaftlichen Denkens: „was ‚lebende *Phänomen*' ist (...) kann nicht zugleich als etwas *Materielles* (Physikochemisches) betrachtet werden und umgekehrt. Es walte ein gesetzliches Verhältnis gegenseitiger Verborgenheit; Subjekt und Objekt gehören strukturell zusammen, aber das komplementäre Verhältnis bedinge einen Dualismus wissenschaftlichen Denkens."[6]

---

[1] Vgl. Ivan Pawlows Lehre von den bedingten Reflexen.
[2] Christian, P., Buytendjik, F. J. J.: Kybernetische Modelle und der "Gestaltkreis" als Erklärungsprinzipien des Verhaltens. (1966) S. 151
[3] Ebd., S. 147
[4] Ebd., S. 152
[5] Ebd., S. 152
[6] Ebd., S. 152

Zum Schluss sei noch darauf hingewiesen, dass CHRISTIAN bereits in seinem 1962 veröffentlichten Referat „Willkürbewegung und Regulation"[1] sich mit dem Vergleich und Abgrenzung des Gestaltkreises gegenüber der Kybernetik auseinandersetzt. Wie es im Vorwort heißt, ist CHRISTIANS Referat im Rahmen der V. Bad Oeynhausener Gespräche (1961) zum Thema „Probleme der Zentralnervösen Regulation" entstanden, als in diesem Jahr VvWs Schüler CHRISTIAN, AUERSPERG, DERWORT und PLÜGGE und „Vertreter" der Kybernetik eingeladen waren, „weil eine Begegnung zur gemeinsamen Diskussion der beiden Betrachtungsweisen bisher noch nicht erfolgt war."

In seinem Referat stellt CHRISTIAN die Frage, „inwieweit sich für das Verständnis der Willkürbewegung kybernetische und regeltheoretische Vorstellungen und Begriffe bewähren." Wie in der oben vorgestellten Arbeit werden die Begriffe der Intentionalität, Positionalität und Subjektivität zur Abgrenzung gegen die Kybernetik verwendet, wobei in dieser Arbeit Beispiele zur Willkürbewegung insgesamt im Vordergrund stehen und auch experimentell ausführlicher angeführt werden. In der oben dargestellten Arbeit von 1966[2] entnimmt CHRISTIAN die Beispiele zur Willkürbewegung teilweise dieser Arbeit.

In ähnlicher Weise wie CHRISTIAN[3] argumentiert der Würzburger Professor für Neurologie G. SCHALTENBRAND auf der Tagung „Biologische Regelung" in Darmstadt, die von den Vereinen der Deutschen Ingenieure und Elektrotechniker in Zusammenarbeit mit dem Fachausschuss Regelungstechink 1954 veranstaltet wurde. In seinem Vortrag „Grenzen der Maschinentheorie des Nervensystems" widmet er sich der Frage zu, „ob irgendwelche prinzipiellen Unterschiede zwischen den von Menschenhand gebauten Maschinen bestehen, und dem, was die Natur in Gestalt des Gehirns hervorgebracht hat."[4]

---

[1] Christian, P: Willkürbewegung und Regulation. Probleme der zentralnervösen Regulation. (1962)
[2] Christian P, Buytendjik F J J: Kybernetische Modelle und der "Gestaltkreis" als Erklärungsprinzipien des Verhaltens. (1966)
[3] Auersperg A: Der Gestaltkreis. Probleme der zentralnervösen Regulation. (1962)
Genetisch und kybernetisch interpretierte Informationstheorie. (1964)
Diese zwei Aufsätze Alfred Prinz AUERSPERGs von 1962 und 1964, die auf den Grundprinzipien des Gestaltkreises Kritik an der Kybernetik WIENERS üben, sind von Martin SACK in seiner Arbeit über Alfred Prinz AUERSPERG in einem eigenen Kapitel über dessen Auseinandersetzung mit der Kybernetik zusammengefasst worden. Die Argumente AUERSPERGS gleichen im Wesentlichen den Argumenten in den oben dargestellten Arbeiten CHRISTIANs. Im zweiten Aufsatz nimmt AUERSPERG Stellung zur der dargestellten Arbeit LANGERs.
Sack, M.: Alfred Prinz Auersperg (1899 - 1968). (2005) S.115 ff (Seitenangabe richtet sich nach dem Manuskript)
[4] Schaltenbrand, G.: Grenzen der Maschinentheorie des Nervensystems. (1956) S. 164

Um die psychische von der physikalischen Zeit zu unterscheiden, führt er den GK an. Diesen definiert er als „die ‚Erlebnisganzheit,' die den Reiz, seine psychische Verarbeitung und Beantwortung umfasse" und in der es „kein Vor- und Nacheinander, also keine zeitlichen Zusammenhänge gäbe." Wie die Unbestimmtheitsrelation von HEISENBERG und die Relativitätstheorie von EINSTEIN passe der GK nicht in das physikalische Denkschema der Kausalbeziehungen.[1] (siehe dazu Kapitel 6)

An der Tagung waren als Redner auch VON HOLST und MITTELSTAEDT beteiligt.

---

[1] Ebd., S. 171

7.3 Eine Gegenposition zu 7.2

In dem Aufsatz von CFvW „Gestaltkreis und Komplementarität"[1], den CHRISTIAN in seiner Arbeit[2] zitiert, geht CFvW auch auf die Relevanz der Kybernetik[3] zur Beschreibung von Lebewesen ein und versteht diesen Aspekt seines Beitrages als eine Gegenposition zu VvW und BOHR.

Seine Kritik, die er „im Einklang mit der Meinung der meisten lebenden Biologen"[4] sieht, versteht er als eine vordergründige, denn in der Tiefe sei er sich mit BOHR und VvW einig; außerdem stimme er auch mit der Analyse von VvW von dem „Ungenügen der Reflextheorie und anderer einfacher kausaler physiologischer Theorien überein."[5]

„Die anatomischen und physiologischen Einrichtungen können die Leistungen der Organe nicht erklären. Aber sie ermöglichen diese Leistungen. Damit haben sie auch die Macht, sie *unmöglich* zu machen. Dies ist überhaupt das Geheimnis unserer körperlichen Verstrickung: wir leben zwar nicht durch den Körper, aber auch nicht ohne ihn. Die Darlegungen dieses Buches bekommen eben dadurch immer wieder folgende gesetzmäßige Form: man muss, versucht man die Lebensäußerung aus der materiellen Substanz zu erklären, jedes Mal einen Misserfolg feststellen; hat man dies aber getan, dann erweist sich der materielle Vorgang als eine positive Bedingung, ohne deren Erfüllung gerade diese Erscheinung unmöglich wäre."[6]

CFvW zitiert diesen Abschnitt aus dem GK, um die kritischen Frage zu stellen, ob „nicht der Unterschied, der hier zwischen mir und meinem Körper gemacht werde, noch immer zu cartesianisch" sei, ob nicht das Bild der klassischen Physik vom Wesen der Materie kritiklos übernommen werde, im Konkreten, ob die Analyse der

---

[1] Weizsäcker, C. F. v.: Gestaltkreis und Komplementarität. (1956) Ausführlich Darstellung dieser Arbeit im Kapitel 6.
[2] Christian, P., Buytendjik, F. J. J.: Kybernetische Modelle und der "Gestaltkreis" als Erklärungsprinzipien des Verhaltens. (1966)
[3] Eine weitere Arbeit CFvWs, in der er sich mit dem Vergleich von GK und Kybernetik auseinandersetzt: Weizsäcker, C. F. v.: Der Garten des Menschlichen. (1977) Darin das Kapitel „Die Einheit von Wahrnehmen und Bewegen" (S. 206-24), in dem besonders das Reafferenzprinzip von v. HOLST behandelt wird und das Kapitel „Selbstdarstellung" (S. 553-97).
[4] Weizsäcker, C. F. v.: Gestaltkreis und Komplementarität. (1956) S. 40
[5] Ebd., S. 38
[6] Weizsäcker, V.v.: Der Gestaltkreis. GS 4. S. 239.

biologischen Leistung diese Resignation verlange. [1] Er schlägt seinerseits folgendes vor:

„Die Reflextheorie kann die biologische Leistung nicht erklären, weil die Leistung von der Zentrale her gesteuert ist, und weil alle peripheren Abläufe, Schwellen usw. plastisch sein müssen, um die zentrale Steuerung zu ermöglichen. Statt ‚zentral' wird man an einigen Stellen auch ‚integral' sagen können; auch das periphere System reagiert in größeren Zusammenhängen als den isolierten Reflexen." [2]

An dieser Stelle nennt er E. von HOLSTs Arbeiten zu Modellen zentraler kausaler Steuerung und zeigt sich erstaunt darüber, dass man auf den Glauben an solche Modelle, wie es z.B. die Gestaltkreistheorie tue, völlig verzichten könne.

„Ein solcher Verzicht mag methodisch eine Strecke weit eine große Hilfe sein, denn voreilige kausale Erklärungen sind fast immer ein Hindernis für den, der erst einmal Phänomene unbefangen sehen will. Auch ist sofort zuzugeben, dass Modelle heute fast stets nur hypothetisch sein können. Aber es bleibt mir jedenfalls unbegreiflich, warum sie unmöglich sein sollen." [3]

CFvW sagt, dass kein Techniker solchen Schluss zugeben würde, der sich zugespitzt aus dem GK ergäbe, nämlich die Unvergleichbarkeit von Quantitativen und Qualitativen im Sinne eines Wirkungszusammenhangs. VvWs ausführliche Beispiele im GK zum „Umschlag der Quantität in die Qualität", „wenn bei einer stetigen Änderung des Reizes oder der geforderten Leistung völlig neue Formen der Empfindung oder der Bewegungskoordination entstehen"[4], seien bei einem Auto mit automatischer Gangschaltung, die bei Erreichung einer gewissen Umdrehungszahl schalte, nicht nachvollziehbar, denn diese leiste etwas genau im Sinne eines Wirkungszusammenhangs.

---

[1] Weizsäcker, C. F. v.: Gestaltkreis und Komplementarität. (1956) S. 39
[2] Ebd., S. 39
[3] Ebd., S. 40
[4] Ebd., S. 40

„(...) so entsteht die Frage: Wie weit müssen wir dem Glauben an eine grundsätzliche physikalische Analysierbarkeit des Lebensvorgangs entgegenkommen? (...) Wir müssen ihr den ganzen Weg entgegenkommen ohne einen Vorbehalt; mit der einzigen Einschränkung, dass wir noch nicht wirklich wissen, was Physik ist, und darum noch gar nicht sagen können, was die Geltung der Physik im Organismus bedeutet."[1]

Hierin sieht sich CFvW „im Einklang mit der Meinung der meisten lebenden Biologen."[2]

Für CFvW liegt es keineswegs jenseits der technischen Möglichkeiten, dass „eine Maschine sich so verhält, *als* ob sie ein Subjekt mit pathischer Exstenz wäre; es fragt sich nur, wie weit wir das Mimikry treiben wollen und können." [3]

So stimmt er zwar einerseits mit BOHR überein, dass alle Maschinen von Menschen gemacht seien, der Mensch aber nicht ein Experiment von sich selbst sei; und wenn man das Leben jenseits der Physik beschreibe, die Geschichte hinzukomme, die nicht nur „ein Mimikry des Pathischen, sondern das Pathische selbst sei, sie sei subjektiv, personal." [4]

Anderseits stellt CFvW aber die Frage, ob man wissen könne, dass „die Maschinen nur Mimikry des Pathischen treiben." [5]

„Die Maschine ist ein Stück Wirklichkeit, das nicht nur die Eigenschaften hat, die wir bewusst hineingeplant haben. Wir wissen nur, dass wir bloß das Mimikry des Pathischen hineingeplant haben und nicht das Pathische selbst, weil wir das nicht können. Es ist ein alter Traum des Menschen, einen Menschen zu machen. Ich sehe nicht, dass unsere heutigen Kenntnisse beweisen, dass dergleichen unmöglich wäre." [6]

Der Psychologe und Regeltheoretiker[7] Dieter LANGER von der Psychiatrischen und Neurologischen Klinik der Universität in Heidelberg widerspricht 1964 in seinem

---
[1] Ebd., S. 40
[2] Ebd., S. 40
[3] Ebd., S. 41
[4] Ebd., S. 42
[5] Ebd., S. 42
[6] Ebd., S. 43
[7] Sack, M.: Alfred Prinz Auersperg (1899 - 1968). (2005) S.117 (Seitenangabe richtet sich nach dem Manuskript)

Artikel[1] CHRISTIAN und BUYTENDIJK,[2] indem er den Standpunkt vertritt, dass keine wesentlichen Differenzen zwischen dem GK und der Kybernetik bestehen. CHRISTIANS Zitat von 1963[3] zufolge hat LANGER bereits in seinem 1961 erschienen Buch „Informationstheorie und Psychologie"[4] den GK mit der Entwicklung der Kybernetik in Verbindung gebracht.

LANGER sieht den Gedanken der Wechsel- und Rückbeziehung zwischen Organismus und Umwelt durch die Kybernetik „mathematisch in allgemeiner und systematischer Form artikuliert."[5] Kybernetisch denken heißt für ihn aber nicht, wie er CHRISTIAN und BUYTENDIJK vorhält, „technische Ideen auf nicht technische Gebilde zu übertragen," sondern Beziehungen innerhalb komplexer Systeme, wie z.B. miteinander verbundene Nervenzellen oder Lebewesen mit ihrer Umwelt, zu beschreiben.

LANGER nennt die genaue Anpassung der Methode an den Gegenstandsbereich als eine wichtige Voraussetzung der Kybernetik. Während es im Bereich der Physiologie glänzende experimentelle kybernetische Analysen gäbe, sei die experimentelle Psychologie und Soziologie von methodischen Schwierigkeiten und auch Vorurteilen gegenüber der Kybernetik geprägt; obwohl der Techniker nicht übersähe, dass Biologie und Technik „durch innere Verschiedenheit," durch die beschreibende Art des Biologen und die Konstruktion des Ingenieurs getrennt seien. Dennoch gelinge als das Ergebnis der Konstruktion ein *Modell*, das *selbstorganisierende*, maschinelle Systeme in Beziehung zu ihrer Umwelt widerspiegle. Auf der Ebene des Modells seien Analogien zwischen Lebendigem und Technischem möglich.[6]

> „'Modell' kann man jede Vorstellung nennen, die man sich auf Grund empirischer Untersuchungen von einem Prozess oder einem Wirkungszusammenhang macht und die somit die Beziehungen innerhalb des untersuchten Systems repräsentiert. ‚Modell' im engeren Sinne ist aber das mathematische Modell, das die Form einer funktionalen Beziehung zwischen Variablen hat. Dieses Modell muss nicht nur alle

---

[1] Langer, D.: Kybernetische Verhaltensmodelle und der "Gestaltkreis"... (1964)
[2] Buytendijk, F. J. J., Christian, P.: Kybernetik und Gestaltkreis als Erklärungsprinzipien des Verhaltens. (1963)
[3] Ebd.
[4] Langer, D.: Informationstheorie und Psychologie. (1961)
[5] Langer, D.: Kybernetische Verhaltensmodelle und der "Gestaltkreis"... (1964) S. 113
[6] Ebd. S. 113

bekannten empirischen Daten erklären können, sondern es soll bezüglich weiterer Verhaltenseigenschaften des untersuchten Systems Voraussagen ermöglichen, die der experimentellen Nachprüfung standhalten."[1]

Nach dieser Definition sieht LANGER den GK auch als ein Modell an, „denn er brachte früh und klar die Vorstellung kreisartiger Verbundenheit von Lebewesen und Umwelt zum Ausdruck." Den prinzipiellen Unterschied zum Begriff des Regelkreises sieht er nicht durch die „Kausalität" des Regelkreises im Gegensatz zu Koinzidenz im Sinne zeitübergreifender Vergegenwärtigung des GK gegeben, sondern durch die Voraussetzung der „präzisen Abgrenzung objektivierbarer und messbarer Variablen"[2] in der Regelkreisanalyse.

Wie in der technischen Programmierung sei es aber auch die Grundvoraussetzung naturwissenschaftlichen Experimentierens, sich auf eine überschaubare Anzahl messbarer Variablen zu beziehen.

„Sich selbst programmierende, d.h. lernende Automaten vermögen aus einer unübersehbar großen Zahl der Variablen eine begrenzte Anzahl bis zu einem gewissen Grade selbstständig auszuwählen und somit durch Änderung der Schaltungsstruktur und damit der raumzeitlichen Charakteristika der Signalübertragung, eine „Anpassung eines internen Modells an die Außenwelt" herzustellen.

LANGER vergleicht das Lernen „als Modifizierung eines Programms, das mitunter nur rahmenhaft (durch den Menschen)[3] vorgegeben sei" mit der Modifizierung „genetisch fundierter Rahmenprogramme von Lebewesen."

Somit sieht LANGER die Differenz zum GK nicht in methodischer Hinsicht gegeben und weißt daraufhin, dass auch die Kommunikationsforschung den Physikalismus in der Beschreibung biologischer Systeme prinzipiell überwunden habe.

LANGER sieht den *empirischen Gehalt* der von BUYTENDIJK und CHRISTIAN verwendeten Begriffe ‚Positionalität des Verhaltens,' ‚intentionaler Bezug des Lebewesens' und ‚Subjektivität jeden biologischen Aktes' von vornherein als Gegenstand kybernetischen Denkens an und „im kommunikationstheoretischen Aspekt des biologischen und des technisch realisierbaren Systems von Grund auf in Ansatz gebracht worden. Die kybernetische Analyse des Verhaltens beziehe sich nicht mehr einfach auf Reize und Reaktionen, sondern auf deren Informationswert, auf den

---

[1] Ebd., S. 114
[2] Ebd., S. 114
[3] Ebd., S. 118

Informationsaustausch zwischen Lebewesen und Umwelt,"[1] „sowohl des Prinzip der Informationsreduktion als auch desjenigen der Informationsanreicherung"[2] sich bedienend. CHRISTIAN widersprechend, sei die „Reduktion, die Auswahl von Information" ohnehin die in Wirklichkeit viel höhere Leistung.[3]

CHRISTIANS Beschreibung der Willkürbewegung und des Tastaktes wirken auf LANGER stilisiert (vor allem das Kind tastet in einer Weise, die Wahrnehmen und Bewegen dauernd im *gleichen* Gewicht hält)[4] und nicht repräsentativ für das tägliche Leben, denn eine auf die fest umrissene Absicht basierende Adaptation und nicht eine im Spielraum des Möglichen offene Improvisation (und selbst diese stelle eine Adaptation höherer Ordnung dar) sei im täglichen Leben entscheidend.[5] Außerdem hält Langer den GK „phänomenal im Bereich der visuellen und akustischen Wahrnehmung für recht wenig evident."[6]

Für LANGER liegt der Unterschied zwischen der Kybernetik und dem GK darin, dass es dem Gestaltkreisgedanken immer um das „ganze Lebewesen in der Entfaltung und Variation aller seiner Möglichkeiten"[7] gehe. Und wer nicht einem „dogmatischen ‚Anthropologismus' verfallen ist,"[8] dem werde es möglich sein, in weiten Bereichen der physiologischen, psychologischen und soziologischen empirischen Forschung - dem jeweiligen Gegenstand methodisch und begrifflich sorgsam angepassten - kybernetischen Ansatz fruchtbar zu machen, auch ohne das ‚Ganze', das ‚Wesen', den ‚Sinn' des menschlichen Seins dauernd mit zu denken.[9]

7.4 Anwendungen kybernetischer Methoden in der Psychosomatik

In seiner Arbeit „Kybernetische Modelle"[10] von 1979 stellt der Diplom Psychologe URBAN von der Sozialpsychiatrischen Klinik Sonnenberg in Saarbrücken bestimmte

---

[1] Ebd., S. 116
[2] Ebd., S. 115
[3] Ebd., S. 119
[4] Ebd., S. 116
[5] Ebd., S. 115
[6] Ebd., S. 116
[7] Ebd., S. 114
[8] Ebd., S. 118
[9] Ebd., S. 117
[10] Urban, M. : Kybernetische Modelle. (1979)

Anwendungen kybernetischer Methoden in der Psychosomatik beispielhaft vor. Dabei zitiert er CHRISTIANS Arbeit von 1963[1] und den GK, den er „in gewisser Weise als Vorläufer eines kybernetischen Modells"[2] betrachtet, als Beispiele für eine ganzheitliche Betrachtung menschlichen Verhaltens, die zugleich die Grenzen der Kybernetik in den Humanwissenschaften aufzeigt.[3] Eine jenseits dieses Zitats ausdrückliche Auseinandersetzung mit dem GK findet in dieser Arbeit nicht statt.

Zunächst stellt Urban fest, dass „es bis heute kein kybernetisches Modell gibt, das den Anspruch erheben würde, die psycho-somatische Interaktion oder auch nur Ausschnitte dieses komplexen Wirkungsgefüges biologischer und psychologischer Variablen in befriedigender Weise abzubilden."[4] Angesichts der erfolgreichen Anwendung kybernetischer Methoden in der Physiologie und Psychologie wundert sich Urban aber über die nur zaghaften Ansätze der Kybernetik in der Psychosomatik. Gerade aufgrund der Komplexität der Fragestellungen in der Psychosomatik sieht er in der Kybernetik die zuständige Methode.[5] Denn „wenn schon die Humanwissenschaften es unternehmen, aus der phänomenalen Ganzheit menschlichen Verhaltens einzelne Eigenschaften als Variabeln auszugliedern, die als miteinander in gesetzmäßiger Beziehung stehend gedacht und zum Teil auch quantifiziert werden, dann ist die Kybernetik hier formal zuständig: Sie liefert das formale Instrumentarium zur Analyse und Beschreibung von Prozessen in komplexen Systemen," das sich nach Urban in zwei Punkten grundsätzlich begründen lasse:

„1. Kybernetik ist nicht die Theorie mechanischer oder elektronischer Automaten, sondern die abstrakte Wissenschaft von Systemen beliebiger Komplexität (wobei wir noch nicht einmal wissen, welche qualitativen Stufen die Komplexität überhaupt möglich sind).
2. Kybernetik ist eine rein beschreibende Wissenschaft, sie antwortet nicht auf die Frage: ‚Was ist das?', sondern nur: ‚Wie wirkt das, wie verhält sich das?' Hierin liegt ein Vorteil (sie kann ohne philosophische Vorfragen ans Werk gehen), aber auch die Grenze ihrer Aussagemöglichkeiten. Die Abbildbarkeit menschlichen Verhaltens in

---

[1] Buytendijk, F. J. J., Christian, P.: Kybernetik und Gestaltkreis als Erklärungsprinzipien des Verhaltens. (1963)
[2] Urban, M. : Kybernetische Modelle. (1979) S. 269
[3] Ebd., S. 262
[4] Ebd., S. 261
[5] Ebd., S. 263

einem kybernetischen Modell impliziert also keineswegs die These: ‚Der Mensch ist (nichts als) ein Automat.'"[1]

Nach einer kurzen geschichtlichen Darstellung bisheriger kybernetischer Modelle in Biologie und Psychologie, skizziert Urban anhand von konkreten Beispielen fünf Grundmodelle psycho-somatischer Interaktion. Die Überschriften seiner Beispiele mit kurzer Erläuterung lauten:
Führungsgrössenaufschaltung, Regelkreis veranschaulicht am Beispiel des Blutdruckes.[2]
Organspezifische Wirkungsverzeigungen, am Beispiel von Röntgenaufnahmen des Magen-Zwölffingerdarm-Trakts während eines konfliktzentrierten Interviews bei Ulcuspatienten.[3]
Bedingte Verknüpfung, im Sinne klassischer Konditionierung von normalen Körperfunktionen auf Angstreize.[4]
Propriozeptive Rückkopplung, am Beispiel körperlicher Überanstrengung.[5]
Exterozeptive Rückkopplung, am Beispiel „Herzschmerzen."[6]

Das 1986 erschiene Buch „Von zerstörten zum wieder entdeckten Leben" von Dieter WYSS[7] ist das erste des in drei Bänden vorliegenden Werkes „Neue Wege in der psychosomatischen Medizin." In diesem ersten Band hinterfragt WYSS kritisch die wissenschaftlichen Grundlagen der modernen Biologie. Er bezweifelt nicht die Einzelleistungen der empirischen Forschung, sondern die materialistisch-positivistische Ideologie in der Biologie und in der psychosomatischen Medizin, „die den Blick für das Ganze lebendiger Prozesse verdunkeln."
WYSS widmet sich besonders der Problematik der genetischen Informationstheorie, Evolutionstheorie und der biologischen Kybernetik. Auf zwanzig Seiten setzt er sich mit der Anwendung der Kybernetik in der Biologie auseinander und zitiert in diesem Zusammenhang zwei Abschnitte aus CHRISTIANS und BUYTENDIJKS Gegenüberstellung von Gestaltkreisprinzip und Kybernetik von 1963.[8]

---

[1] Ebd., S. 262
[2] Ebd., S. 263
[3] Ebd., S. 265
[4] Ebd., S. 267
[5] Ebd., S. 267
[6] Ebd., S. 268
[7] Wyss, D.: Von zerstörten zum wieder entdeckten Leben. (1986)
[8] Buytendijk, F. J. J., Christian, P.: Kybernetik und Gestaltkreis als Erklärungsprinzipien des Verhaltens. (1963)

7.5 Zusammenfassung

In dem Abschlussbericht zum Gestaltkreislabor äußern sich HAHN/JACOB/KLINGER 1992 zur gegenwärtigen Theorie der Humanmedizin:

> „Die moderne Theorie der Humanmedizin (UEXKÜLL/WESIACK 1982) gründet sich einerseits auf einen multidimensionalen Ansatz zwischen Semantik/Hermeneutik und empirisch-analytischen Verfahren, andererseits auf die stärkere Betrachtung der Rückwirkungsvorgänge im Sinne einer biokybernetischen Ganzheitslehre. (...) Die von den derzeitigen Theoretikern der Systemtheorie ausgeführten Gedanken (LUHMANN 1973) sind zunächst ausschließlich aus phänomenologischen und hermeneutischen Kontexten entwickelt und bislang nicht durch empirisch-analytische Studien überprüft worden." [1]

Vor diesem Hintergrund haben HAHN/JACOB/KLINGER das Anliegen einer Rekonstruktion der Experimente aus dem Gestaltkreis verfolgt, um „sie auf ihren bereits damals gegebenen praktischen und theoretischen Erkenntniswert zu überprüfen." [2] Da der GK im Unterschied zu den meisten modernen Systemtheorien aus der unmittelbaren klinischen Erfahrung entstanden sei, könne er nicht nur als deren Vorläufer sondern auch als teilweise darüber hinausweisende Erkenntnisse und Leistungen angesehen werden.[3] Die Autoren sehen im *Gestaltkreislabor* einen Beitrag zum für „die Weiterentwicklung allgemeiner Theorien menschlichen Verhaltens"[4] sehr nützlichen aber wenig systematisch untersuchten „Überschneidungsbereich zwischen ‚physiologischer Psychologie sowie der Systemtheorie und der Kybernetik."[5]

BUYTENDIJKs und CHRISTIANs Arbeit von 1963 bewerten sie folgendermaßen:

> „Ihre Kritik an der damaligen Interpretation und Anwendung der Kybernetik ist durch die zwischenzeitliche Evolution der

---

[1] Hahn, P., Jacob, W., Klinger, L.: Gestaltkreislabor. (1992) S. 1
[2] Ebd., S. 1
[3] Ebd., S. 1
[4] Ebd., S. 3
[5] Ebd., S. 3

Informationstechnologie und durch ein erweitertes Verständnis der Rückkopplungsvorgänge weitgehend gegenstandslos geworden."[1]

Entsprechend seinen obigen Ausführungen von 1956 äußert sich CFvW zu dem Drehversuch VvWs in einer Rede zum 100. Geburtstag von VvW:

„Viktors Beschreibung der beobachteten Phänomene erscheint mir untadelhaft. Seine festgehaltene Überzeugung, diese Leistungen seien durch physikalische Modelle des nervösen Prozesses nicht zu erklären, scheint mir falsch und für sein philosophisches Anliegen überflüssig. Heute bieten sich kybernetische Modelle mühelos an. Und die vorhin skizzierte Auffassung des Leib-Seele-Problems lässt positiv erwarten, dass reproduzierbare Leistungen eine Beschreibung in Begriffen der Physik zulassen."[2]

In dem 1990 veröffentlichten Aufsatz „Modelle des Gehirns – Modelle des Geistes?" würdigt CREUTZFELDT VvW, der im Gestaltkreis „wohl als erster erkannt hatte, dass das Nervensystem ein offenes System ist und dass die Voraussetzung für Wahrnehmung eine vor- und rückläufige Informationsschleife zwischen Gehirn und Umwelt ist."[3] Die kybernetischen Ansätze, „in denen das Prinzip der reziproken Rückkopplung zwischen Subjekt und Objekt angewandt wird"[4], entsprechen der Idee des Gestaltkreises. Die Relevanz kybernetischer Modelle schränkt CREUTZFELDT wie folgt ein:

„Kybernetische Modelle können dort erfolgreich sein, wo sie das Verhalten des individuellen Organismus oder auch überindividueller Gesellschaften beschreiben. Sie versagen jedoch bei der Prädiktion von Mechanismen und funktionellen Strukturen. In der reinen Form verzichten sie auch bewusst darauf, indem sie den Apparat – das Gehirn – als Schwarzen Kasten (black box) betrachten und sich nur für das

---
[1] Ebd., S. 124
[2] Weizsäcker, C. F. v.: Viktor von Weizsäcker zwischen Physik und Philosophie. (1987) S. 17
[3] Creutzfeldt, O. D.: Modelle des Gehirns – Modelle des Geistes? (1990) S. 266
[4] Ebd., S. 266

Ergebnis seiner Leistung interessieren, nämlich die Eingangs-Ausgangs-Transformation."[1]

ACHILLES schreibt in *Anthropologische Medizin und humanistische Psychologie (2003)*, „dass sich der Gestaltkreis nicht auf einen kybernetischen Regelkreis reduzieren lässt."[2] Er stützt seine Aussage mit einen Zitat aus KLINGERs Arbeit „Einführung in die Gestaltkreisexperimente" von 1986, in der dieser auch ein Kapitel der Arbeit von BUYTENDIJK und CHRISTIAN (1963) widmet:

„Der Begriff des Gestaltkreises geht damit über das Regelkreis-Modell hinaus und umfasst die Auseinadersetzung mit der Umwelt in Kategorien von Entwicklung und Form, er beschreibt die Bedingtheit dessen, was in der Wahrnehmung ausgewählt und ergriffen wird. ‚Motivierendes Interesse wie auch ‚Bedeutung' entziehen sich der Beschreibung durch das einfache Regelkreis-Modell. Unter diesem Gesichtspunkt ist das Gestaltkreiskonzept nicht als Vorwegnahme oder philosophische Umformulierung des technischen Regelkreises zu sehen, sondern eher als Modell zur Beschreibung des Verhaltens biologischer Systeme in einem komplexen Bereich. (…) Die Frage kann also nicht lauten: Gestaltkreis oder Regelkreis?, sondern zunächst: welche Systemebene soll untersucht werden und wie ist diese zu definieren. Es lassen sich experimentelle *Grenzbedingungen* angeben, unter welchen dann das Gestaltkreisprinzip mit dem Regelkreisprinzip zusammenfällt."[3]

Neben dem hier vorgestellten Meinungsspektrum zum Vergleich von GK und Kybernetik deutet auch das nächste Kapitel – Sportwissenschaften - einen möglichen Weg an, wie die Diskussion um diesen Vergleich weiter geführt wurde und wird.

---

[1] Ebd., S. 267
[2] Achilles, P.: Anthropologische Medizin und humanistische Psychologie. (2003) S. 148
[3] Klinger, L.: Einführung in die Gestaltkreisexperimente. (1986) S. 186

7.6 Literatur: Unterschiede des Gestaltkreises zur Kybernetik

1953, Christian, P.: Über "Leistungsanalyse" dargestellt an Beispielen der Willkürmotorik. Der Nervenarzt 24, 10-6

1956, Christian, P.: Möglichkeiten und Grenzen einer naturwissenschaftlichen Betrachtung der menschlichen Bewegung. Referat auf der Generalversammlung der Görresgesellschaft in Frankfurt. Jahrbuch Psychologie und Psychotherapie 4, 346-56

1956, Schaltenbrand, G.: Grenzen der Maschinentheorie des Nervensystems. Erschienen in Regelungsvorgänge in der Biologie (Vorträge zusammengestellt von H. Mittelstaedt). Beihefte zur Regelungstechnik. R. Oldenburg, München

1956, Weizsäcker, C. F. v.: Gestaltkreis und Komplementarität. Viktor von Weizsäcker. Arzt im Irrsal der Zeit. Eine Freundesgabe zum 70. Geburtstag am 21.4.1956. P. Vogel (Hrsg.), 21-53, Vandenhoeck & Ruprecht, Göttingen

1961, Langer, D.: Informationstheorie und Psychologie. Verlag für Psychologie, Göttingen

1962, Auersperg, A.: Der Gestaltkreis. Probleme der zentralnervösen Regulation. Bad Oeynhausener Gespräche vom 27. und 28.10.1961, 95-102

1962, Christian, P: Willkürbewegung und Regulation. Probleme der zentralnervösen Regulation. Bad Oeynhausener Gespräche vom 27. und 28.10.1961, 69-79

1963, Buytendijk, F. J. J., Christian, P.: Kybernetik und Gestaltkreis als Erklärungsprinzipien des Verhaltens. Der Nervenarzt 34, 97-104

1963, Christian, P.: Kybernetik und Gestaltkreis als Erklärungsweisen des Verhaltens. Werden und Handeln. Festsschrift zum 80. Geb. von V. E. Gebsattel. E. Wiesenhütter (Hrsg.)

1964, Auersperg A: Genetisch und kybernetisch interpretierte Informationstheorie. Der Nervenarzt 35, 5, 212-4

1964, Langer, D.: Kybernetische Verhaltensmodelle und der "Gestaltkreis", zugleich eine Stellungnahme zu der Arbeit von Buytendijk FJJ und Christian P. Der Nervenarzt 35, 113-20

1966, Christian, P., Buytendijk, F. J. J.: Kybernetische Modelle und der "Gestaltkreis" als Erklärungsprinzipien des Verhaltens. Naturwissenschaft und Theologie Heft 7, Materie und Leben, 133-64

1972, Schaefer, H., Novak, P.: Anthropologie und Biophysik. Neue Anthropologie. Bd. 1. Biologische Anthropologie, H-G Gadamer, P Vogler P (Hrsg:), 22-58, Thieme, Stuttgart

1974, Bühler K. E.: Über Ermüdung des menschlichen Organismus unter Berücksichtigung der zugrundeliegenden Regelvorgänge: Kritischer Vergleich mit dem Gestaltkreismodell nach Viktor von Weizsäcker. Dissertation Würzburg

1977, Weizsäcker, C. F. v.: Der Garten des Menschlichen. Beiträge zur geschichtlichen Anthropologie. C. F. von Weizsäcker (Hrsg.) Darin das Kapitel „Die Einheit von Wahrnehmen und Bewegen", 206-24, und das Kapitel „Selbstdarstellung", 553-97, Hanser, München

1979, Urban, M.: Kybernetische Modelle. Die Psychologie des 20. Jahrhunderts Bd. 9: Ergebnisse für die Medizin 1. Psychosomatik. P. Hahn (Hrsg.), 261-73, Kindler, München, Zürich

1986, Christian, P.: Moderne Handlungstheorien und der ‚Gestaltkreis'. Ein Beitrag zum Werk von Viktor von Weizsäcker mit klinischen Beispielen zum Verständnis psychomotorischer Störungen. Praxis der Psychotherapie und Psychosomatik 31, 78-86

1986, Klinger, L.: Einführung in die Gestaltkreisexperimente. In: Henkelmann, T.: Viktor von Weizsäcker (1886-1957). Materialien zu Leben und Werk. Springer, Berlin (u.a.)

1986, Wyss, D.: Von zerstörten zum wieder entdeckten Leben. Kritik der modernen Biologie. Vandenhoeck & Ruprecht, Göttingen

1987, Christian, P.: Der "Gestaltkreis" von Viktor von Weizsäcker. Viktor von Weizsäcker zum 100. Geburtstag, P. Hahn, W. Jakob (Hrsg.) 72-9. Springer, Berlin (u.a.)

1990, Creutzfeldt, O. D.: Modelle des Gehirns – Modelle des Geistes? In: Klein, P. (Hg.): Praktische Logik. Veröffentlichungen der Joachim Jungius Gesellschaft der Wissenschaften, Hamburg Nr. 61. Vandenhoeck & Ruprecht, Göttingen

1992, Hahn, P, Jacob, W., Klinger, L.: Gestaltkreislabor. Abschlussbericht. Medizinische Klinik der Universität Heidelberg. Heidelberg

2003, Achilles, P.: Anthropologische Medizin und humanistische Psychologie. Zum Verhältnis von Gestaltkreis und Gestalttherapie. In: Jacobi, R.-M. E., Janz, D., (Hrsg): Zur Aktualität Viktor von Weizsäckers. Beiträge zur Medizinischen Anthropologie Bd. 1, Königshausen & Neumann, Würzburg

8. Der Gestaltkreis in der Sportwissenschaft

Sportwissenschaften, im Besonderen sportpsychologische und sportpädagogische Fachbereiche, haben sich sehr detailliert mit dem Gestaltkreis beschäftigt. Sie stellen gewissermaßen die Fortführung der von VvW und seiner Schüler (hauptsächlich P. CHRISTIAN, auch A. AUERSPERG und A. DERWORT) in den vierziger Jahren begonnenen Forschung zur Willkürmotorik dar.

Die sportwissenschaftliche Auseinadersetzung mit dem GK im Allgemeinen und mit der Gestaltkreisforschung zur Willkürmotorik im Besonderen wird hier vorgestellt. Des Weiteren wird eine möglich Antwort auf die Frage gegeben, welchen Weg die Diskussion um einen Vergleich vom GK mit der Kybernetik eingeschlagen hat.

8.1 Einführung

In seinem Aufsatz von 1982 „Entwicklung der Sportpsychologie" [1] schreibt THOMAS[2] über den GK:

„Die Untersuchungen von V. v. WEIZSÄCKER (1940) und seinen Schülern zur Einheit von Wahrnehmung und Bewegung und zum Konzept des Gestaltkreises, in dem der sich bewegende Organismus (das Bewegungssubjekt) und die zu gestaltende Umwelt (das Bewegungsobjekt) als eine sich wechselseitig bedingende Leistungseinheit begriffen wurden, haben die Sportpsychologie auf die Bedeutung des Person-Umwelt-Zusammenhangs in der sportmotorischen Leistung und der Einheit psychischer und physischer Leistungskomponenten aufmerksam gemacht. So sind von diesem Ansatz (VvWs) sehr viel mehr Impulse für die weitere Entwicklung der sportpsychologischen Forschung ausgegangen als von den Bemühungen BUYTENDIJKs (1956)[3], eine anthropologische Theorie der

---

[1] Thomas, A.: Entwicklung der Sportpsychologie. (1982)
[2] Dipl.-Psych., Dr. phil. Alexander Thomas war zum damaligen Zeitpunkt Professor für Psychologie am Institut für Psychologie der Universität Regensburg
[3] Buytendijk, F. J. J.: Allgemeine Theorie der menschlichen Haltung und Bewegung. (1956)

menschlichen Haltung und Bewegung durch (intuitive) Erfassung des Sinnbezuges von Individuum und Umwelt und des daraus abgeleiteten Sinngehalts von Bewegungsleistungen zu begründen."[1]

Über die neueren Entwicklungen der Psychologie schreibt THOMAS, dass sie eine immer deutlichere Konzentration auf die Erforschung psychischer Wechselwirkungen zwischen Individuum und Umwelt darstellen. Die Erforschung des Umwelt/Individuums-Verhältnisses lässt erwarten, „dass gerade für die recht komplexen sportpsychologischen Probleme brauchbare Forschungsansätze entwickelt werden"[2] und dass die Sportpsychologie von der Überwindung einer auf behavioristisch orientierte Verhaltensanalyse fixierten Psychologie profitieren wird.

8.2 Moderne Handlungstheorien und der Gestaltkreis

P. CHRISTIAN bespricht in seinem Aufsatz von 1986 „Moderne Handlungstheorien und der ‚Gestaltkreis'"[3] gegenwärtige Handlungstheorien, „auf welche der Gestaltkreis ausdrücklich oder unausdrücklich Einfluss genommen habe."[4] An dieser Stelle zeigt er auch eine Richtung auf, welche die Diskussion, die er in seinem Aufsatz von 1963 um den Vergleich von GK und Kybernetik führte, eingeschlagen hat. (siehe Kapitel 7)
Durch Beispiele aus der psychosomatischen Klinik stellt er einen praktischen Bezug her.

Nach CHRISTIANS Auffassung „stehe im Mittelpunkt moderner Diskussionen die Gegenüberstellung von geschlossenen Prozessmodellen und Handlungsmodellen, die grundsätzlich offene Systeme vertreten."[5] Vereinfacht ausgedrückt würden „deterministische, maschinenanaloge bzw. computeranaloge Interpretationen menschlichen Handelns"[6] Interpretationen gegenüber gestellt, „die beim menschlichen Handeln die intentionale Gestaltung und Verwirklichung betonen, also

---

[1] Thomas, A.: Entwicklung der Sportpsychologie. (1982) S. 6
[2] Ebd., S. 1/2
[3] Christian, P.: „Moderne Handlungstheorien und der ‚Gestaltkreis'... (1986)
[4] Ebd., S. 78
[5] Ebd., S. 79
[6] Ebd., S. 79

selbstorganisierte Systeme mit ganzheitlich kreativen Prinzip, d.h. offene Systeme, kraft derer die Tätigkeit neue Qualitäten setzen könne."[1]

„Traditionelle Handlungsmodelle (deterministische Prozessmodelle)" stellten z.B. „die Neurophysiologie der Willkürmotorik und die Arbeitsphysiologie"[2] dar. Diese gingen für gewöhnlich davon aus, „dass im ‚Programm' schon ein detaillierter Bewegungsentwurf am Anfang stehe und dann in einem hierarchisch-sequentiellen Handlungsablauf verwirklicht werde."[3] Ein Beispiel für die Umsetzung „hierarchisch-sequentiellen Handlungsregulation"[4] stellten „Blockdiagramme" aus der Neurophysiologie dar. Darin würden entsprechend verschiedenen Ebene und Aufgaben verschiedene zentrale, supraspinale und spinale motorische Zentren in ihrer hierarchischen Anordnung aufgezeichnet, also ein „determinierender Prozess von oben nach unten"[5] beschrieben. CHRISTIAN weist daraufhin, dass diese starren Modelle heute zwar zugunsten von *Systemmodellen* weitestgehend aufgeben worden seien, Systemmodelle aber dennoch „die hierarchische Gliederung, eine sequentielle Organisation und eine Realisierung von ‚oben nach unten'"[6] als Prinzip weiter enthielten. Sie seien allerdings „durch Wirkungsabläufe mit einer Anpassungsfähigkeit an unvorhergesehene und unplanmäßige Vorgänge während des Handlungsablaufs flexibilisiert worden."[7]

„Diese Systemmodelle garantieren die Stetigkeit des Handlungsziels (des ‚Vorhabens') über stufenweise Realisierung nicht nur von oben nach unten, sondern auch von ‚unten nach oben'. Sie enthalten also eine gewisse Autonomie der Untereinheiten mit Rückmeldungen, ob ‚passt' oder ‚nicht passt'. Die Realisierung benutzt in dieser Hinsicht kybernetische Reafferenzmodelle analog der Technik und Neurophysiologie."[8]

---

[1] Ebd., S. 79
[2] Ebd., S. 79
[3] Ebd., S. 79
[4] Ebd., S. 79
[5] Ebd., S. 79
[6] Ebd., S. 79
[7] Ebd., S. 79
[8] Ebd., S. 79

Systemmodelle, die sich als eine Verschränkung von Wahrnehmen, Denken und Handeln begriffen und eine zirkuläre Struktur sowie eine Einheit von Konstanz und Variabilität voraussetzten, entsprächen insbesondere der dynamischen Auffassung des GK von 1933. Der Sportwissenschaftler UNGERER[1] und der Dresdener Psychologe HACKER[2] mit seiner Schule in den Arbeitswissenschaften rezipierten diese Gestaltkreisauffassung unter ausdrücklichem Bezug auf VvW. VOLPERT, MILLER/GALANTER/PRIMBRAM[3] seien nach CHIRISTIANs Auffassung weitere Vertreter solcher systemischer Handlungsmodelle, die aber keinen ausdrücklichen Bezug auf VvW nehmen. [4] Dennoch handle es sich bei diesen Theorien um determinierte Schemata, „die mit einer gewissen Berechtigung für den normierten Umgang mit Werkzeugen, z.B. automatisierten Arbeitsvorgängen gelten."[5]

„Sie sind aber nicht geeignet, Introjekte von Ideen handlungstheoretisch zu interpretieren (z.B. die Arbeitsweise eines Bildhauers, die künstlerische Darbietung eines Pianisten oder Geigers, die sportliche Leistung, die körperliche Äußerung in Tanz und Spiel)."[6]

Bei den Autoren (VOLPERT[7], HACKER[8], STADLER/SEEGER[9]) sieht CHRISTIAN aber auch paradigmatische Übergänge in Richtung VvWs und AUERSPERGs Auffassung von der Tätigkeit, die einen prädikativen Aspekt enthalte: „Das Ergebnis ist ein ‚Werk' – also eine ‚Wirklichkeit' im strengen Wortsinn." [10] Damit ist gemeint, dass im Produkt mehr realisiert sei als in den operativen Abbildern; die realisierte Tätigkeit sei reicher als das antizipierende Bewusstsein."[11]
Die nichtdeterminierten, offenen Modelle von Handlungsabläufen enthielten genau diese Logik der Interpretation menschlichen Handelns, nämlich, „dass in der Tätigkeit selbst neue Qualitäten entstünden." [12] Um dieses zu veranschaulichen, bemüht

---

[1] Ungerer, D.: Die Selbstbewegung. (1972)
[2] Hacker, W.: Allgemeine Arbeits- und Ingenieurpsychologie. (1980)
Hacker, W.: Allgemeine Arbeitspsychologie. (1998)
[3] Volpert, W.: Maschinen-Handlungen und Handlungs-Modelle ... (1984)
Miller, GA, Galanter, E, Pribram, KH : Plans and the structure of behavior. (1960)
[4] Christian, P.: „Moderne Handlungstheorien und der ‚Gestaltkreis'... (1986) S. 79
[5] Ebd., S. 80
[6] Ebd., S. 80
[7] Volpert, W.: Maschinen-Handlungen und Handlungs-Modelle... (1984)
[8] Hacker, W.: Allgemeine Arbeits- und Ingenieurpsychologie. (1980)
[9] Stadler/Seeger: Psychologische Handlungstheorie auf der Grundlage des materialistischen Tätigkeitsbegriffes. (1981)
[10] Christian, P.: „Moderne Handlungstheorien und der ‚Gestaltkreis'... (1986) S. 80
[11] Ebd., S. 80
[12] Ebd., S. 80

CHRISTIAN wieder als Beispiel den Tastakt, der in diesem Sinne eine Analogie zum z.b. „Gestalterischen eines Bildhauers"[1] oder der „Entwicklung eines Gedanken in der Sprache"[2] darstelle. An einem ausführlichen Beispiel einer Konversionshysterie, zeigt er außerdem, „dass moderne Handlungstheorien auch für das Verständnis psychoneurotischer Motilitätsstörungen (Konversionssymptome) und psychosomatischer Störungen (Schreibkrampf, Tic u.a.) nützlich sein könnten."[3]

„Der Tastende bestimmt durch den ‚Tastweg' mit, was vom physikalischen Objekt auf die Sinnesorgane trifft und weitergeleitet wird (‚Aktualgenese' i.S. von A. AUERSPERG 1935, siehe Kapitel 5.1.3). Dies ist ein gestaltkreishafter Vorgang mit einer intentionalen Einstellung und einer gegenständlichen Vergegenwärtigung im Vollzug, ein Intendieren aus der Vielfalt von offenen, nicht starren Möglichkeiten, bei denen das Gemeinste in fortschreitender Aktualisierung verwirklicht wird. Dafür muss die nervöse Struktur disponibel sein. Es handelt sich hier um einen ‚biologischen Akt' i.S. des Gestaltkreises von V. von Weizsäcker. Die Reichweite möglicher Erfahrung und Kreativität sowie Effektivität wächst also in dem Maß, in dem Spontaneität freigesetzt wird, die sich ihrerseits in den Dienst der Handlung stellen lässt. (…) Spontaneität und Aktivität sind integrierende Bestandteile des Wahrnehmens und des Tuns. Ferner: Das Menschliche können wir nur insoweit in seinem Wesen wahrnehmen, als wir es in uns selbst transparent gemacht haben. Das ist aber nur möglich im handelnden Umgang mit sich und der Mit- und Umwelt."[4]

In ihren „handlungstheoretischen Vorstellungen über sog. ‚Mehrfachhandeln' in dynamischen Umfeldern",[5] stellen die Autoren KAMINISKI[6], PETERSEN[7] und FUHRER[8] für CHRISTIAN ein Beispiel für ein Denken in offenen Modelle und gleichzeitig den aktuellen Stand der Entwicklung von Handlungstheorien dar. Diese Autoren verdeutlichen diese Vorstellung am Beispiel des Skilaufens, da „der Läufer

---

[1] Ebd., S. 80
[2] Ebd., S. 80
[3] Ebd., S. 80
[4] Ebd.,S. 80
[5] Ebd., S. 82
[6] Kaminski, G.: Probleme einer ökologischen Handlungstheorie. (1983)
[7] Petersen, T.: Aspekte qualitativer Bewegungsforschung. (1982)
[8] Fuhrer, U.: Mehrfachhandeln in dynamischen Umfeldern. (1984)

fortlaufend vor überraschende und vorher nicht feststehende Anforderungen gestellt werde",[1] „seine Struktur ist also ein Handeln in Mehrfachdimensionen und dynamischen Umfeldern."[2] Bei dieser Darstellung der Autoren sieht sich CHRISTIAN an die experimentellen Drehversuche im Gestaltkreis erinnert, in denen „die Versuchsperson unter verschiedenartigen Variationen von Eigenbewegung und Umwelt"[3] beschrieben werde. CHRISTIAN beschreibt ausführlich diese handlungstheoretische Vorstellung auch am Bespiel des Schreibkrampfes.

Das Schreiben an sich interpretiert CHRISTIAN handlungstheoretisch mit Hilfe der Gedanken von BUYTENDIJK – „welcher der Gestaltkreis-Idee nahestand"[4] – die er in seiner „Allgemeinen Theorie der menschlichen Haltung und Bewegung" 1956 formuliert habe. Darin unterschiede BUYTENDIJK „zwischen Handlung, Ausdrucksbewegungen und repräsentativen Bewegungen."[5]

„Die erste umfasst sämtliche spontanen und reaktiven motorischen Äußerungen, deren Sinn in ihrer Beziehung zu einem bestimmten Ziel, einem Endpunkt liegt. Die zweite Gruppe umfasst Bewegungen, die nicht auf das Erreichen eines Zieles gerichtet sind, sondern ihre Bedeutung in sich selbst tragen. Eine dritte, spezifisch menschliche Äußerung sind die repräsentativen Bewegungen. Sie sind zwar nicht auf ein äußeres Ziel gerichtet, aber sie beziehen sich auf einen Sinn, auf den sie verweisen, den sie vertreten, den sie meinen: Gebärde, Sprache, Schreiben, szenisches Verhalten. Handlungen sind also vor allem gegenständlich organisierte Bewegungen, deren Struktur und Funktion über reine Bewegungsphysiologie und Bewegungskybernetik hinausgehen. Die gegenständliche Orientierung beinhaltet eine semantisch-sinnhafte, subjektbezogene Dimension."[6]

Nach dieser Unterscheidung gehöre Schreiben in den Bereich der repräsentativen Bewegungen, „die nicht so sehr auf ein äußeres Ziel gerichtet seien, sondern einen

---

[1] Christian, P.: „Moderne Handlungstheorien und der ‚Gestaltkreis'. (1986) S. 82
[2] Ebd., S. 82
[3] Ebd., S. 82
[4] Ebd,. S. 78
[5] Ebd., S. 78
[6] Ebd., S. 78/79

Sinn beziehen, auf den sie verwiesen, den sie verträten, den sie meinten."[1] Schreiben im Sinne einer zielgerichteten Handlung vollzöge sich z.B. beim bewussten Schönschreiben oder dem Kopieren eines Textes.

Ausgehend vom GK lässt sich zusammenfassend sagen, dass „sicher jener Ansatz der Bewegungslehre irrig sei, der als Anfangsglied unserer Bewegung jeweils einen festumrissenen ‚Willensinhalt' in Form einer ideatorischen Bewegungsvorstellung voraussetze und die körperliche Exekutive der Bewegung dann sekundären neuromuskulären Transformationen zuweise."[2] Handlungen könnten nicht ausschließlich im kognitivistischen Sinne verstanden und gedeutet werden.

„Denn jeder motorischer Akt hat die nicht wegzuschaffende Doppeldeutigkeit, dass ich in die Zusammenhänge der Umwelt sowohl eingeordnet bin als auch gestaltend in diese einzugreifen vermag. Das Ergebnis ist also kein Effekt schlechthin, sondern eine ‚Leistung' in dem von V. von WEIZSÄCKER gebrauchten und definierten Sinn: sie führt zu etwas (…) und sie zeigt etwas, indem sie sensorisch reflektiert wird, was nur im Zugriff sich entfaltet."[3]

Der heutigen Neurologie und Neurophysiologie wirft CHRISTIAN vor, den Begriff der Intention mit dem ideatorischen Entwurf gleichzusetzen, Intentionen als „'Vorhaben' i.S. von externen und internen Programmen"[4] zu beschreiben. Für die Gestaltkreistheorie seien außerdem nicht die Intentionalität und die jeweilige Intention entscheidend, sondern vor allem das „Wie (also die Aktualgenese des Wollens, die Organisationskraft in der Einordnung von Subjekt-Umwelt)."[5]

„Intentionen sind nicht reduzierbar auf Führungsgrößen im kybernetischen Sinn, denn der Mensch ist Selbstzweck, wohingegen eine maschinenanaloge Kybernetik keinen Selbstzweck enthält. Im intentionalen Bewusstsein kann sich der Mensch selbst reflektieren sowohl im Bewusstsein als auch im Handeln. Intention ist vielmehr die

---

[1] Ebd., S. 84
[2] Ebd., S. 84
[3] Ebd., S. 84
[4] Ebd., S. 85
[5] Ebd., S. 85

Konstituierung einer sinnhaften Situation im thematisierenden Akt innerhalb der biologischen Zeit."[1]

Im biologischen Akt sei die nervöse Struktur disponibel; sie setze nur die „Bedingungen der Möglichkeit des Vollzugs."[2] Innerhalb dieser Bedingungen seien dann z.B. die neurophysiologischen Funktionen auch kybernetisch beschreibbar, so wie es ECCLES[3], INGVAR/LASSEN[4], KEIDEL[5] tun. CHRISTIAN wirft diesen Autoren zwar keinen „naiven Gehirnmaterialismus"[6] vor, da sie nicht versuchten, Bewusstseinsinhalte objektivierend zu quantifizieren. Von diesen Autoren für unberücksichtigt hält CHRISTIAN aber folgendes, bereits 1963 in der Form vorgetragenes Argument: (siehe Kapitel 7)

„Das intentionale Verhalten stützt sich, wie jedes Verhalten, immer auf eine konstituierende Leiblichkeit und kann dann (a posteriori) als System quantitativer Variablen – also auch kybernetisch – beschrieben werden. Oder wie BUYTENDJIK sich ausdrückt: Im zyklomorphen Vorgang des Gestaltkreises erweist sich ein psychophysiologischer Vorgang ‚aufgenommen' in die thematisch-axiologischen Interaktionen des Subjekts; diese sind wiederum aufgenommen in umfassendere integrative Verbindungen von Bedeutungs- und Wertgefügen. Der Vollzug erscheint dann in der Zeit und ist alsdann in der linearen Zeit auch auslegbar."[7]

8.3. Weitere Theorien im Vergleich mit dem Gestaltkreis

Im Vorwort zu der 1989 erschienenen ersten Auflage des Buches von Wilfrid ENNENBACH „Bild und Mitbewegung"[8] heißt es, dass obwohl die gegenwärtige psychologische Forschung in Deutschland die menschliche Bewegung unter dem

---

[1] Ebd., S. 85
[2] Ebd., S. 85
[3] Eccles, JC: Die Psyche des Menschen. (1985)
[4] Ingvar/Lassen (Hrsg.): Brainwork. (1975)
[5] Keidel, M.: Das motorische Intentionspotential. (1983)
[6] Christian, P.: „Moderne Handlungstheorien und der ‚Gestaltkreis'... (1986) S. 85
[7] Ebd., S. 85
[8] Ennenbach, W.: Bild und Mitbewegung. (1991)

Aspekt der Handlung (Handlungstheorien) bearbeite, sie dennoch ihr Erbe nie ganz überwunden habe:

> „Bewegung hat auch hier lediglich Ausführungsfunktion, wenn auch kybernetisch gewandet. Das Entscheidende der geänderten Bedeutung ihrer Rolle (…) hat diese Forschungsrichtung nicht ‚wahrgenommen', zu sehr blieb sie in einer einlinigen Sichtweise von In- zum Output verhaftet. Da Wahrnehmung aber nicht nur Bewegung erzeugt, sondern umgekehrt Bewegung auch Wahrnehmung, so ist das nicht verwunderlich; ist doch Forschen auch nur ein komplizierter Bewegungsprozess."[1]

ENNENBACHs Meinung nach wäre die psychologische Forschung der Bewegung nicht so fixiert, wenn sie z.B. die phänomenologisch orientierte Bewegungsforschung von BUYTENDJIK, VvW und seinen Schülern wahrgenommen hätte, die besonders Eingang in den Bereich des Sports gefunden habe.

Auf dem Gebiet der Sportpädagogik und Sportpsychologie stellt ENNENBACH in seinem Buch die das „Erleben miterzeugende Funktion der Bewegung dar"[2], also „die konstitutive Funktion der Bewegung für *alle* psychischen Vorgänge"[3]. Des Weiteren zeigt er „den Zusammenhang von Wahrnehmung und Bewegung für die Didaktik des Bewegungslernens im Sport"[4] und hier im Bereich der Medien auf.

> „Die folgende Untersuchung befasst sich mit der Frage, auf welche Weise das Erlernen schwieriger Bewegungen im Sport – man denke an den Rückhandschlag im Tennis, den Umschwung beim Skifahren – über das Beobachten, das Nachahmen, das Hören und Sehen mehr oder weniger sinnvoller sprachlicher und gestischer Anweisungen eines Trainers hinaus durch das Betrachten von Abbildern erleichtert werden kann."[5]

---

[1] Ebd., S. V
[2] Ebd., S. VI
[3] Ebd., S. VI
[4] Ebd., S. VI
[5] Ebd., S. I

ENNENBACH weist daraufhin, dass genug Trainingsliteratur mit Abbildmaterial vorliegt, aber dass „theoretische Hinweise zur erwarteten Abbildwirkung"[1] spärlich seien.

„Man betont in der Regel, dass die Bilder Wesentliches und dieses deutlich und ohne ablenkende Nebensächlichkeiten zu zeigen hätten. Dann werde das Entscheidende gesehen, was – verbunden mit anderen Hilfestellungen (Texten, verbalen Anweisungen, Demonstrationen) – das Erlernen der Bewegung erleichtere. Die Trainingsarbeit mit Hilfe von Bildern und Filmen wird dem observativen Training zugeordnet und vom aktiven bzw. mentalen abgegrenzt."[2]

ENNENBACHs Anliegen ist es, dass in seiner Auseinandersetzung mit Theorien über Bildwahrnehmung und besonders mit der Gestaltkreislehre, „gezieltere Anleitungen zur Konstruktion von Abbildungen für das Bewegungslernen geliefert werden können mit dem Effekt einer verbesserten Gestaltung derselben und einer fruchtbaren Einbeziehung in den Sportunterricht."[3]

Bei der Erstellung seines Buches hatte ENNENBACH[4] – Schüler von W. Salber[5] - einen engen Gedankenaustausch mit P. CHRISTIAN, was sich unter anderem darin widerspiegelt, dass er CHRISTIANS und BUYTENDIJKS Arbeit von 1963 rezipiert: In dem Kapitel *Kybernetik und Verhalten* findet sich auf 15 Seiten eine gründliche Darlegung der Argumente dieser Arbeit, die er dahingehend benutzt, „um den in der Bewegungslehre vorherrschenden physikalischen bzw. modernen kybernetisch orientierten Bewegungsbegriff zu kritisieren."[6] Er verweist auch auf andere der Bewegungslehre zugewandte Literatur, die diese Kritik systematischer und ausführlicher entwickelt haben, als das Anliegen seines Buches es zugelassen habe: LEIST[7], THOLEY[8], KRAIKER[1].

---

[1] Ebd., S. 1
[2] Ebd., S. 1
[3] Ebd., S. 1
[4] Prof. Dr. phil, Dipl.-Psych. Ennenbach aus Neubiberg. Arbeitsgebiete: Pädagogische Psychologie unter besonderer Berücksichtigung der Lernpsychologie
[5] W. Salber hatte sich mit VvW beschäftigt und zitiert z.B. den GK in: Salber, W.: Morphologie des seelischen Geschehens. (1965)
[6] Ennenbach, W.: Bild und Mitbewegung. (1991) S. 37
[7] Leist, K. H.: Motorisches Lernen im Sport. (1982)
[8] Tholey, P.: Erkenntnistheoretische und systemtheoretische Grundlagen der Sensomotorik aus gestalttheoretischer Sicht. (1980)

Einen wichtigen Beitrag zur Rezeptionsgeschichte des GK leistet ENNENBACH nicht nur in der Anwendung der Gestaltkreistheorie auf konkrete Fragen in den Sportwissenschaften. Er setzt sich auch detailliert mit der Kritik des Gestaltkreises seitens anderer Theorieansätze auseinander.

ENNENBACH erwähnt, dass der GK besonders „in der sensomotorischen Theoriedebatte"[2] rezipiert werde, und dort auch „häufig als untauglich, da spekulativ und empirisch nicht gesichert, abqualifiziert wird."[3] Er untersucht diese Quellen (siehe unten) und kommt zu dem Schluss,

„(...) dass man sich nicht gründlich oder nur selektiv mit den Aussagen der Gestaltkreisschule befasst hat; einerseits wohl, da sie mühsamer zu verstehen sind, als die ‚reine Lehren', andererseits, weil man hier ganz offensichtlich Sachverhalte hinreichend angemessen berücksichtigt fand, die man selber gern als Originalbeitrag ‚verkaufen' wollte."[4]

In dem Kapitel „Verwandte Theorien und Konzeptionen"[5] vergleicht ENNENBACH den GK mit anderen Theorieansätzen und zeigt zudem auf, welche Autoren den GK für ihre Theorien verwendet haben. Dabei unterscheidet er drei Möglichkeiten der Bezugnahme auf den GK: Erstens Theorien, die sich direkt auf den GK beziehen; zweitens Autoren, die „wesentliche ‚Stücke' dieses Modells in ihrer Theorie berücksichtigen, in der Regel die wahrnehmungserzeugende Funktion der Bewegung"[6]; und drittens Autoren, die „in einer anderen Wissenschaft zu analogen Aussagen kommen."[7]

Seine Absicht ist es zu zeigen, dass „andere Wahrnehmungs- und Bewegungsforscher zu gleichen oder analogen Folgerungen kommen"[8], und so den Umgang mit dem GK zu fördern. Außerdem möchte er belegen, „dass die von den Kritikern häufig als

---

[1] Kraiker, C.: Zur Entwicklung und Rezeption der Verhaltenstherapie in Deutschland. (1977)
[2] Ennenbach, W.: Bild und Mitbewegung. (1991) S. 38
[3] Ebd., S. 38
[4] Ebd., S. 38
[5] Ebd., S. 78
[6] Ebd., S. 78
[7] Ebd., S. 78
[8] Ebd., S. 78

abstrus abgestuften Überlegungen der Gestaltkreisschule bei anderen, weit mehr akzeptierten Theorien nicht in gleicher Weise kritisiert, sondern im Gegenteil häufig mit der jeweiligen Theorie akzeptiert werden." [1] Seiner Ansicht nach ist das z.B. der Fall bei LEONTJEW (siehe unten) und bei der anerkannten „PIAGETschen Theorie der Wahrnehmung und Intelligenz"[2], für die der GK eine grundlegende Bedeutung hat. PIAGET und INHELDER[3] beziehen sich 1971 direkt auf den GK, wenn sie darauf hinweisen, dass die „notwendige invariante Wahrnehmbarkeit von Umgebungssachverhalten (Gegenstands-, Grössen-, Relationskonstanz bei Blick-, Stellungs- oder Ortswechsel) (...) mit Hilfe der Bewegung aufgebaut wird und auch später von ihr beeinflusst bleibt." [4]

„Ein Objekt, das wir immer nur perspektivisch wahrnehmen, kann von uns nur identifiziert werden, weil wir die nicht sichtbaren Relationen ‚mitsehen', die aufgrund früherer *Objektmanipulationen* ansichtig wurden." [5]

Weitere Arbeiten, die ENNENBACH vorstellt und, die sich direkt auf den GK beziehen, sind die von BUYJTENDIJK[6] (1956 und 1959); ENNENBACH betont auch hier besonders „die *qualitätserzeugende* Funktion der Bewegung" [7]. Er setzt sich außerdem detailliert mit der 2. Auflage (1956) des Buches von Erwin STRAUS „Vom Sinn der Sinne"[8] auseinander.

Folgende Autoren, die keinen direkten Bezug auf den GK nähmen, deren Arbeiten aber Gemeinsamkeiten mit dem GK hätten im dem Sinne, dass sie -„wesentliche ‚Stücke' dieses Modells in ihrer Theorie berücksichtigen, in der Regel die wahrnehmungserzeugende Funktion der Bewegung" [9] – stellt ENNENBACH vor: DEWEY, THURSTONE, VOLKELT, GIBSON, LEONTJEW.

---

[1] Ebd., S. 78
[2] Ebd., S. 78
[3] Piaget, J., Inhelder, B.: Die Entwicklung des räumlichen Denkens beim Kinde. (1971)
[4] Ennenbach, W.: Bild und Mitbewegung. (1991) S. 84
[5] Ebd., S. 84
[6] Buytendijk, F. J. J.: Allgemeine Theorie der menschlichen Haltung und Bewegung. (1956)
Buytendijk, F. J. J.: Weibliche Eigenart und existentielle Psychologie. (1959)
[7] Ennenbach, W.: Bild und Mitbewegung. (1991) S. 84
[8] Darin wird der GK zweimal oberflächlich zitiert.
[9] Ennenbach, W.: Bild und Mitbewegung. (1991) S. 78

Er berücksichtigt den amerikanische Pädagogen DEWEY (1859-1952), der „bereits im Jahre 1896[1] im Zusammenhang mit seiner ablehnenden Kennzeichnung des Reflexmodells (...) Gedanken formulierte, die dem Gestaltkreisansatz verwandt sind."
[2] L. THURSTONE (1887-1955) äußerte auf eine ähnliche Weise seine Ablehnung des Reflexschemas 1923[3].

Besonders ausführlich setzt sich ENNENBACH mit VOLKELT auseinander – „ein Vertreter der traditionsreichen Leipziger Psychologenschule"[4] – „der sich ebenfalls der qualitätserzeugenden Funktion der Bewegung widmet und zwar im Rahmen einer Auseinandersetzung mit der in der psychologisch-pädagogischen Fachsprache gängigen Unterscheidung von zwei Wahrnehmungsangeboten: stehenden und bewegten Objekten (Simultan- und Sukzessivgestalten)."[5]

Mit dem Amerikaner J.J. GIBSON setzt sich ENNENBACH aus zwei Gründen auseinander: Einmal da dieser „die Rolle des Bewegenkönnens und des Sich-Bewegens für die Wahrnehmung"[6] bearbeite und seine Darstellung Parallelen zu VvW und seiner Schule aufzeige. Zum anderen wirft er dem Übersetzer (I. KOHLER) und dem Rezensenten (T. FABIAN[7]) vor, dass sie das Buch von 1982 „Wahrnehmung und Umwelt – der ökologische Ansatz in der visuellen Wahrnehmung"[8] als etwas Neues vorstellten, ohne auf VvW oder seine Schule zu verweisen.

„Wer die Wege kennt, den die Neuerungen in den Sozialwissenschaften zwischen Alten und Neuen Welt vor und nach dem zweiten Weltkrieg nahmen, wundert sich nicht über die Ankündigung des Buches von GIBSON."[9]

So stellt ENNENBACH GIBSONs Buch als ein gutes Beispiel dafür dar, dass erstens vieles, was aus Amerika kommt, in „veralteten" Schriften nachgelesen werden kann, und dass zweitens die amerikanische Literatur oft überbewertet werde, „auch wenn sie einstmals von hier nach dort gelangte."[10]

---

[1] Dewey, J.: The Refelx Arch Concept in Psychology. (1896)
[2] Ennenbach, W.: Bild und Mitbewegung. (1991) S. 79
[3] Thurstone, L.: The Stimulus-response Fallacy in Psychology. (1923)
[4] Ennenbach, W.: Bild und Mitbewegung. (1991) S. 88
[5] Volkelt, H.: Simultangestalten, Verlaufsgestalten und Einfühlung. (1962)
Volkelt, H.: Grundfragen der Psychologie. (1963)
[6] Ennenbach, W.: Bild und Mitbewegung. (1991) S. 94
[7] In: Gestalt Theory, Heft 5, 1983
[8] Gibson, J. J.: Wahrnehmung und Umwelt... (1982)
[9] Ennenbach, W.: (1991) S. 94
[10] Ebd., S. 95

Des Weiteren vergleicht ENNENBACH die Theorie des sowjetischen Psychologen LEONTJEW mit dem GK.

„Die Psychologie, die der menschlichen Tätigkeit eine grundlegende Funktion bei der Entwicklung des Psychischen zuschreibt, ist die marxistische, aufgearbeitet in verschiedenen Schulen der Sowjetunion, für die Fragestellung dieser Untersuchung am prägnantesten bei LEONTJEW, einem Schüler VYGOTSKIJs[1], dem Begründer der kulturhistorischen Richtung der sowjetischen Psychologie."[2]

LEONTJEW kennzeichne in seinem Buch von 1977 „Tätigkeit, Bewusstsein, Persönlichkeit"[3] „die Bedeutung der Tätigkeit für die psychische Entwicklung auf der Basis der marxistischen Widerspiegelungsthese." [4]

„Durch gesellschaftlich geprägte Tätigkeit des Menschen erfolgt der Umsatz der angetroffenen, wiederum gesellschaftlich verfassten gegenständlichen Welt in Bewusstsein (Widerspiegelung). Da sich die Tätigkeit durch diesen aktiven Kontakt den Eigenschaften eines Gegenstandes ‚notwendigerweise' mehr und mehr unterordnet, wird sie – und mit ihr das Bewusstsein – durch diesen verändert, ‚bereichert'. Will man die Entwicklung des Psychischen angemessen erfahren, so muss dieser Umsatz, also auch und gerade die konkrete Tätigkeit, daher selbst zum Forschungsgegenstand der Psychologie gemacht werden."[5]

Bei dem Vergleich von LEONTJEWs[6] Ansatz mit dem GK hebt ENNENBACH hervor, „dass in beiden der Tätigkeit eine zentrale Funktion zukomme. Ohne ihre Beteiligung keine Wirkung, mit ihr eine bestimmte Qualität der Einwirkung."[7] Einen

---

[1] Vygotskij, L. S.: Die Lehre von den Emotionen. (1996)
Vygotskij, L. S.: Geschichte der höheren psychischen Funktionen. (1992)
Davydov, V.: The influence of L.S. Vygotskij on Education Theory, Research, and Practice. (1994)
[2] Ennenbach, W.: Bild und Mitbewegung. (1991) S. 103
[3] Leontjew, A. N.: Tätigkeit, Bewusstsein, Persönlichkeit. (1977)
[4] Ennenbach, W.: Bild und Mitbewegung. (1991) S. 103
[5] Ebd., S. 103/4
[6] Zur Auseinadersetzung mit dem Werk LEONTJEWs siehe auch die Veröffentlichungen der LURIA – Gesellschaft. Zum Beispiel: Jantzen, Wolfgang: A. N. Leont'ev und das Problem der Raumzeit in den psychischen Prozessen. Mitteilungen der Luria-Gesellschaft – 2/2003
[7] Ennenbach, W.: Bild und Mitbewegung. (1991) S. 107

Unterschied sieht ENNENBACH in der Frage nach der Eigenständigkeit der Tätigkeit; „hier scheideten sich die marxistischen und ‚idealistischen' Geister"[1] :

> „Während sie bei LEONTJEW ganz im Sinne der Marxschen Tradition eine Widerspiegelung objektiver, d.h. gesellschaftlich verfasster Sachverhalte ist, wird von der Gestaltkreisschule die eigenständige Rolle des Subjekts und seiner Tätigkeit betont. Das durch sie entstehende Produkt ist dann eine Synthese aus subjektiven und objektiven Einflüssen."[2]

Zudem bemüht ENNENBACH kunsttheoretische Argumente unter anderem von KANDINSKY[3], um den Unterschied zwischen dem GK und LEONTJEW hervorzuheben.[4]

Mit der Darstellung des Beitrags von 1984 „Das Netz des Physikers – Über die Beziehung zwischen Naturwissenschaft und Wirklichkeit"[5] von DÜRR, wählt ENNENBACH das Fach der Physik, um zu zeigen, dass auch andere Bereiche zu ähnliche Schlüssen, wie der GK kommen. Die *Neue Physik* stellt für ihn „eine Bestätigung des ‚Prinzips der Offenheit' (...) sowie der gegenstandskonstituierenden Funktion der Tätigkeit" [6] im Gestaltkreisansatz dar. Mit *Neuer Physik* ist die Physik gemeint, die sich von der deterministisch-mechanischen Sichtweise loslöst, „da in der Quantenmechanik Phänomene sichtbar wurden, die die Einführung neuer Denkmodelle erforderten."[7]

In dem Kapitel „Zur Kritik am Gestaltkreismodell" beschäftigt sich ENNENBACH mit zwei Kritikern, „von denen der erste exemplarisch für jene stehe, die wenig gründlich und selektiv vorgingen, um den Eindruck zu vermeiden, dass eine andere Theorie grundlegende Zusammenhänge der eigenen ebenfalls berücksichtige."[8] Hiermit bezieht sich ENNENBACH auf K. MEINELs Darstellung des Gestaltkreises

---

[1] Ebd., S. 107
[2] Ebd., S. 107
[3] Kandinsky, W.: Punkt und Linie zu Fläche. (1973)
[4] Ennenbach, W.: Bild und Mitbewegung. (1991) S. 114
[5] Dürr, H. P.: Das Netz des Physiker. Zeitung, (1984)
[6] Ennenbach, W.: Bild und Mitbewegung. (1991) S. 114
[7] Ebd., S. 114
[8] Ennenbach, W.: Bild und Mitbewegung. (1991) S. 118

in seinem Buch von 1960 „Bewegungslehre"[1], die er als „eine gezielte Verfälschung"[2] bezeichnet. MEINEL baue seine Kritik auf dem letzten Abschnitt des Schlusskapitels des GK (die pathischen Kategorien, Das Grundverhältnis, der Lebenskreis, Abbildung des GK) auf. ENNENBACH kritisiert ihn, aus diesen Seiten das zu zitieren und zu selektieren, was sich für seine Ablehnung eignet, und das wegzulassen, „was er dann zum Teil als eigene Gedanken oder die seiner Schule, der dialektisch-materialistischen, anböte."[3]

Der Grund für ENNENBACH, sich „die Auseinandersetzung mit einem solchen Vorgehen"[4] nicht zu ersparen, besteht darin, dass es sich bei MEINEL um den „Begründer einer pädagogisch orientierten Theorie der sportlichen Motorik in der DDR"[5] handle, „einer Theorie, die auch für Sportwissenschaftler im Westen lange Zeit richtungsweisend gewesen sei."[6] Zudem sei sein Buch, das seit 1960 in fünf Auflagen erschien, ins Polnische und Spanische übersetzt worden.

Die zweite Kritik am Gestaltkreisansatz, auf die ENNENBACH eingeht und die er als „sehr viel gründlicher und seriöser"[7] bezeichnet, stammt von W. METZGER – dem „wohl bedeutendsten (...)Vertreter der Berliner Schule der Gestalttheorie in Deutschland."[8]

„In seiner 1940 in erster Auflage erschienen Schrift ‚Psychologie, die Entwicklung ihrer Grundannahmen seit der Einführung des Experiments', die er selbst ‚als Versuch der Einführung in den gegenwärtigen Stand der allgemeinen theoretischen Psychologie' bezeichnet, behandelt er in einem eigenen Kapitel ‚Das Leib-Seele-Problem', also die alte, nie befriedigend beantwortete Frage nach der Beziehung leiblicher und seelischer Vorgänge, nach dem Verhältnis der äußeren, auch noch jenseits der von

---

[1] Meinel, K.: Bewegungslehre. (1960)
[2] Ennenbach, W.: Bild und Mitbewegung. (1991) S. 118
[3] Ebd., S. 118
Das Buch Meinels ist anlässlich seines 100. Geburtstages 1998 aktualisiert mit Beiträgen mehrer Autoren von G. Schnabel, einem Schüler Meinels, in 9. Auflage im Deutschen Sportverlag herausgegeben worden. Prof. Daugas, Saarbrücken, Sprecher der Sektion Sportmotorik, würdigt Meinels internationale Anerkennung und nennt sein Werk „ein Lehrbuchklassiker". In der Auflage von 1998 findet sich allein ein Beitrag von Meinel, der GK wird nicht behandelt.
[4] Ebd., S. 118
[5] Ebd., S. 118
[6] Ebd., S. 118
[7] Ebd., S. 123
[8] Ebd., S. 123

der Physik erfassten an sich seienden Welt zu erleben. Er wendet sich hier u.a. gegen die von WEIZSÄCKERische ‚Vermischung' des psychischen und physischen Bereichs bzw. die Vernachlässigung der Untersuchung des letzteren. Er fordert eine strikte Trennung beider und spezifische Untersuchungen: hier phänomenologische dort physiologisch-physikalische; nur so könne ermittelt werden, was von der einen Welt in die andere gelange, und wie die Physis und Psyche sich gegenseitig beeinflussten."[1]

ENNENBACH weist daraufhin, dass er nicht die ganze Auseinadersetzung METZGERs mit dem Gestaltkreisschule referieren kann. Er möchte allerdings einige Grundannahmen der Gestalttheorie darlegen,

„um zu zeigen, dass METZGERs Forschungsproblem anders gelagert ist als das von WEIZÄCKERische – seine Kritik daher in Leere geht, dass er die Bedeutung und den Aufwand, den von WEIZSÄCKER und seine Mitarbeiter der Untersuchung physiologischer Vorgänge widmen, nahezu unberücksichtigt lässt und dass er schließlich den zentralen Begriff ‚Gestaltkreis' missversteht, obwohl von WEIZSÄCKER ihn im ersten und zweiten Absatz des Vorwortes zur vierten Auflage seines Buches bezüglich eines Missverständnisses seiner Leser, dem auch METZGER folgt, präzisierte."[2]

ENNENBACH fasst in eigenen Worten die Gedanken dieses Vorwortes wie folgt zusammen:

„Der Begriff ‚Gestaltkreis' stehe nicht für den der ‚Kreisgestalt', der wohl ausdrücke, dass Wahrnehmen und Bewegung harmonisch verbunden seien (…), er stehe vielmehr für einen spannungsreichen *Prozess*, der Festes (Gestalt) und Bewegliches (Kreisen) in *einem* enthalte und der nur in der implikativen Verbindung beider existiere (…). Das heißt aber:

---

[1] Ebd., S. 123/124
[2] Ebd., S. 124

Wahrnehmen und Sich-Bewegen sind dialektisch verbunden, eines existiert nur, *indem* auch das andere sich ausbildet."[1]

METZGERs Kapitel „Das Leib-Seele-Problem" erschien bis zur 5. Auflage seines Buches „Psychologie"[2] „in nahezu gleichen Wortlaut wie in der ersten des Jahres 1940"[3], hatte also weder das Vorwort zu vierten Auflage noch die von der „Gestaltkreisschule vorgelegte empirische Forschung zwischen 1940 und 1975"[4] berücksichtigt. ENNENBACH macht darauf aufmerksam, dass lediglich BISCHOF (1966)[5] in seinem ausführlichen, in der Tradition der Gestalttheorie stehenden Handbucharticle zur Wahrnehmung auf drei Untersuchungen der Gestaltkreisschule aus den Jahren 1935, 1940 und 1952 verweist."[6] So habe „sich dann die negative METZGERsche Beurteilung des Gestaltkreisansatzes verfestigen"[7] können, wie beispielhaft an dem Zitat von THOLEY aus dem Jahre 1980 deutlich werde:

„Als typisches Beispiel für einen phänomenlogistischen Ansatz der Sensumotorik sei die sogenannte *Gestaltkreislehre* von WEIZSÄCKERs genannt. Hier werden bei der Betrachtung sensumotorischer Vorgänge unter Vernachlässigung physiologischer Sachverhalte einseitig naiv-phänomenale Sachverhalte in den Vordergrund gerückt."[8]

Des Weiteren macht ENNENBACH darauf aufmerksam, dass die damalige Auseinandersetzung (beide Bücher erschienen im Jahre 1940) „von METZGER sehr affektgeladen geführt worden sein müsse, anders seinen sein polemischer Stil und (...) das Vorbeischießen an von WEIZSÄCKERs Fragestellung wohl nicht zu erklären."[9] (vgl. Kapitel Rezensionen)

---

[1] Ebd.,. 124
[2] Metzger, W.: Psychologie. (1940)
[3] Ennenbach, W.: Bild und Mitbewegung. (1991) S. 125
[4] Ebd., S. 125
[5] Bischof, N.: Erkenntnistheoretische Grundlagenprobleme der Wahrnehmungspsychologie. (1966)
[6] Ennenbach, W.: Bild und Mitbewegung. (1991) S. 125
[7] Ebd.,. S. 125
[8] Tholey, P.: Erkenntnistheoretische und systemtheoretische Grundlagen der Sensomotorik aus gestalttheoretischer Sicht. (1980) S. 14
[9] Ennenbach, W.: Bild und Mitbewegung. (1991) S. 125

Im Weiteren schildert ENNENBACH dann ausführlich die Grundannahmen der Gestalttheorie und stellt sie immer wieder bestimmten Gedanken aus dem GK gegenüber. Letztlich fasst er seine Gegenüberstellung wie folgt zusammen:

„Die zentralen Forschungsfragen der Gestalttheorie und der Gestaltkreisschule unterscheiden sich zentral. Metzger fragt vorrangig nach dem *Was* – er steht letztlich in der Tradition der Psychophysik des 19. Jahrhunderts: Reiz → psychophysischer Prozess → Wahrnehmung; von WEIZSÄCKER ist am *Wie* interessiert. Er steht u.a. in der Tradition der Reflexologie des 19. Jahrhunderts. Nicht die Frage nach dem Verhältnis von physikalischem Objekt und anschaulichem Gegenstand bestimmt seine Forschung, sondern die nach den Mitteln, mit denen der wahrgenommene Gegenstand bei allem Wechsel als Wahrnehmung erhalten bleibt. Seine Frage lautet: ‚Welche Leitungen werden aktiviert, um eine angezielte Leistung, eine Bildererhaltung durchzusetzen?'"
In der Analogie zu den zentralen Begriffen von MILLER, GALANTER und PRIBRAM[1] fragt METZGER nach den Bedingungen unseres *Bildes* von der Welt, von WEIZSÄCKER nach den *Plänen*, mit denen *gegebene* Bilder gesichert werden. Beide verfolgen also legitime Forschungsfragen, die jedoch nicht identisch sind. Darum geht METZGERs Kritik an von WEIZSÄCKER vorbei."[2]

In einem Unterkapitel „Zur Kritik an Handlungstheorien" zeigt und kritisiert ENNENBACH das Denken dieser gegenwärtig sehr populären Forschungsrichtung exemplarisch an drei Arbeiten auf:[3] KAMISIKI (1981)[4], STADLER/SEEGER (1981)[5], VOLPERT (1984)[6]

„Diese drei Beiträge sollen denn auch unter den für eine psychologische Erfassung des Sich-Bewegens entscheidenden zwei Aspekten analysiert werden, dem des Verhältnisses von ‚Reizaufnahme' und Motorik (Senso-

---

[1] Miller, G., Galanter, E., Pribram, K.: Strategien des Handelns. (1980)
[2] Ennenbach, W.: Bild und Mitbewegung. (1991) S. 136
[3] Ebd.,. S. 136
[4] Kaminski, G.: Überlegungen zur Funktion von Handlungstheorien in der Psychologie. (1981)
[5] Stadler/Seeger: Psychologische Handlungstheorie auf der Grundlage des materialistischen Tätigkeitsbegriffes. (1981)
[6] Volpert, W.: Maschinen-Handlungen und Handlungs-Modelle... (1984)

Motorik → Zusammenhang von Wahrnehmung und Bewegung) und dem des Indeterminismus, demzufolge sich Ziel und Mittel erst im Handlungsvollzug herausbilden, und der daher, wie CHRISTIAN u.a. darlegten, immer erst im Nachhinein als *geregelter* bestimmbar ist."[1]

Abschließend sei noch gesagt, dass es aus der Sicht der Rezeptionsforschung zum GK zu bedauern ist, dass das Buch von ENNENBACH nicht den Begriff des Gestaltkreises im Titel enthält. Denn das ganze Buch ist von einer detaillierten Auseinandersetzung mit VvWs Theorie geprägt; an dieser Stelle wurde nur auf die wichtigsten Gedanken und Literaturangaben hingewiesen.

8.4. Qualitative Bewegungsforschung und Medizinische Anthropologie

In seiner Dissertation von 1984 zur Erlangung des Grades eines Dr. phil. an der Fakultät für Sozial- und Verhaltenswissenschaften der Universität Heidelberg verdeutlicht T. PETERSEN – P. CHRISTIAN und H. LENK haben unterstützend mitgewirkt - die historischen, methodologischen und anthropologischen „Wege zu einer qualitativen Bewegungsforschung."[2] Im letzten Kapitel schreibt PETERSEN:

„Mit phänomenologischen Beschreibungen scheint man den qualitativen Ausprägungen sportlicher Handlungen beim momentanen Erkenntnisstand inhaltlich am nächsten zu kommen, berücksichtigt man die Tatsache, dass diese nicht nur durch die Art der individuellen Bewegungsgestaltung (Merkmalsebene), sondern auch durch assoziative bedeutungs- und werterfüllte Wahrnehmungsprozesse (Wahrnehmungs- und Bedeutungsebene) geprägt und vermittelt werden.
Daher bedarf es bei einer solchen Themenstellung einer Analyseform, die neben messenden und qualitativen Methoden auch eine normativ-deutende Rekonstruktion mit Elementen einer fachbezogenen

---

[1] Ennenbach, W.: Bild und Mitbewegung. (1991) S. 137
[2] Petersen, T.: Wege zu einer qualitativen Bewegungsforschung... (1984)

Anthropologie, einer phänomenalen Situationsverhaftetheit und einer lebensweltlichen Kontexteinstellung beinhaltet."[1]

CHRISTIAN beschreibt die Arbeit von PETERSEN folgendermaßen:

„Bei den Untersuchungen über die subjektive Selbstregulation ergab sich, dass eigentlich keine quantitativ fassbaren Eingangsgrößen bestimmend sind, sondern *Intentionen, thematische und thetische Ordnungen*, wobei auch *werthafte* (axiologische) Ordnungskategorien bestimmend sind. (...) Die moderne *qualitative Bewegungsforschung* in den Sportwissenschaften hat sich dieses Themas angenommen (Übersicht bei PETERSEN 1985[2]). In eindrucksvollen Interviews mit Spitzensportlern wurde die Wichtigkeit der qualitativen Dimensionen (‚Harmonie, Schönheit, Eleganz, Rhythmus, Virtuosität, fließender Ablauf (...)') als *Wesenselemente* in Gestaltung und Erlebnis verschiedener Sportarten herausgestellt. In diesem Zusammenhang wird *heute* wieder auf den *‚Gestaltkreis'* von WEIZSÄCKERs Bezug genommen und betont, dass diese Art der Erfahrung eine andere ist als die der in Kategorien, Grenzen und Normen objektivierender Erkenntnis."

CHRISTIAN verweist auf das Vorwort der 4. Auflage zum GK, in der sich VvW „im Hinblick auf das *Wertbewusstsein im Tun*[3] "[4] grundsätzlich äußert:

„Mit dem Nachweis der Beziehungsfähigkeit der Werte mit der Sphäre der Mechanik am Beispiel der Willkürmotorik scheidet die Relation von Psyche und Physis als einer zwischen zwei Substanzen aus der Beschreibung der Wirklichkeit völlig aus. Es ist derselbe Schritt, der mit der Hinwendung zu den pathischen Kategorien begonnen hat."[5]

Über den Beitrag der Gestaltkreistheorie zur Bewegungsforschung schreibt PETERSEN, dass „für die Entwicklung einer integrativen Bewegungsanalyse sowohl

---

[1] Ebd., S. 324
[2] Petersen, T.: Qualitative Bewegungsforschung. (1985)
[3] Christan, P.: Vom Wertbewußtsein im Tun. (1948)
[4] Christian, P.: Der „Gestaltkreis" von Viktor von Weizsäcker. (1987) S. 77
[5] Weizsäcker, V.v.: Der Gestaltkreis. GS 4. S. 90

die theoretische Fundierung des Gestaltkreises, als auch die damit ausgelöste experimentelle Forschung (siehe 8.6 Zusammenfassung und darin den Beitrag von Christian) äußerst wertvoll erscheine."[1] Er streicht besonders den WEIZSÄCKERschen Begriff des *Vorsatzes* hervor, der „in der aktuellen sportwissenschaftlichen Forschung als Motivation, Einstellung, Ziel und Antizipation wiedergekehrt sei, und besonders in der Handlungstheorie als grundlegend angesehen werde."[2] PETERSEN weist an dieser Stelle darauf hin, dass VvW wie auch spätere kybernetische Analysen vom „Sich-selbst-regulierenden System Mensch"[3] sprächen, „das sein Verhalten anhand vorgegebener Soll-Werte mit dem Ist-Wert vergleiche und dem Vorsatz oder Ziel entsprechend Korrekturen vornehme."[4]

„Diese Einführung des Reafferenzprinzips zur Erklärung der Bewegungssteuerung wurde in der Bewegungsforschung besonders für das motorische Lernen (UNGERER 1971)[5] und die Koordinationsforschung (SCHNABEL 1968)[6] weiter ausgearbeitet."[7]

PETERSENs Meinung nach fehlt bisher eine tiefergehende Auseinandersetzung mit der Gestaltkreislehre innerhalb der Sportwissenschaften.[8] Allerdings sei VvWs Begriff der *Selbstbewegung* unter anderem von PASCHEN (1954)[9] und UNGERER (1972)[10] diskutiert worden und „das Gestaltkreismodell als formaler Vorläufer der heutigen kybernetischen Regelungsmodelle gewürdigt worden"[11]: UNGERER/DAUGS 1980[12], DAUGS 1978[13], GROSSER 1978[14], WEINBERG 1978[15], THOMAS 1978[16].

UNGERER schreibt in seinem Aufsatz von 1972 „Die Selbstbewegung" folgendes über den GK:

---

[1] Petersen, T.: Wege zu einer qualitativen Bewegungsforschung... (1984) S. 92
[2] Ebd., S. 92
[3] Ebd., S. 100
[4] Ebd., S. 100
[5] Ungerer, D.: Zur Theorie des sensomotorischen Lernens. (1977)
[6] Schnabel, G.: Zur Bewegungskoordination. (1968)
[7] Petersen, T.: Wege zu einer qualitativen Bewegungsforschung... (1984) S. 101
[8] An dieser Stelle verweist Petersen auf seinen Aufsatz von 1982: Aspekte qualitativer Bewegungsforschung.
[9] Paschen, K.: Bewegungserziehung. (1954)
[10] Ungerer, D.: Die Selbstbewegung. (1972)
[11] Petersen, T.: Wege zu einer qualitativen Bewegungsforschung... (1984) S. 102
[12] Ungerer, D., Daugs, R.: Bewegungslehre... (1980)
[13] Daugs, R.: Bewegungslehre zwischen Biomechanik und Kybernetik. (1978)
[14] Grosser, M.: Ansätze zu einer Bewegungslehre des Sports. (1978)
[15] Weinberg, P.: Handlungstheorie und Sportwissenschaft. (1978)
[16] Thomas, A.: Einführung in die Sportpsychologie. (1978)

„Die Auslegungen über Raum und Zeit und ihre spezifische Interpretation in Bezug auf die Selbstbewegung bilden einen zentralen Fragenbereich der Gestaltkreislehre, die durch viele Experimente gestützt ist. Ausgegangen wird von dem grundlegenden Nachweis, dass Wahrnehmung und Bewegung direkt miteinander verbunden sind. Diese Verbindung drückt sich als Kreisprinzip aus, das cyclomorphes Prinzip genannt wird. Hier kann nur nebenbei gesagt werden, dass dieses Modell für die Medizin innovierenden Charakter hatte. (...) Bei einem Vergleich zwischen Kybernetik (Sensomotorik) und der Gestaltkreislehre (...) zeigt sich, dass der Begriff der Selbstbewegungen eigentlich nur im Bereich der Gestaltkreislehre angewandt wird. In der Sensomotorik treffen wir auf Selbstregulierung und Dynamik. Das sind Begriffe der Stabilisierung und Veränderung. Sie stehen daher in inhaltlicher Nähe zur Selbstbewegung der Gestaltkreislehre. Allerdings mit der Einschränkung, dass die kybernetisch orientierten Termini auch auf technische Systeme anwendbar sind, was bei der Selbstbewegung des cyclomorphen Prinzips nicht der Fall ist. Hier drückt sich auch der anthropologische Hintergrund der Gestaltkreislehre aus."[1]

Auch PETERSEN macht darauf aufmerksam, dass man VvWs Gestaltkreis nicht gerecht wird, „wenn die Struktur des reafferenten Kreismodells von der dahinter stehenden Theorie abgehoben werde."[2] Allerdings sei im GK die „Relevanz der Subjektivität überzeichnet und die Ablehnung der Kausalität zu radikal."[3] Er sehe den GK als einen Anstoß und Aufforderung für die Sportwissenschaft an, „sich der phänomenalen Wirklichkeit des sich bewegenden Menschen zu nähern."[4]

„Die Ausführungen zur Phänomenologie der erlebten Raum-Zeit-Ordnung und die Beispiele aus dem pathologischen Bereich stimmen nachdenklich, betrachtet man die Vielzahl wirklichkeitsfremder und

---

[1] Ungerer, D.: Die Selbstbewegung. (1972)
[2] Petersen, T.: Wege zu einer qualitativen Bewegungsforschung... (1984) S. 104
[3] Ebd., S. 104
[4] Ebd., S. 104

einseitig methodenorientierter empirischer Forschungsarbeiten in der Sportwissenschaft."[1]

Des Weiteren führt PETERSEN aus, dass die medizinische Anthropologie „in ihrer Experimentalforschung weitgehend auf die erkenntnistheoretischen Grundlagen der Gestaltkreistheorie aufbaut."[2] Wenn er also nach dem Beitrag der medizinischen Anthropologie zur Bewegungsforschung fragt, setzt er sich auch hier besonders mit VvWs Gestaltkreis auseinander. Warum gerade die medizinische Anthropologie für die Bewegungsforschung so wichtig sei, dazu äußert sich PETERSEN wie folgt:

„Bei der bestehenden Vielfalt von Anthropologien ist es gerade die medizinische Anthropologie, die der Bewegung als Mittel und Voraussetzung gegenständlicher Erfahrung eine bis dahin in der Wissenschaft nicht gekannte Bedeutung zumaß. Es entstanden über den pathologischen Bereich hinausgehend eine Vielzahl theoretischer und experimenteller Arbeiten zur Willkürmotorik, die durch das Erfahrungswissen der Forscher im alltäglichen klinischen Umgang mit den menschlichen Daseinsformen an Praxisnähe gewinnen konnten. So ist die medizinische Anthropologie nicht nur als normativ und spekulativ zu bewerten, sondern als eine empirische Forschungsausrichtung am menschlichen Handeln, Verhalten, Bewegen und zur Leibphänomenologie."[3]

PETERSEN verweist auf die Arbeiten[4] von O. GRUPE (Professor für Sportwissenschaft in Tübingen), wenn er seine Aussage untermauern will, dass „von keiner Teilanthropologie so viele anthropologisch fundierte Beiträge zu Themen des Bewegungshandelns und der Leibphänomenologie in die Sportwissenschaft hereingetragen werden, wie von der medizinischen Anthropologie."[5] Als einen möglichen Grund dafür führt PETERSEN an, dass „in keiner Anthropologie (...) an der Aufhebung des Widerspruchs zwischen anthropologischer Theorie und

---

[1] Ebd., S. 104
[2] Ebd., S. 104
[3] Ebd., S. 106
[4] Grupe, O.: Grundlagen der Sportpädagogik. (1975)
Grupe, O.: Anthropologische Grundlagen und pädagogische Ziele der Leibeserziehung. (1980)
[5] Petersen, T.: Wege zu einer qualitativen Bewegungsforschung... (1984) S. 308

wissenschaftlicher Praxis so intensiv gearbeitet worden zu sein scheint."[1] An dieser Stelle verweist er auf die Arbeiten von GEBSATTEL 1954, v. UEXKÜLL 1963, BUYTENDIJK 1967, BRÄUTIGAM/CHRISTIAN 1981.

„In der anthropologisch fundierten Medizin wird nicht nur nach Symptomen, Ursachen und Wirkungen der Krankheit gefragt, sondern auch nach deren sozialen Entstehung, nach deren Sinn und Bedeutung im menschlichen Leben (vgl. v. WEIZSÄCKER 1946, 1949, 1951; CHRISTIAN 1952, 1963; GEBSATTEL 1952; BUYTENDIJK 1967)."[2]

PETERSENs fertigt eine ausführliche Darstellung des allgemein-anthropologischen und speziell medizinisch-anthropologischen Denkens im Rahmen einer qualitativen Bewegungsforschung an. Er beschreibt die hinter der medizinischen Anthropologie stehenden und sich aus dem GK ergebenden erkenntnistheoretischen Kategorien des Menschlichen an, wie die der Person, des Umgangs, der Begegnung, des Antilogischen.

8.5 Integrale Bewegungswissenschaft und der Gestaltkreis

Horst TIWALD[3], Professor aus dem Fachbereich der Sportwissenschaft der Universität Hamburg, beschreibt in dem Buch „Die Kunst des Machens oder der Mut zum Unvollkommenen. Die Theorie der Leistungsfelder und der Gestaltkreis im Bewegenlernen."
„seinen Weg" zum Verständnis des Gestaltkreises. Das Buch ist eine Sammlung von Aufsätzen aus verschiedenen Zeiten, das des Autors Zugang zum GK über die Beschäftigung mit „Integralem Yoga"[4], japanischen Bewegungskünsten und dem „Zen-Buddhismus"[5] darlegt.[6]

---

[1] Ebd., S. 308
[2] Ebd., S. 308
[3] Horst Tiwald ist seit 1973 Universitätsprofessor für „Allgemeine Theorie des Sports. Schwerpunkt: Sozialphilosophie und Psychologie" am Fachbereich Sportwissenschaft der Universität Hamburg. Dort leitet er den Forschungsberreich „Transkulturelle Bewegungsforschung". An der Universität Wien promovierte er 1964 im Fach Philosophie mit einer Arbeit über Zen-Buddhismus und Leibeserziehung (Doktorvater Leo Gabriel). (Diese Angaben stammen aus seinem Buch: Bewegen zum selbst. Diesseits und Jenseits des Gestaltkreises... (1997).)
[4] Sri Aurobindo: Der integrale Yoga. (1957)
[5] Daisetz Teitaro Suzuki: Zen und die Kultur Japans. (1958)
[6] Tiwald, H.: Die Kunst des Machens oder der Mut zum Unvollkommenen. (1996)

Vor allem aber in seinem umfangreichen Buch „Bewegen zum selbst. Diesseits und Jenseits des Gestaltkreises"[1] führt TIWLAD zum Verständnis der Gestaltkreistheorie hin. Er grenzt darin zum Bespiel VvWs Gestaltkreisdenken zu den Ansätzen von Melchior PALAGYI, Ludwig KLAGES, Erwin STRAUS und Immanuel KANT ab. Im Besonderen behandelt er in seinem Buch die Frage, „wie sich eine ‚Einheit' in eine ‚Vielheit' ‚auseinader-setze' und trotzdem in ihrem ‚Grunde' als konkrete ‚Einheit' verbunden bleibe."[2]

„In dieser Sicht ist jedes ‚Auseinander-Gesetzte', das auch als das ‚Entgegen-Gesetzte' erscheinen kann, in seinem ‚Grunde', in seiner ‚realen' Basis vereint. Dies ist auch dann noch, wenn sich das ‚Auseinander-Gesetzte' im ‚Gegen-Stehen' kämpferisch zum ‚Wider-Spruch' zuspitzt. So können sich Gegensätze nun in einer gemeinsamen Verbundenheit treffen, dort in einer ‚Betroffenheit' einander bekämpfen und überwinden. Auch im Kampf, im Streit der Gegensätze, ist daher der vereinende ‚Grund' das, was die Chance bietet, das Widersprechende zu überwinden."[3]

In diesem Sinne stelle das Buch, so TIWALD, einen Beitrag zur Wiedervereinigung von Ost und West dar, wobei das Ost einmal „als innerdeutsches ‚Ost' hinsichtlich des Verstehens der in dialektisch-materialistischen Denkstrukturen aufgewachsenen Mitbürger in den Neuen Bundesländern"[4] aufzufassen sei. Zum Zweiten stelle das Wort Ost „ein orientalisches ‚Ost'"[5] dar, das „die Begegnung mit abendländischem Denken"[6] symbolisiert.
Zum Gestaltkreis selbst schreibt TIWLAD in der Einleitung, dass es darin nicht nur um den „Rückkopplungskreis von Motorik und Sensorik"[7] sondern vor allem „um das Erleben der konkreten Einheit von Subjekt und Umwelt"[8] gehe.

---

[1] Tiwald, H.: Bewegen zum selbst. Diesseits und Jenseits des Gestaltkreises... (1997) Der Titel „Diesseits und Jenseits des Gestaltkreises" ist an VvWs Buch „Diesseits und Jenseits der Medizin" angelehnt. S. 4
[2] Tiwald, H.: Bewegen zum selbst. Diesseits und Jenseits des Gestaltkreises... (1997) S. 3
[3] Ebd., S. 3
[4] Ebd., S. 4
[5] Ebd., S. 4
[6] Ebd., S. 4
[7] Ebd., S. 4
[8] Ebd., S. 4

„Dabei ist mit ‚Umwelt' nicht eine subjektive nach außen verlagerte Projektion gemeint, sondern die reale dingliche Welt, die existiert, also die Welt der dinglichen ‚Sach-Verhalte' und die Welt der vom Menschen mit-bewirkten ‚Tat-Sachen' und Tat-Bestände."[1] (...)(Vgl. Kapitel 6.4) Viktor von WEIZSÄCKER bekämpfte die mechanistische Betrachtungsweise, welche nur die ‚Leitungen' eines von der Umwelt- und Mitwelt isolierten Individuums zu einer außen gegenstehenden Umwelt untersucht. Er führt daher in die Biologie das von der Um- und Mitwelt gar nicht getrennte, sondern zu dieser fundamental offene und mit ihr in ‚eigen'-artiger Weise verklebte Subjekt ein. Diese Verklebung ist nicht Folge sondern Ursprung jenseits jeder Kausalität. Es geht also gar nicht um das Problem, wie der Mensch aus sich heraus kommt, um der Umwelt und den Mitmenschen zu ‚begegnen', sondern darum wie er sich aus seiner fundamentalen und konkreten Ungeschiedenheit heraus löst und gegenüberstellt. Das konkrete Verschmolzen-Sein mit der realen Welt nannte Viktor von WEIZSÄCKER die ‚Kohärenz'.[2]

Da „der Mensch gleichzeitig einerseits mit der konkreten Welt in der Kohärenz verschmolzen sei"[3], andererseits der Welt aber auch gegenüberstehe, müsse der Begriff der Kohärenz immer mit seinem dialektischen Gegenbegriff *Auseinander-Setzen* zusammengedacht werden. Das Thema des Buches sei deshalb, so TIWALD, „die Dialektik von ‚Ein-Sein' und ‚Auseinandergesetzt- Sein'"[4] „Aus dieser Sicht"[5] werde „am Horizont einer ‚Integralen Bewegungswissenschaft'"[6] die Theorie des Gestaltkreises, die dialektisch-materialistische Psychologie von Sergej L. RUBINSTEIN sowie die „fernöstliche Bewegungs-Weisheit"[7] gesichtet. Dabei geht es TIWLAD letztlich um die „Richtigstellung"[8] des Verständnisses der beiden Wortpaare „Form-Inhalt und Vergehen-Dauer"[9].

---

[1] Ebd., S. 5
[2] Ebd., S. 5-6
[3] Ebd., S. 7
[4] Ebd., S. 7
[5] Ebd., S. 8
[6] Ebd., S. 8
[7] Ebd., S. 8
[8] Ebd., S. 9
[9] Ebd., S. 9

8.6 Zusammenfassung

Es sind einerseits die Forschungsergebnisse zur Willkürmotorik, auf die VvW im GK detailliert eingeht, und andererseits die aus dem GK hervorgehende Forschung zur Medizinischen Anthropologie, die die Sportwissenschaften besonders beeinflusst haben. Zur Willkürmotorik äußern sich MECHLING und BÖS auf dem internationalen Symposium zur Motorik- und Bewegungsforschung in Heidelberg 1982, dass „als ein entscheidender Schritt für das Verständnis der Willkürbewegung des Menschen die im engeren Sinne als Motorikforschung aufzufassenden neurophysiologischen Ansätze verstanden werden können."[1] Die Arbeiten von v. WEIZSÄCKER sowie CHRISTIAN werden „als wegbereitend für neuere Auffassungen in der Neurophysiologie betrachtet." [2] Um diese Aussage zu untermauern, verweist er auf die Arbeiten von JUNG (1976)[3] und GRANIT (1981)[4]. MECHLING und BÖS unterstreichen, dass die Untersuchungen und Ergebnisse von VvW und CHRISTIAN „die Abkehr von der PAWLOWschen (1955) Auffassung eingeleitet hätten, den Reflex als alleiniges Grundprinzip zur Erklärung der komplexen Mensch-Umwelt-Auseinandersetzung aufzufassen."[5]

Dazu schreibt CHRISTIAN:

„Die enge Vermaschung von Sensibilität und Motorik ist heute bestätigt und in ihren Einzelheiten weitgehend aufgeklärt. Bei jedem Verhalten arbeiten afferente Sinnesmeldungen und efferente Regulationen eng zusammen. Dies wird neurophysiologisch heute meist mit den Modellen der *Reglungstheorie* und der *Kybernetik* dargestellt, an der die verschiedenen Strukturen des ZNS beteiligt sind. Die Neurophysiologie geht *heute*, wie schon der Ansatz von WEIZSÄCKERs 1931, von der *Zielgerichtetheit* der meisten Bewegungen aus (…). Die Vorwegnahme des Gegenstandes in der Blickbewegung, im Greifen, die Vorwegnahme eines Zieles im Sprung oder Werfen, die handwerkliche Bewegung

---

[1] Mechling, H., Bös, K.: Motorik- und Bewegungsforschung... (1984) S. XIII
[2] Ebd., S. XIII
[3] Dort schreibt Jung auf den GK Bezug nehmend allerdings nur, „WEIZSÄCKER und BUYTENDIJK haben allgemeine Spekulationen über Wahrnehmen und Bewegen geäußert, ohne auf die physiologischen Grundlagen einzugehen." Jung, R.: Einführung in die Bewegungsphysiologie. (1976) S. 53
In gleichen Buch äußert sich H..D. Henatsch positiver und ausführlicher über den GK: Henatsch, H.-D.: Bauplan der peripheren und zentralen sensomotorischen Kontrollen. (1976) S. 199
[4] Granit, R.: Comments on history of motor control. (1981) S.1-16
[5] Mechling, H., Bös, K.: Motorik- und Bewegungsforschung... (1984) S. XIII

enthalten eine *sensomotorische Antizipation.* Für diese Vorwegnahme haben P. AUERSPERG und von WEIZSÄCKER den Ausdruck *‚Prolepsis'* gewählt."[1]

Um zu belegen, dass sich der Begriff *Prolepsis* durchgesetzt hat, zitiert P. CHRISTIAN R. JUNG von der Universität in Freiburg/Abteilung für Neurophysiologie:

„Die mehr oder weniger bewusste Antizipation bestimmter Konstellationen der Außenwelt ist für die motorische Intention der Bewegung ein wichtiger regulierender Faktor, bei dem Sensorik und Intention in einem final gerichteten Prozess zusammenarbeiten."[2]

SACK schreibt in seiner Arbeit über *Alfred Prinz Auersperg*, dass „wenn man der Darstellung von Viktor von WEIZSÄCKER folge, sei die Psychophysiologie und die messende Psychophysik der Motorik um 1940 ein noch relativ wenig untersuchter Zweig der Physiologie gewesen."[3]

Dazu zitiert SACK VvW aus dessen Aufsatz von 1943 „Über Psychophysik":

„Es ist merkwürdig, dass diese sogenannte Psychophysik sich nur im Gebiet der sensorischen Leistung, also in der Erforschung der Sinneswahrnehmung, entfaltet hat, während sie in der Motorik kaum Anfänge zustande gebracht hat. (...) Eine Psychophysik der Willkürbewegung wäre also die andere Hälfte dessen, was man sich vornahm, gewesen."[4]

SCHOTT[5] schreibt dazu, dass „WEIZSÄCKER eine ‚Symmetrie' zwischen Bewegungs- und Sinneslehre herstellen möchte."[6] Er zitiert VvW aus dem GK:

---

[1] Christian, P.: Der „Gestaltkreis" von Viktor von Weizsäcker. (1987) S. 75
[2] Jung, R.: Neurophysiologie und Psychiatrie. (1967) S. 325-928
[3] Sack, M.: Alfred Prinz Auersperg (1899 - 1968). (2005)
[4] Weizsäcker, V.v.: Über Psychophysik. GS 4. S. 445
[5] Schott, H.: Selbsterfahrung im Gestaltkreis. (1981).
[6] Aus dem Gestaltkreis, zitiert nach Schott, H.: Selbsterfahrung im Gestaltkreis. (1981) S. 420

„Wir kommen nicht darum herum, in der Bewegungslehre die äußere Gegenkraft ebenso zu definieren wie in der Sinneslehre den äußeren Reiz. (…) Ebenso wie man nicht vollständige Sinnesphysiologie treiben kann, ohne die Empfindungen zu kennen, ebenso kann man nicht vollständige Bewegungsphysiologie treiben, ohne den *Vorsatz* der Bewegung zu kennen."[1]

Als Ursache für diese Einseitigkeit sah VvW, die „sensualistische Grundhaltung der modernen Wissenschaften überhaupt, derzufolge man unter Wissenschaft die Lehre von Erscheinung, nicht jedoch von der Beeinflussung der Welt verstand."[2] Im GK fordert VvW vom Froscher, dass er sich nicht nur fragt, wie man die Welt erkennt, sondern auch „wie man auf die Welt wirken, wie man richtig handeln könne."[3]

Dazu äußert sich SACK wie folgt:

„WEIZSÄCKER lag die Entwicklung einer Psychophysik besonders am Herzen. Er selbst ging, angeregt durch Ergebnisse von Untersuchungen seines Schülers Paul VOGEL über den optokinetischen Drehschwindel, Fragen der Verschränkung von Sinneswahrnehmung und Willkürmotorik nach, die ihn schließlich zu seinem Gestaltkreiskonzept führten."[4]

Obwohl der Focus auf Alfred AUERSPERG liegt, gibt SACK in seinem Buch und besonders in dem Kapitel *Arbeiten zur Physiologie der Motorik* einen guten Überblick über die wichtigsten Arbeiten von VvW und seiner Schüler zur Willkürmotorik.

„Aus dem Kreise seiner Schüler beschäftigten sich besonders Paul CHRISTIAN, Albrecht DERWORT und Alfred AUERSPERG mit Fragen der Motorik. Die genannten Forscher führten eine Reihe von Experimentaluntersuchungen durch, beispielsweise über die Gestaltung von Bewegungsabläufen mit beweglichen Mechanismen (Pendel) oder mit einem veränderlichen Widerstand (Rührgerät), sowie eine Reihe von

---

[1] Weizsäcker, V.v.: Der Gestaltkreis. GS 4. S. 241
[2] Weizsäcker, V.v.: Über Psychophysik. GS 4. S. 445
[3] Aus dem Gestaltkreis, zitiert nach Schott, H.: Selbsterfahrung im Gestaltkreis. (1981) S. 421
[4] Sack, M.: Alfred Prinz Auersperg (1899 - 1968). (2005) S.82 (Seitenangabe richtet sich nach dem Manuskript)

Experimenten zur Wahrnehmung von Bewegung. Diese Untersuchungen erbrachten experimentelle Belege für ein Grundelement des Gestaltkreiskonzepts, nämlich der gegenseitigen Vertretbarkeit von Wahrnehmen und Bewegen. (...) Nach dem Krieg wurden die Arbeiten zur Psychophysiologie der Motorik aus der Heidelberger Schule vor allem von Paul CHIRSTIAN fortgeführt."[1]

Dazu passend schreibt CHRISTIAN zur 100. Wiederkehr des Geburtstages von VvW:

„Die biologische Leistung ist dann aber kein Ergebnis bloß funktionssicher gewordener Organe, sondern *Inanspruchnahme* funktionierender Organe für etwas, was *mehr* ist als das Bewirken einer Wirkung: Das Wesen der Leistung ist, wie HEIDEGGER einmal formuliert hat, das *Vollbringen*: Etwas in der Fülle seines Wesens entfalten, nicht das Bewirken einer Wirkung (...). Untersuchungen hierüber entstanden zwischen 1948 und 1960; von WEIZSÄCKER hat sich damals nur noch am Rande beteiligen können, wesentlicher Partner war F. J. J. BUYTENDIJK."[2]

CHRISTIAN nennt diese Jahre auch als „die entscheidenden Jahre der experimentellen biologischen und begriffstheoretischen Fundierung der Gestaltkreisidee."[3] Den „eigentlichen Sinn des Gestaltkreises"[4] sieht er in der dahingehenden Forschung, „dass wir *selbst* mit unseren Intentionen, Wünschen, subjektiven Ausrichtungen konstitutiver Teile dessen sind, was uns und mit uns geschieht." [5]

---

[1] Ebd., S.83
[2] Christian, P.: Der „Gestaltkreis" von Viktor von Weizsäcker. (1987) S. 76
[3] Ebd.,. S. 72
[4] Ebd.,. S. 78
[5] Ebd.,. S. 78

8.7 Literatur: Der Gestaltkreis in der Sportwissenschaft

1940, Metzger, W.: Psychologie. Steinkopf, Darmstadt, 1940 (1. Aufl.), 1954 (2. Aufl.), 1975 (5. Aufl.)

1948, Christan, P.: Vom Wertbewußtsein im Tun. Ein Beitrag zur Psychophysik der Willkürbewegung. Beiträge aus der Allgemeinen Medizin 4, V. v. Weizsäcker (Hrsg.), 1-20, Enke, Stuttgart

1948, Derwort, A.: Zur Psychophysik der handwerklichen Bewegungen bei Gesunden und Hirngeschädigten. Beiträge aus der allgemeinen Medizin 4. V. v. Weizsäcker (Hrsg.), 21-77, Enke, Stuttgart

1952, Christian, P: Studium zur Willkürmotorik: 1. Über die Objektbildung in der Motorik. Deutsche Zeitschrift für Nervenheilkunde 167, 237-52

1954, Paschen, K.: Bewegungserziehung, Voggenreiter, Bad Godesberg

1956, Buytendijk, F. J. J.: Allgemeine Theorie der menschlichen Haltung und Bewegung, Springer, Berlin (u.a.)

1956, Christian, P: Möglichkeiten und Grenzen einer naturwissenschaftlichen Betrachtung der menschlichen Bewegung. Jahrbuch Psychologie. Psychother 4, 346-56

1956, Kohl, K.: Zum Problem der Sensomotorik. Psychologische Analysen zielgerichteter Handlungen auf dem Gebiete des Sports. Peter Lang, Frankfurt/M.

1957, Buytendijk, F. J. J.: Das Menschliche der menschlichen Bewegung. Das Menschliche. Wege zu seinem Verständnis. Der Nervenarzt 28,1-7

1959, Buytendijk, F. J. J.: Weibliche Eigenart und existentielle Psychologie. In: Bracken&H.P. David, Perspektiven der Persönlichkeitstheorie. Huber, Bern

1960, Christian, P: Zur Phänomenologie des leiblichen Daseins. Jahrbuch Psychologie, Psychother 7, 1-15

1961, Christian, P: Moderne Strömungen in der Medizin und ihre Bedeutung für eine medizinische Anthropologie. Erkenntnis und Glaube. Schriften der evangelischen Forschungsakademie Ilsenburg Bd. 21

1965, Salber, W.: Morphologie des seelischen Geschehens. A. Henn, Ratingen

1966, **Meinel, K., Schnabel, G.:** Bewegungslehre. Volk und Wissen, Berlin (Sportverlag, Berlin 1998, 9. Aufl.)

1967, Jung, R.: Neurophysiologie und Psychiatrie. In: Gruhle/Jung/Mayer-Gross/Müller (Hrsg.): Psychiatrie der Gegenwart. Band I/1 Teil A, (S. 325-928) Springer Verlag, Berlin (u.a.)

1967, Ungerer, D.: Leistungs- und Belastungsfähigkeit im Kindes- und Jugendalter. Schriftenreihe zur Praxis der Leibeserziehung und des Sports, Bd. 15, Karl Hofmann, Schorndorf

1968, Grupe, O.: Anthropologische Grundlagen und pädagogische Ziele der Leibeserziehung. 23-48 in: Grupe, O. (Hrsg.): Einführung in die Theorie der Leibeserziehung und des Sports. Karl Hofmann, Schorndorf, 1980 (5.Aufl.)

1968, Schnabel, G.: Zur Bewegungskoordination, Wissenschaftliche Zeitschrift der Deutschen Hochschule für Körperkultur Leipzig, 10, 13-32, DDR

1968, Ungerer, D., Daugs, R.: Bewegungslehre – unter besonderer Berücksichtigung der Sensomotorik. 142-82 in: Grupe, O. (Hrsg.): Einführung in die Theorie der Leibeserziehung und des Sports. Karl Hofmann, Schorndorf 1980 (5.Aufl.)

1970, Schmitz, J. N.: Bewegungslernen im Sportunterricht. Grundlagen und didaktisch-methodische Aspekte. Karl Hofmann, Schorndorf

1970, Stöcker, G.: Grundlagen der Leibeserziehung in Theorie und Praxis. Pädagogischer Schwann, Düsseldorf

1971, Piaget, J., Inhelder, B.: Die Entwicklung des räumlichen Denkens beim Kinde. Klett, Stuttgart

1971, Ungerer, D.: Zur Theorie des sensomotorischen Lernens. Karl Hofmann, Schorndorf 1973 (2. Aufl.), 1977 (3. Aufl.)

1972, Röhrs, H.: Die Sportpädagogik als erziehungswissenschaftliche Disziplin. 113-26 in: Rieder, H. (Hrsg.): Bewegung – Leistung – Verhalten. Karl Hofmann, Schorndorf

1972, Ungerer, D.: Die Selbstbewegung. 157-80 in: Rieder, H. (Hrsg.): Bewegung – Leistung – Verhalten. Karl Hofmann, Schorndorf

1973, Grupe, O.: Philosophisch-anthropologische Grundlagen des Sports. In: Lenk/Moser/Beyer (Hrsg): Philosophie des Sports. Karl Hofmann, Schorndorf

1975, Grupe, O.: Grundlagen der Sportpädagogik. Anthropologisch-didaktische Untersuchungen. Karl Hofmann, Schorndorf

1976, Henatsch, H.-D.: Bauplan der peripheren und zentralen sensomotorischen Kontrollen. 193-264 in: Gauer/Kramer/Jung (Hrsg.): Physiologie des Menschen, Bd. 14: Sensomotorik. Urban & Schwarzenberg, München

1976, Jung, R.: Einführung in die Bewegungsphysiologie. 1-79 in: Gauer/Kramer/Jung (Hrsg.): Physiologie des Menschen, Bd. 14: Sensomotorik. Urban & Schwarzenberg, München

1978, Daugs, R.: Bewegungslehre zwischen Biomechanik und Kybernetik. Sportwissenschaft 8, 1, 69-90

1978, Grosser, M.: Ansätze zu einer Bewegungslehre des Sports. Sportwissenschaft 8, 4, 370-92

1978, Thomas, A.: Einführung in die Sportpsychologie. Hogrefe, Göttingen

1978, Weinberg, P.: Handlungstheorie und Sportwissenschaft. Köln

1980, Hacker, W.: Allgemeine Arbeits- und Ingenieurpsychologie. 3. Auflage VEB Deutscher Verlag der Wissenschaften, Berlin

1980, Tholey, P.: Erkenntnistheoretische und systemtheoretische Grundlagen der Sensomotorik aus gestalttheoretischer Sicht. Sportwissenschaft, 10 (1), 7-35

1981, Granit, R.: Comments on history of motor control. 1-16 in: Handbook of Physiology, Bethesda

1981, Schott, H.: Selbsterfahrung im Gestaltkreis. Über Viktor von Weizsäckers Theoriebildung. Der Nervenarzt 52, 418-22

1982, Leist, K. H.: Motorisches Lernen im Sport. In: Thomas, A. (Hrsg.): Sportpsychologie. Urban & Schwarzenberg, München

1982, Petersen, T.: Aspekte qualitativer Bewegungsforschung, Sportunterricht 31, 1, 12-19

1982, Schilling, F.: Entwicklungspsychologische Aspekte des Sports. In: Thomas, A. (Hrsg.): Sportpsychologie. Urban & Schwarzenberg, München

1982, Thomas, A.: Entwicklung der Sportpsychologie. In: Sportpsychologie. Ein Handbuch in Schlüsselbegriffen. Hrsg.: A. Thomas. Urban & Schwarzenberg, München

1983, Mechling, H., Bös, K.: Motorik- und Bewegungsforschung – eine Einleitung. In: Rieder/Bös/Mechling/Reizschle (Hrsg.): Motorik – und Bewegungsforschung. Ein Beitrag zum Lernen im Sport. Schriftenreihe des Bundesinstituts für Sportwissenschaft, Bd. 50, Karl Hofmann, Schorndorf

1983, Petersen, T.: Anthropologie – ein vergessener bzw. missverstandener Ansatz in der aktuellen Bewegungsforschung. 118-34 in: Lenk, H.: Aktuelle Probleme der Sportphilosophie. Karl Hofmann, Schorndorf 1983

1984, Petersen, T.: Wege zu einer qualitativen Bewegungsforschung – Historische, Methodologische und Anthropologische Aspekte einer Bewegungslehre des Sports. Inaugural-Dissertation zur Erlangung der Doktorwürde der Fakultät für Sozial- und Verhaltenswissenschaften der Ruprecht-Karls-Universität Heidelberg, Betreuer: Prof. Dr. H. Rieder

1985, Petersen, T.: Qualitative Bewegungsforschung. In: Rieder, H. (Hrsg.): Beiträge zur Bewegungsforschung im Sport. Limpert, Bad Homburg

1987, Christian, P.: Der „Gestaltkreis" von Viktor von Weizsäcker. Viktor von Weizsäcker zum 100. Geburtstag, P. Hahn, W. Jakob (Hrsg.) 72-9, Springer, Berlin (u.a.)

1991, Ennenbach, W.: Bild und Mitbewegung. Bps Verlag, Köln (2. Aufl.)

1992, Scheurle, H.-J.: Der Bewegungssinn und das Problem der motorischen Nerven. In: Die menchliche Nervenorganisation und die soziale Frage. Teil 1: Ein anthropologisch-anthroposophisches Gespräch. Freies Geistesleben, Stuttgart

1994, Ennenbach, W.: Über das Rechts und Links im Bilde. Forschungsberichte der Fakultät für Pädagogik der Universität der Bundeswehr München

1996, Tiwald, H.: Die Kunst des Machens oder der Mut zum Unvollkommenen. Die Theorie der Leistungsfelder und der Gestaltkreis im Bewegenlernen. Edition Lietzberg, Hamburg

1997, Tiwald, H.: Bewegen zum selbst. Diesseits und Jenseits des Gestaltkreises; für Bewegungswissenschaftler, Philosophen, Mediziner, Psychologen und Pädagogen als Hinführung zum Grundgedanken der ‚Theorie des Gestaltkreises'. Lietzberg, Hamburg

2005, Sack, M.: Alfred Prinz Auersperg (1899 - 1968). Von der Neuropathologie zur Phänomenologie – ein Beitrag zur Geschichte der Heidelberger Schule. Beiträge zur anthropologischen Medizin, Bd. 4, Königshausen & Neumann, Würzburg

9. Der Gestaltkreis in der Allgemeinen Pädagogik

Vorab sei erwähnt, dass der Gestaltkreis im Rahmen der Beiträge aus der Pädagogik nur eine untergeordnete Rolle einnimmt. Darin liegt wiederum das Interessante dieser Beiträge, denn sie geben Zeugnis darüber, in welchen Zusammenhang auf den GK „angespielt" wird, welchen vagen Charakter diese Anspielungen haben, indem sie den eigentlichen Kern des GK, nämlich die Theorie der Einheit von Wahrnehmen und Bewegen, unberücksichtigt lassen.

In dem Vorwort des Buches von Werner LOCH „Die anthropologische Dimension der Pädagogik" (1963), das Otto BOLLNOW gewidmet ist, wird das Anliegen LOCHs von den Herausgebern wie folgt beschrieben:

> „Was der Mensch sei, ist eine der großen Fragen der modernen Philosophie. Die Philosophische Anthropologie sucht in den Erscheinungen des menschlichen Lebens nach einer Antwort und entdeckt die anthropologische Bedeutsamkeit einzelwissenschaftlicher Forschungen der Humanbiologie, Medizin, Psychologie, Soziologie und Völkerkunde vor allem, wo ihrem empirischen ein starkes anthropologisches Interesse entgegenkommt. Denn auch in diesen Einzelwissenschaften vom Menschen fragen sich die Forscher schon, was ihre Befunde für die Erkenntnis des menschlichen Wesens bedeuten, und entwerfen ‚regionale Anthropologien', weil sie eine Orientierung brauchen, um die Menschen, die sie untersuchen, zu verstehen. Ist doch ihr Umgang mit leibhaftigen Menschen eine anthropologische Erkenntnisquelle ersten Ranges.
> Warum bleibt aber die Pädagogik hinter der Produktivität jener Wissenschaften in der Erforschung des Menschen so weit zurück?"[1]

LOCH kommt zu dem Schluss, dass die Ursache dafür, in der Abhängigkeit der Pädagogik von Grundwissenschaften und Ideologien liege, „deren ‚Menschenbilder'

---

[1] Loch, W.: Die anthropologische Dimension der Pädagogik. (1963) Vorwort.

ihr den Zugang zu der menschlichen Wirklichkeit versperren, die dem Erzieher unmittelbar gegeben sei."[1]

„Obwohl das Erziehen den Menschen zum Vorschein bringt wie keine Umgangsweise sonst, hemmt jene grundwissenschaftliche und ideologische Befangenheit die positive Erziehungsforschung und hindert sie, den Menschen in der Erziehung real wahrzunehmen. Deshalb versteht man in der Regel unter ‚Pädagogischer Anthropologie' nur das, was andere Wissenschaften dem Pädagogen über den Menschen sagen, und übersieht die anthropologische Dimension der Pädagogik selbst."[2]

Über das konkrete Anliegen des Buches schreiben die Herausgeber, dass LOCH *die anthropologische Dimension der Pädagogik* herausarbeitet, „indem er die bereits vorhandenen Ansätze in zwei Richtungen weiterführe:"[3]

„Zum einen entwirft er das Programm einer ‚Anthropologischen Pädagogik', die danach fragt, was die einzelnen Erziehungsphänomene vom Wesen des Menschen zeigen und welche menschlichen Bedingungen umgekehrt zu ihrer Verwirklichung gehören; zum anderen entwirft er das Programm einer ‚Pädagogischen Anthropologie', welche die ganze Lebenszeit des Menschen im Aspekt der Erziehung sieht und nach der Erziehungsbedingtheit der verschiedenen menschlichen Lebensphänomene forscht. – Diese Absicht, den Menschen aus der Erziehung und die Erziehung aus dem Menschen zu verstehen, bedeutet für die Pädagogik etwas Entscheidendes: sie erobert ihr nicht weniger als ihren Gegenstand, den Menschen in der Erziehung, und eröffnet damit den Horizont für eine wirklich eigenständige Erziehungswissenschaft."[4]

Über *die anthropologische Dimension der Pädagogik* schreibt LOCH selbst:

---

[1] Ebd., Vorwort.
[2] Ebd., Vorwort.
[3] Ebd., Vorwort.
[4] Ebd., Vorwort.

„Von hier aus besagt die Eröffnung der anthropologischen Dimension für die Pädagogik nichts Geringeres als die Einführung des Menschen in die Pädagogik."[1]

Die „Einführung des Menschen in die Pädagogik" geschehe unter ausdrücklicher Bezugnahme auf VvW und steht in der Analogie zu seinem Ansatz aus dem GK: Nämlich die *Einführung des Subjekts in die Medizin*.

„Diese etwas überspitzte, aber durchaus ernst gemeinte Formulierung haben wir in Analogie zu einer in der anthropologischen Medizin zur Kennzeichnung des V. v. WEIZSÄCKERschen Ansatzes gebrauchten Wendung (,Einführung des Subjekts in die Medizin') geprägt;"[2]

Für das Verhältnis von Anthropologischer Pädagogik und Pädagogischer Anthropologie beschreibt Loch den folgenden inneren Zusammenhang:

„Zwar muss sich die Pädagogik zuerst selbst anthropologisch verstehen, um eine Pädagogische Anthropologie ausbilden zu können, zwar muss sich zuerst das Binnenland der Erziehung und seine einheimischen Phänomene auf die darin erscheinenden Wesensgestalten des Menschen hin betrachten, um die Erziehung im gesamten Menschsein wahrzunehmen: aber am Ende (…) wird die Anthropologische Pädagogik als *die Binnenanthropologie des institutionellen Erziehungsbereichs* umgriffen von der Pädagogischen Anthropologie als *der umfassenden Wissenschaft vom Menschen unter dem Aspekt der Erziehung*. So gehen Anthropologische Pädagogik und Pädagogische Anthropologie wesensnotwendig ineinander über."[3]

FLITNER schreibt 1963 in seinem Buch „Wege zur Pädagogischen Anthropologie. Versuch einer Zusammenarbeit der Wissenschaften vom Menschen"[4] folgendes zur Pädagogik:

---

[1] Ebd., S. 79
[2] Ebd., S. 114
[3] Ebd., S. 103
[4] Flitner, A. (Hrsg): Wege zur pädagogischen Anthropologie. (1963)

„Seit einigen Jahren scheint in der Pädagogik des deutschen Sprachgebietes die anthropologische Fragestellung in Vordergrund zu treten. (...) Die Pädagogik sieht sich überall auf Erkenntnisse und Zusammenhänge verwiesen, die in anderen Wissenschaften erarbeitet werden. Sie wird auch ihre Gedanken über das Wesen des Menschen in den großen Zusammenhang anthropologischen Denkens und Forschens stellen müssen, der sich von den philosophischen Impulsen der zwanziger Jahre aus in alle Wissenschaften vom Menschen ausgebreitet hat." [1]

Mit seinem Buch verfolgt er die Absicht, „in möglichster Verkürzung eine Übersicht zu geben, wie in den einzelnen Gebieten das anthropologische Problem sich stellt." [2] Von Seiten der Medizin findet sich in diesem Buch ein Beitrag von CHRISTIAN „Medizin"[3]; auch FLITNER selbst zitiert VvW in seinem Beitrag „Die pädagogische Anthropologie inmitten der Wissenschaften vom Menschen"[4].

Walther DREHER untersucht in seinem Buch von 1974 „Das pathosophische Denken Viktor von Weizsäckers" den „Beitrag der medizinischen Anthropologie zu einer anthropologisch fundierten Pädagogik"[5]. Im Vorwort seines Buches äußert er sich wie folgt über VvW:

„Viktor von WEIZSÄCKER hat in seiner ‚Gestaltkreislehre' das Vorhaben einer ‚Lebenstheorie' verwirklicht und die Anthropologie, die nicht im medizinischen und philosophischen Bereich verblieb, zu einer ‚Pathosophie' erweitert."[6]

Das konkrete Anliegen seines Buches sieht er darin, das Denken VvWs in der Pädagogik „teilzuaktualisieren"[7] und so „auf einige Aspekte eines möglichen Dialoges zwischen Medizin und Pädagogik"[8] hinzuweisen.

---

[1] Ebd., Vorwort.
[2] Ebd., Vorwort.
[3] Christian, P.: Medizin. (1963)
[4] Flitner, A.: Die pädagogische Anthropologie inmitten der Wissenschaften vom Menschen. (1963)
[5] Dreher, W.: Das pathosophische Denken Viktor von Weizsäckers. (1974)
[6] Ebd., S. 8
[7] Ebd., S. 8
[8] Ebd., S. 207

„Wir meinen, dass veränderte Grundlagen und neue Grundbegriffe in der Medizin eventuell auch eine gemeinsame Basis für ein Gespräch zwischen Medizin und Pädagogik und für ein gemeinsames Handeln im Umgang mit dem Menschen schaffen könnten. (...) Der Kampf um die Grundlagen der Medizin ist ein Kampf um das Wesen des Menschen, und von daher erst ist das Ziel einer Einheit der Wissenschaften und die Offenheit nach verschiedenen Richtungen möglich. Jedes neue Wissen um den Menschen ist wesentlich für sein Werden, es ist wichtig für seine Wesensverwirklichung. Von diesem immer wieder neuen Wissen her erhält die Problematik des Menschlichen in der medizinischen Anthropologie auch eine pädagogische Bedeutung."[1]

Im ersten Teil seines Buches fasst DREHER auf über 200 Seiten die Gedanken der „Pathosophie" zusammen - der GK als ein Unterkapitel der Pathosophie findet seine entsprechende Beschäftigung: DREHERs Absicht ist es,

„(...) die anthropologische Wendung in der Medizin verfolgen und die Ergebnisse aus der anthropologischen Betrachtungsweise zusammentragen. Wir wollten solche Erscheinungen, die der Pädagogik meist unbekannt bleiben, als ursprünglich zum menschlichen Leben gehörend begreifen. Das waren zunächst die anthropologischen Faktoren bei der Pathogenese, die soziale und moralische Dimensionen des Krankwerdens und Krankseins; dann die Feststellung der Einheit von Wahrnehmen und Bewegen im Gestaltkreis, die als eine Grundstruktur immer mit dem Menschen mitgeht; schließlich sollte die Kritik der Grundlagen der klassischen Medizin zu einem veränderten Verständnis der Wirklichkeit beitragen; die Anerkennung der pathischen Struktur der ganzen Welt und der Vermittler-‚rolle' des Menschen in dieser Welt, sollten auf eine veränderte Stellung des Menschen hinzeigen."[2]

---

[1] Ebd., S. 207
[2] Ebd., S. 207

Im zweiten Teil seines Buches geht DREHER dann konkret auf die Verbindungen zwischen Pädagogik und Medizin ein. Er weist daraufhin und bedauert, dass die ihm als sehr bedeutsam erscheinende Frage, „ob sich im Schema des Gestaltkreises ein Modell anböte, in welchem vor allem der motorische Aspekt des menschlichen Verhaltens einbezogen werden könne in eine bisher einseitig intellektuell ausgerichtete Erziehung der Gegenwart,"[1] nicht behandelt werden könne.

---

[1] Ebd., S. 207

9.1 Literatur: Der Gestaltkreis in der Allgemeinen Pädagogik

1961, Gehlen, A.: Anthropologische Forschung. Rowohlt, Hamburg
1962, Nitschke, A.: Das verwaiste Kind der Natur. Ärztliche Beobachtungen zur Welt des Jungen Menschen. In: Bollnow/Flitner/Nitschke (Hrsg.): Forschungen zur Pädagogik und Anthropologie, Bd. 5. Max Niemeyer, Tübingen
1963, Loch, W.: Die anthropologische Dimension der Pädagogik. In: Loch/Muth (Hrsg.): Neue pädagogische Bemühungen, Bd. 1/2, Berg, Bochum
1963, Flitner, A (Hrsg): Wege zur pädagogischen Anthropologie. Versuch einer Zusammenarbeit der Wissenschaften vom Menschen. Quelle und Meyer, Heidelberg. Darin **Flitner, A.:** Die pädagogische Anthropologie inmitten der Wissenschaften vom Menschen, 218-68
1963, Christian, P.: Medizin. 54-77 in: Flitner, A (Hrsg): Wege zur pädagogischen Anthropologie. Versuch einer Zusammenarbeit der Wissenschaften vom Menschen. Quelle und Meyer, Heidelberg
1971, Bister, W.: Weizsäcker, Viktor v. Lexikon der Pädagogik Bd. 4 Herder, Freiburg, Basel, Wien
1974, Dreher, W.: Das pathosophische Denken Viktor von Weizsäckers. Ein Beitrag der medizinischen Anthropologie zu einer anthropologisch fundierten Pädagogik. Herbert Lang, Bern, Peter Lang, Frankfurt/M.
1989, Schneider, G.: Konzepte der Ästhetischen Erziehung. In: Gottfried Bräuer/Gerhard Schneider/Wolfgang K. Schulz: Zugänge zur ästhetischen Elementarerziehung. Grundbaustein Teil 1. Musisch-Ästhetische Erziehung in der Grundschule. Tübingen (DIFF), S. 31-102. http://www.uni-tuebingen.de/uni/sea/BraeuerAeErz.pdf
1992, Arnim, G. v.: Die Bedeutung der Bewegung in der Heilpädagogik. In: Die menschliche Nervenorganisation und die soziale Frage. Teil 1: Ein anthropologisch-anthroposophisches Gespräch. Freies Geistesleben, Stuttgart
1998, Östringer, M.: Entspannung als Baustein einer ganzheitlich - orientierten Grundschule. Erste Staatsprüfung für das Lehramt an Grund- und Hauptschule. Pädagogische Hochschule Heidelberg. Referent Prof. B. Lange. http://www.ph-heidelberg.de/org/phb/ganzhei.html

10. Von psychosomatischen zur anthropologischen Medizin

Viktor von WEIZSÄCKERs erste Schriften zu der von ihm begründeten *Medizinischen Anthropologie* erscheinen 1926[1]. Mit seiner Medizinischen Anthropologie hat VvW aber nicht im Sinn, die medizinischen Anthropologien des 19. Jahrhunderts fortzuführen, da diese „den Menschen als reines Naturobjekt betrachten und mit quantifizierenden Methoden erforschen."[2] Der Grundgedanke der WEIZSÄCKERschen Anthropologie besteht in der Erkenntnis, „dass die wesentliche Beschreibung der Medizin im Verhältnis von Arzt und Kranken enthalten sei,"[3] wofür der Gestaltkreis das methodische Vorbild darstellt. Als „Geburtshelfer"[4] seiner Anthropologie gibt VvW Sigmund Freud und den Philosophen Max Scheler an. In diesem Zusammenhang sollte aber sein klinischer Lehrer der Internist Ludolf KREHL, „der immer einen besonderen Wert darauf gelegt habe, seine Kranken auch in Hinsicht auf ihre krankheitsbedingten subjektiven Erlebnisse und lebensverändernden Dimensionen zu untersuchen,"[5] nicht unerwähnt bleiben.

Die Medizinische Anthropologie, so schreibt VvW über 20 Jahre später in dem Text „Grundfragen Medizinische Anthropologie (1948)" habe die Aufgabe eine „anthropologische Medizin vorzubreiten." Unter anthropologischer Medizin versteht VvW eine psychosomatische Medizin als die Grundlage jedes medizinischen Fachbereiches, in der die Körperlichkeit und die Biographie des Patienten gleichermaßen ernst genommen werden, in der der gegenseitige *Umgang* zum Kernbegriff von Wissenschaft und Therapie erhoben wird. Schließlich berücksichtigt der nach den Grundsätzen der anthropologischen Medizin handelnde Arzt jedes Krankheitsgeschehen auch als eine Krise der Wahrheit, deren Sinn aus den Lebensumständen des Patienten begreifbar wird.

Die hier nur kurz umrissene Medizinische Anthropologie/anthropologische Medizin VvWs[6] wird im Folgenden im Bezug auf die Gestaltkreislehre näher behandelt.

---

[1] Weizsäcker, V. v.: Der Arzt und der Kranke. GS 5
Weizsäcker, V. v.: Die Schmerzen. GS 5
[2] Stoffels, H.: Situationskreis und Situationstherapie. (2003) S. 89
[3] Weizsäcker, V. v.: Grundfragen Medizinischer Anthropologie. GS 7. S. 255
[4] Ebd., S. 255
[5] Rimpau, W.: Weg zur anthropologischen Medizin: Viktor von Weizsäcker. (1987) S. 54
[6] Zu VvWs Medizinische Anthropologie bzw. anthropologischer Medizin vgl. z.B.:
Janz, D.: Anthropologische Aspekte in der Klinik. (2001)
Rimpau, W.: Weg zur anthropologischen Medizin: Viktor von Weizsäcker. (1987)
Zacher, A.: Konzeptionen einer anthropologischen Medizin Viktor von Weizsäcker und Dieter Wyss. (1986)
Rad, M. v.: Gestaltkreis und medizinische Anthropologie. (1979)

10.1 Modelle und Methode in der Psychosomatik

10.1.1 Einführung: Modelle, Theorien und Systeme

Im folgenden Unterkapitel werden in einer allgemeinen Form Begriffe und Methoden der Wissenschaft erläutert und in die Wege wissenschaftlichen Denkens und der Theoriebildung eingeführt werden. Dazu dient der Beitrag D. RITSCHLs[1] „Modell und Methode – Implizite Axiome der Theoriewahl in der Psychosomatischen Medizin?" aus dem Buch „Modell und Methode in der Psychosomatik", das aus den Beiträgen[2] der 35. Tagung des Deutschen Kollegiums für Psychosomatische Medizin in Heidelberg (1991) besteht. Gemäß P. HAHNs Einführung steht die Reflexion dieser Tagung über *Theoriebildungen* in der Psychosomatischen Medizin nicht mehr wie in früheren Tagen unter synkretistischen oder eklektizistischen Aspekten, sondern bezieht anthropologische Gesichtspunkte ein.[3]

D. RITSCHLs wissenschaftstheoretischer Übersichtsbeitrag gibt einmal eine verständliche Klärung der Begriffe *Modelle*, *Theorien* und *Systeme* und stellt zum Zweiten die Theorie der *impliziten Axiome* vor. Darin geht es um Steuerungsmechanismen des Denkens und Handelns bezüglich der Entscheidungen von Psychosomatikern und Therapeuten.[4]

RITSCHL beginnt mit einer Rechtfertigung der Notwendigkeit zur Theoriebildung im Allgemeinen und in der Medizin. Im Besonderen stellt er die These auf, dass Praktische Tätigkeiten nur möglich in Verbindung mit einer Theorie seien.[5] Zwar gäbe es auch im ärztlichen Alltag einfache Sachverhalte, die ohne eine Theorie auskommen. „Sie entsprächen dem, was WITTGENSTEIN in der Kommunikation zwischen Menschen als ‚Zeigen' bezeichnet: hier ein Stuhl, da ein Schrank, hier dieses

---

[1] Zum Zeitpunkt der Verfassung dieses Beitrags ist Prof. Ph.D. D. Ritschl an der Theologischen Fakultät der Universität Heidelberg tätig.
[2] Die ausgewählten Beiträge geben einen Überblick über die damals aktuellen Arbeits- und Forschungsgebiete der Psychosomatischen Medizin.
[3] Hahn, P.: Einführung. Modell und Methode in der Psychosomatik. (1994) S. 9
[4] Ritschl, D.: Modell und Methode - Implizite Axiome der Theoriewahl in der Psychosomatischen Medizin? (1994) S.11
[5] Vgl. Bräutigam, W.: Theorien und Praxis der psychosomatischen Medizin in 100 Jahren ihrer Geschichte. (2001) Darin wird der GK kurz zitiert.
Hahn, P.: Psychosomatische Medizin nach 1945 – Erinnerungen und Gedanken. (2001) Darin wird der GK nicht zitiert, aber es wird mehrmals auf VvW verwiesen.

Symptom, dort wieder dasselbe." Aber schon Aufgaben mittleren Komplexitätsgrades benötigten für die Praxis dahinter stehende Theorien.

„Mit Theorien zeigt man nicht nur, sondern mit ihnen erklärt man, was man wahrnimmt. (...) Sie weisen an, wie wir mit komplexen, auch mit sehr komplexen Sachverhalten praktisch umgehen können. Sie decken das Erklärungsdefizit ab, das dem theorielosen Betrachter echte Interpretation der Wahrnehmung und damit echte Praxis unmöglich macht." [1]

Selbst theoriescheue Praktiker folgten in ihrer Praxis mit ihren Fertigkeiten Theorien, die sie aber nicht weiter hinterfragen, „weil sie sich ihrer Theorieverhaftung nicht voll bewusst seien;"[2] auf diese Weise könnten sie, könne Theoriefeindlichkeit im Allgemeinen Handlungsweisen blockieren. Denn

„Theorien sind ‚erklärungskräftige Anschauungen', sie sind gerade nicht (...) ‚abstrakt', d.h. sie sind gerade nicht aus Abstraktionen von empirisch Beobachtetem entstanden, denn Abstraktionen summieren, sie erklären nicht. Das Wort ‚Möbel' etwa summiert in begrifflicher Abstraktion Stühle, Bänke, Tische und Kommoden, es erklärt sie aber nicht, vielmehr lässt es sie durch den Vorgang der Abstraktion als Einzelstücke zurück. Theorien aber erklären, was angeschaut wird." [3]

Theorien erklärten anhand von Modellen, die in der Ahnung aufgestellt worden seien „dass ein größerer systemischer Zusammenhang bei dem, was die Theorie erklären wolle, bestehe."[4] In dieser Weise erklärten sich die Begriffe Theorie, System[5] und Modell gegenseitig.

---

[1] Ritschl, D.: Modell und Methode - Implizite Axiome der Theoriewahl in der Psychosomatischen Medizin? (1994) S.12
[2] Ebd., S.13
[3] Ebd., S.13
[4] Ebd., S.13
[5] Bei den Griechen wurden Systeme als ein gegliedertes Ganzes verstanden, deren Teile durch Regeln verbunden sind. Heute werden Systeme in geschlossene und offene eingeteilt. Das System der Lebewesen wird als ein offenes System bezeichnet, das mit der Umwelt in einem Gleichgewicht steht, also aus der Umwelt Stoffe aufnehmen und an sie abgeben kann. Ritschl, D.: Modell und Methode - Implizite Axiome der Theoriewahl in der Psychosomatischen Medizin? (1994). S.15

„ (…) über den Gegenstand, den wir verstehen und erklären möchten, bilden wir eine Hypothese oder mehrere, sie verdichten sich in ein Modell, sofern wir Gesetzmäßigkeiten in unserem Gegenstand erkennen. Aus einem oder mehreren Modellen bilden wir erklärungskräftige Theorien, die auf das, was wir erklären wollen und auch auf sein Umfeld, auf das System, Bezug nehmen."[1]

Während der Empirismus oder Neopositivismus die Theorien völlig in dem Bereich der Beobachtungssprache auszudrücken versucht habe, kam es danach zu einem Zweistufenkonzept der Wissenschaftssprache, nämlich zu einer Zerlegung in einen „beobachtungssprachlichen und einen theoretischen Teil, in Physik und Philosophie." Von diesem Doppelkonzept sei in der heutigen Wissenschaftstheorie „nur noch die Problemstellung als solche übrig geblieben, indem freilich zugegeben werde, dass in jeder Theorie Beobachtungen sowie die Beobachtung transzendierende Komponenten wirkten."[2] Aber selbst die letztere Zweiteilung werde in dem Sinne kritisiert, „„dass es keine von vorgängigen Theorien unbefrachtete Beobachtungsterme gebe,"[3] „weil schon die allereinfachste Beobachtung, die wir an einem Symptom machten, nicht unbefrachtet von Theorie sei."[4]

„Trotzdem ist es richtig zu sagen, dass eine Theorie ein umfassendes, ein die Beobachtung transzendierendes ‚Stockwerk' oder Netzwerk hat. Sie ist wie ein Netz, das wir über das zu Erklärende werfen. Das Mehr, das Plus an Weite, das die Theorie gegenüber der Empirie hat, ist keine Generalisierung der empirischen Daten, - das wäre ja eine Abstraktion – sondern es ist das im Interesse der Erklärung absichtliche Transzendieren von Daten, Beobachtungen und Erfahrungen im Streben nach einer breiteren Gültigkeit der Theorie als der unmittelbar objektbezogenen."[5]

Um aus Einzelbeobachtungen eine „erklärungskräftige" Theorie zu verfassen, bräuchte man die Vermutung, dass sich im zu Erklärenden ein größerer systemischer Zusammenhang verberge, dass darin eine Gesetzmäßigkeit liege, „wobei die

---

[1] Ebd., S.13
[2] Ebd., S.14
[3] Ebd., S.14
[4] Ebd., S.14
[5] Ebd., S.14

Allgemeingültigkeit der Gesetze mit den empirisch erhobenen Daten logisch kombiniert würden."[1] Daraus ergäben sich zwei Fragen, erstens: „was ‚Erklären' eigentlich sei."[2] Solle man ein deduktives Erklären wählen oder das oft in der Medizin angewandte induktiv-statistische Aufzählen? Ist ein deduktives Verfahren in der Medizin überhaupt möglich, da das strikte Funktionieren des Menschen nach Gesetzen abgelehnt werde? Daraus ergebe sich die zweite Frage nach der Reichweite von Theorien, „ob also das ‚Netz', das wir über das zu erklärende Phänomen werfen, nicht vielleicht zu groß oder zu klein sei."[3]

Speziell auf diese Fragen geht RITSCHL nicht weiter ein.[4] Diese werden z.B. in HAHNs ausführlichen Auseinandersetzung mit „der Stellung der Medizin im Kanon der Wissenschaften"[5] in „Methodologie und Methodenwechsel in der Medizin"[6] angesprochen. HAHN gibt einen Überblick über verschiedene wissenschaftliche „Erklärungsweisen" und stellt in der Auseinandersetzung mit diesen und unter Berufung auf die Begriffe aus dem GK *Kohärenz* und *Drehtür* die anthropologischen Bestimmungen für die Definition der Medizin als eigenständigen Wissenschaftsbereich dar. (siehe nächstes Unterkapitel)

Den Begriff der Modelle definiert RITSCHL, als „die Abbildung erhärteter Hypothesen über Sachverhalte, Prozesse oder Beziehungsgefüge. Die Abbildung stehe in Analogie zum Original."[7] Am Anfang stehe also die Betrachtung von etwas, danach werde eine Hypothese über die entdeckten Gesetzmäßigkeiten erstellt und aus diesen Hypothesen wiederum würden Modelle formuliert, die sich in der Erprobung bewähren müssten. Bei der Erprobung der Modelle, von denen es verschiedene Typen gibt, wie z.B. deskriptive, kybernetische, prognostische, stehe die Frage im Vordergrund, ob das Abbild etwas über das Original aussage, was bei direkter Betrachtung des Originals nicht auffalle, ob also ein Erkenntnisgewinn durch das Modell hervorgebracht werden könne.[8] In diesem Sinne stellten Modelle Teile von Theorien oder sogar Theorien dar, „denn eben diesen Erkenntnisgewinn leisteten

---

[1] Ebd., S.14
[2] Ebd., S.14
[3] Ebd., S.15
[4] An dieser Stelle verweist Ritschl auf das Buch von Uexküll, T. v., Wesiack, W.: Theorie der Humanmedizin. (1991)
[5] Hahn, P.: Methodologie und Methodenwechsel in der Medizin. (2003) S. 127
[6] Ebd.
[7] Ritschl, D.: Modell und Methode - Implizite Axiome der Theoriewahl in der Psychosomatischen Medizin? (1994) S.16
[8] Ebd., S.16

Theorien ja auch."[1] Gerade in der Medizin müsse der Erkenntnisgewinn auch prognostischen Charakter haben.

VvWs Gestaltkreis bezeichnet RITSCHL eher als eine Theorie, die schon mehrere Modellkonzepte in ihrem Verstehens – und Erklärungsvorgang umfasse.[2] Wie die der Kybernetik verpflichteten Modelle, so kennzeichne auch den GK als wesentlichstes Moment „die Dreiecksbeziehung zwischen Objekt, abbildenden Modell und dem System im Ganzen,"[3] in der es keinen neutralen Beobachter mehr gebe.

Nachdem RITSCHL das Verständnis und die Funktion von Theorien und Modellen dargelegt hat, stellt er die Frage – Methodenfrage - wie die Wahl von Theorien beeinflusst wird.

> „Methodenfragen sind ja solche Fragen, die sich mit der Angemessenheit und Gültigkeit einer Theorie und ihrer Modelle befassen. Methode ist sozusagen eine Theorie über die möglichen Theorien. Wieso soll ich diese wählen und nicht jene?"[4]

Im weiteren Verlauf des Textes legt RITSCHL die Gründe dafür dar, warum gerade in der Medizin die Frage nach der richtigen Theorie eine so schwer zu beantwortende ist. Seine Theorie „der impliziten Axiome als Steuerung der Methodenwahl" erklärt jene Schwierigkeiten und die Steuerung von Theoriepräferenzen:

> „Es ist aus der Beobachtung der Interpretation von Texten sowie aus der analytischen Psychotherapie erwachsen und macht von Noam CHOMSKYS[5] Konzept der Tiefengrammatik Gebrauch. Es sucht nach Steuerungsmechanismen hinter Texten, hinter Lebensgeschichten und Denk- sowie Handlungsmustern. (…) Es geht um vorsprachliche Steuerungen, um Axiome, die sich auf verschiedenen Ebenen, der philosophischen im Suchen nach Wahrheit, der psychologischen im Streben nach Sicherheit, vielleicht auch nach Macht, manifestieren. Wiewohl sie in psychoanalytischer Arbeit aufgedeckt werden können,

---

[1] Ebd., S.16
[2] Ebd., S.17
[3] Ebd., S.17
[4] Ebd., S.17
[5] Vgl. Chomsky, N.: Reflexionen über die Sprache. (1977)

sind sie – vorsprachlich wirksam – vielleicht letztlich auch neurophysiologisch festzumachen als Grundstrukturen einer Persönlichkeit."[1]

Obwohl die Psychosomatik keine Philosophie sei und sich nicht auf Psycholinguistik und ihr verpflichtete Nachfragen reduzieren lasse, werde sie ohne Philosophie nicht auskommen. So nennt RITSCHL die Selbstüberprüfung in den Präferenzen der Methodenwahl „eine dringlich psychologisch-philosophische Aufgabe."
Die „Methodendualität von somatischer Medizin und philosophischen Theorien und Modellen"[2] spiegelt für ihn die Dualität von Leib und Seele wider, die auch nicht durch die medizinisch-biologischen mit philosophischen Komponenten verbindenden Theorien des Gestaltkreises und die UEXKÜLL/WESIACKsche „Theorie der Humanmedizin" überwunden würden.[3] Dies hält RITSCHL bei „dieser Beziehung zwischen in sich unklaren Entitäten" auch weder für nötig noch für möglich, um Erkenntnisgewinn zu erzielen. Es kommt zunächst darauf an, dass Theorien und die Zugänge zum praktischen Handeln an Patienten durch eine Kombination von biologischen und philosophischen Parametern gekennzeichnet seien, bis möglicherweise „die Neurowissenschaften in den kommenden Jahren Überhöhungen unserer internen Methodenzwiste in der Psychosomatik bieten könnten." Aber auch die Neurowissenschaften würden nicht ohne philosophische Komponenten auskommen können. Deshalb sollte weiter uneingeschränkt gelten, dass nicht Theorien und Modelle als solche den Psychosomatiker zum Wissenschaftler machten, „sondern ihr verantwortlicher Umgang mit ihnen und die Bereitschaft zu ihrer Überprüfung und ihren eventuellen Austausch."[4]

„Inwiefern haben wir wirklich empirisch die Nachprüfbarkeit, die Wiederholbarkeit unserer Modelle, Methoden und Zugänge erprobt und demonstriert? Niemand kann und soll diese Frage vorschnell für uns beantworten, wir müssen es selber versuchen und selber tun. Das ist Wissenschaftlichkeit, wenn wir es selber tun."[5]

---
[1] Ritschl, D.: Modell und Methode - Implizite Axiome der Theoriewahl in der Psychosomatischen Medizin? (1994) S.21
[2] Ebd., S.22
[3] Ebd., S.22
[4] Ebd., S.19
[5] Ebd., S.21

Der Anfang des fünften und letzten Kapitel des Gestaltkreises steht unter der Überschrift „Von Naturphilosophie zu Physiologie". Darin gibt VvW einen kurzen geschichtlichen Abriss über Naturphilosophie und Physiologie mit ihren Konsequenzen für die Willkürbewegung und das Sensorium. Er fasst sein bisheriges Anliegen im GK zusammen, bevor er die pathische Stufe des GK erläutert.

In diesem Abschnitt findet sich ein Zitat zum „Unternehmen der Wissenschaft", welches das Anliegen von RITSCHL nochmals aufgreift und weiterführt:

„Beobachtungen durch unsere Sinne sollen entscheiden, ob die Theorie über das nicht unmittelbar beobachtete Geschehen die Erscheinungen erklärt. Und darin liegt nun eine Auffassung über das Verhältnis des Forschers zu seinem Gegenstand, die freilich fast selbstverständlich geworden und die doch durchaus nicht die einzig mögliche ist. Es könnte auch sein, dass die beobachtete Erscheinung nicht aus dem ihr zugrunde liegenden Vorgang stammt und dass daher die Theorie auch nicht die Erscheinung aus jenem Vorgang erklärt. Es könnte auch sein, dass vielmehr der Mensch zusammen mit der Natur das, *was* erscheint, *erscheinen* lässt. *Denn jede Beobachtung ist schon ein Urteil und jede Theorie auch eine Art von Beobachtung.* Dann würde die Erscheinung nicht aus dem (nicht beobachtbaren) Vorgange stammen, sondern sie wäre bereits eine Vorstufe der Theorie, die Theorie eine besser beobachtete Erscheinung. Die Aufgabe der Wissenschaft wäre nicht, Erscheinungen zu erklären, sondern Wirklichkeit zu erzeugen, und zwar in einer Verbindung von Menschen und Natur. Dieses Bündnis gälte dann nicht nur der Erkenntnis, sondern auch der Wirklichkeit."[1]

10.1.2 Methodologie und Methodenwechsel in der Medizin

Während es in RITSCHLs Aufsatz eher um allgemein-wissenschaftstheoretische Fragen geht, ist es HAHNs Anliegen, in der Auseinadersetzung mit modernen Wissenschaftstheorien die wissenschaftstheoretischen Bestimmungen der Medizin

---

[1] Weizsäcker, V.v.: Der Gestaltkreis. GS 4. S. 272

herauszuschälen. Er stellt die Frage, „welcher Gegenstandsbereich als unverwechselbares eigenständiges Kernstück der ärztlichen Tätigkeit angesehen werden könnte." Die Wissenschaftsbereiche, die der Medizin üblicherweise als eigenständig zugeordnet werden, wie Physiologie oder Radiologie usw., fänden auch in anderen Bereichen wie z.B. Tier- und Pflanzenwelt Eingang und bildeten deswegen auch nicht das wesentliche Charakteristikum der Medizin, das Kernstück ärztlicher Tätigkeit.

Um das „eigentliche ‚ärztlich-medizinische Kernstück'" zu beschreiben, greift HAHN auf die anthropologischen Bestimmungen von VvW und HARTMANN zurück. Diese Autoren gelangten zu einer Definition des *Gegenstandes der Humanmedizin,* indem sie diesem „die nur für die Humanmedizin zutreffende Gegenstandsbestimmung des Umgangs des Arztes mit dem Patienten zugrundelegten und dann den Wissenschaftsbegriff konsequent durch die Unterscheidung von *Gegenstand*, *Methode* und *Ergebnis* festzulegen versuchten."[1]

In Anlehnung an SIEBECK formuliert HAHN:

„Gegenstand der Medizin ist die Erkennung, Beurteilung und Behandlung kranker Menschen, sowie die Vorbeugung und Verhütung von Störungen und Krankheiten."[2]

Aus HARTMANNs „Ärztlicher Anthropologie" zitiert HAHN:

„Medizin ist der wissenschaftliche Anteil der Gesamtheilkunde."[3]

Diese zwei Definitionen beschrieben den eigenständigen Wissenschaftsbereich der Medizin und erlaubten „die Einreihung der zahlreichen, in ihrer Weise eigenständigen und für die Medizin bedeutsamen anderen Wissenschaftsbereiche als *Begleit- oder Hilfswissenschaften* zur Krankenbehandlung, Forschung und Lehre."[4]

---

[1] Hahn, P.: Methodologie und Methodenwechsel in der Medizin. (2003) S. 128
[2] Ebd., S. 128
[3] Ebd., S. 128
[4] Ebd., S. 129

Den so definierten Gegenstandbereich der Humanmedizin beschreibt HAHN weiter zum einen *inhaltlich* durch das *bio-psycho-soziale Modell*[1] nach ENGEL, das „sowohl die isolierende und reduktionistische Schwerpunktbildung auf den jeweiligen Forschungs- und Behandlungsgegenstand als auch die systemische Sicht im Sinne einer Gewichtung von ‚Erkenntnis und Interesse' nach HABERMAS erlaube."[2]

Zum zweiten beschreibt HAHN die *Methoden* der Humanmedizin, die sich „an den inhaltlich vorgegebnen Schwerpunktbildungen orientieren müssten."[3]

„Es ist ein erheblicher Unterschied, ob die biologischen Determinanten der Entstehung einer Erkrankung im Mittelpunkt des Interesses stehen, oder ob die psychologischen, die sozialen, vielleicht auch die ‚Umwelt' – Bedingungen, die Aufmerksamkeit fordern. Insofern steht der Medizin ein fast unbegrenzter Methodenkatalog zur Verfügung - eine Einzigartigkeit, die nicht zuletzt auch zu den oben genannten Schwierigkeiten der Zuordnung im Wissenschaftskanon geführt haben."[4]

Bei der systematischen Ordnung dieser Methodenvielfalt in der Medizin geht HAHN nicht von der Alltagssituation des praktisch handelnden Arztes aus, was seiner Auffassung nach eigentlich am einfachsten wäre, um „die verschiedenen Elemente der Vorgehensweisen – vom ersten Gesprächskontakt über die körperliche Untersuchung bis zur differenzierten Anwendung von medikamentösen, apparativen Hilfsmitteln und operativen Eingriffen – aufzusuchen und im einzelnen nach ihren methodischen Bestandteilen zu analysieren."[5] HAHN begnügt sich damit, den prinzipiellen Weg anzudeuten und die Möglichkeiten der induktiven Annährung an das Problem praktischen Beispielen zu überlassen.

„Es ist jedem ‚Anwender' unmittelbar evident, dass die Regeln einer Gesprächsführung gänzlich andere sind als die einer körperlichen Untersuchung, einer radiologischen Untersuchung oder einer

---

[1] Engel, G., L.: The need for a new medical model: A challenge for biomedicine. (1977)
Engel, G., L.: The biopsychosocial model and the education of health professionals. (1978)
[2] Ebd., S. 128
[3] Hahn, P.: Methodologie und Methodenwechsel in der Medizin. (2003) S. 128
[4] Ebd., S. 128
[5] Ebd., S. 129

Laboranalyse. Die Reflexion über die Elemente des methodischen Vorgehens, den Grad ihrer Verlässlichkeit und damit ihr Wissenschaftswert wird im Handlungsvollzug fast immer ausgeklammert. Der pragmatische Nutzen der ‚gelernten Methoden' wird im Allgemeinen nicht infragegestellt. Die Diskussion beginnt erst dann, wenn die Angemessenheit eines Verfahrens problematisiert werden muss oder das Ergebnis einer diagnostischen oder therapeutischen Handlung nicht in Relation zu den Erwartungen steht."[1]

HAHN geht von dem wissenschaftstheoretischen Standpunkt aus, „dass die Methodologie formaltheoretisch übergreifend und fachunabhängig entwickelt werden müsse und ihre Gegenstandsbezogenheit einer entsprechenden Begründung bedürfe." So stellt er eine *medizinische Wissenschaftstheorie* vor, die „vier große Formenkreise methodologischer Zugangsweisen unterscheide: *Phänomenologische Methoden, Empirisch-analytische Methoden, Hermeneutische Methoden und Dialektischen Methoden*. Diese unterschieden sich durch spezifische Vorgehensweisen bei der auf einen ‚Gegenstand' gerichteten Erkenntnissuche und orientieren sich nach eigenen Regeln und Kriterien."[2]

Des Weiteren bietet für HAHN so eine durch methodische Kriterien definierte Form der ‚Wissenschaftlichkeit' als übergreifendes Prinzip – im Unterschied zum inhaltlich definierten Gegenstandsbereich ‚Wissenschaft' – die Möglichkeit, die Abgrenzung von unwissenschaftlichen, vorwissenschaftlichen und antiwissenschaftlichen Vorgehensweisen zu erleichtern.[3]

Im Sinne einer kurzen Übersicht stellt HAHN die Merkmale der vier Methoden vor und arbeitet ihre Wesensunterschiede heraus. Letztlich ist ihm die Frage wichtig, wie ihre Beziehungen zu den entsprechenden Gegenstandsbereichen der Medizin zu verstehen und zu veranschaulichen sind.[4] Um solche Zusammenhänge abzubilden, wählt er den aus dem GK stammenden Begriff der *Kohärenz*- „die zerreißbare Einheit, welche ein Subjekt mit seiner Umwelt in einer Ordnung bilde."[5] Er weist außerdem

---

[1] Ebd., S. 129
[2] Ebd., S. 130
[3] Ebd., S. 130
[4] Ebd., S. 137
[5] Ebd., S. 137

daraufhin, dass auch der Begriff des *Situationskreises* (Thure von Uexküll, vgl. nächstes Unterkapitel) dazu geeignet wäre.

„Die durch den analysierenden Akt vorgenommene künstliche ‚Zerreissung' dieser Einheit, in unserem Fall der Erkenntnisprozess, ist eine Notwendigkeit im Wechsel der einzelnen Wahrnehmungsschritte unter den Bedingungen der Bewegung. Als Kohärenz lassen sich damit gleichzeitig aber auch die Kräfte beschreiben, die das Zusammenspiel der Teile regulieren, bzw. sich der Unterbrechung der in Gleichgewicht befindlichen Ordnung widersetzen."[1]

Um „die Kräfte dieses Gleichgewichtes in ihrer Wirkdynamik möglichst angemessen zu beschreiben"[2], greift HAHN des weiteren auf den WEIZSÄCKERschen Begriff der Drehtür zurück, der „das Prinzip des erkenntnistheoretischen Kreisprozesses am anschaulichsten symbolisiert."[3]

„Die Kohärenz des Aktes ist im Sinne des ‚Grundverhältnisses' durch die Selbstbewegung des Subjektes – in unserem Beispiel symbolisiert durch die Selbstbewegung der Drehtür – gegeben." [4]

Durch die Anwendung dieses Prinzip veranschaulicht HAHN in einem *Methodenkreis* unter Verwendung kybernetischer Symbole die Beziehung der vier Methoden zueinander und zur Ausgangssituation der ärztlichen Praxis. [5]

„Das Kohärenzprinzip im Dreh- und Angelpunkt der Bewegung lässt sich durch die fortlaufende Suche des Subjektes nach Zunahme von Erkenntnis bestimmen – in gleicher Weise für die Einzelfallerkenntnis wie für die ein generelles Forschungsprogramm. Die Wiederholung des Durchlaufes kann dann – bei jeweils wachsendem Wissen – zu einer sich über die Kreisform erhebenden Spiralform führen." [6]

---

[1] Ebd., S. 137
[2] Ebd., S. 137
[3] Ebd., S. 138
[4] Ebd., S. 138
[5] Ebd., S. 138
[6] Ebd., S. 138

Den Methodenkreis setzt HAHN dann – wieder mithilfe des Drehtürprinzips - in Beziehung zu den „drei großen inhaltlichen Bereichen des *bio-psycho-sozialen Modells*", also schließlich „zu dem jeweils vorrangig gegebenen Aspekt der ‚Erkennung, Beurteilung und Behandlung kranker Menschen'."[1]

Auf diese Weise gelingt es HAHN, die medizinische Anthropologie auf aktuelle Fragestellungen bezüglich medizinischer Wissenschaftstheorie anzuwenden; dabei betont er, dass es neben einer „Reflexion des ‚Grundverhältnisses' in der Erkenntnisgewinnung"[2] auf die Verpflichtung zur strikten *Wissenschaftlichkeit* ankommt.

10.1.3 Beispiel eines Modells: Ein Vergleich von Situationskreis und Gestaltkreis

Ausgehend von der Umwelttheorie[3] seines Vaters Jacob von UEXKÜLL übernahm Thure von UEXKÜLL den Funktionskreis zwischen Tier und Umwelt und bezog ihn auf den Menschen, besonders auf die Arzt-Patient-Beziehung in der psychosomatischen Medizin:[4] „Der Mensch schafft sich als stellungsnehmendes Wesen von der Reifung an im lebenslangen Probehandeln den ‚Situationskreis'. Gelingt diese handelnde und kommunikative Anpassung an Situationen nicht, so entstehen entsprechend (…) funktionelle und organischer Krankheiten."[5]

„Dies raffinierte Gleichgewicht zwischen den kreativen Potenzen eines Lebewesens und den fördernden und hindernden Gegebenheiten der Umgebung, beschreibt den Begriff der *Situation*. Eine Situation ist weder durch die Eigenschaften des Subjekts noch durch die objektiven Gegebenheiten allein definiert, sondern nur dadurch, wie gut oder wie schlecht beide zueinander passen und sich zu einem raumzeitlichen Gebilde ergänzen, zu einer belebten Bühne, die Lebens- und Überlebenschancen bietet."[6]

---
[1] Ebd., S. 138
[2] Ebd., S. 141
[3] Uexküll, J. v.: Umwelt und Innenwelt der Tiere. (1909)
Uexküll, J. v.: Theoretische Biologie. (1928)
[4] Uexküll, T. v.: Gestaltkreis und Situationskreis. (1987) S.127
[5] Christian, P.: Der "Gestaltkreis" von Viktor von Weizsäcker. (1987)
[6] Uexküll, T. v., Wesiack, W.: Theorie der Humanmedizin. (1990) S. 89

Der Begriff „Situationskreis" wird erstmals 1979 von Thure von UEXKÜLL in der Einleitung seines Lehrbuches[1] der psychosomatischen Medizin verwendet. Ausführlich dargelegt wird die Theorie des Situationskreises in dem gemeinsam mit Wolfgang WESIACK verfassten Buch[2] „Theorie der Humanmedizin".[3]

Zum 100. Geburtstag von VvW vergleicht Thure von UEXKÜLL in seinem Referat „Gestaltkreis und Situationskreis"[4] die beiden Konzepte miteinander.

Die Begriffe Gestalt und Situation bezeichnen etwas, „das erst in einer Interaktion von Elementen, von Teilnehmern auftritt, bei den isolierten Teilnehmern oder Elementen aber nicht vorhanden ist."[5] Das bedeutet, die Begriffe lassen sich auf die einfache Formel von Christan von EHRENFELS[6] bringen, „das Ganze ist mehr als die Summer seiner Teile."[7]

> „Gestalt lässt sich nicht auf die Elemente zurückführen, aus denen sie aufgebaut ist. Sie entsteht aus deren Zusammenspiel als etwas Neues. Ebenso verhält es sich mit der Situation. Weder das Subjekt noch dessen Umgebung schaffen die Situation. Sie entsteht erst in der Interaktion von Subjekt und Umgebung als szenisches Element einer individuellen Wirklichkeit."[8]

Gestaltkreis und Situationskreis sind zwei Modelle, die eine Interaktion von Subjekten mit Objekten beschreiben, bei der etwas Neues in Erscheinung tritt. Der GK beschreibt die Interaktion von Wahrnehmen und Bewegen, bei der der Raum als etwas Neues entsteht. Bei der Interaktion im Situationskreis sind Subjekte mit den Objekten ihrer Umgebung beteiligt, die eine Wirklichkeit schaffen. Beide Modelle bringen es mit sich, dass die bisherigen Vorstellungen von Wirklichkeit verändert werden müssen.

---

[1] Uexküll, T. v.: Lehrbuch der psychosomatischen Medizin (1981)
[2] Uexküll, T. v., Wesiack, W.: Theorie der Humanmedizin. (1990)
[3] Stoffels, H.: Situationskreis und Situationstherapie. (2003). S. 94.
[4] Uexküll, T. v.: Gestaltkreis und Situationskreis. (1987)
[5] Ebd., S.126
[6] Begründer der Gestaltpsychologie. Ehrenfels, C. v.: „Über Gestaltqualitäten". (1890)
[7] Ebd., S.126
[8] Ebd., S.126

„Beiden geht es um verschiedene Aspekte des Anteils des Subjekts an der Erzeugung von Wirklichkeit und um eine Neudefinition des Begriffs „Objektivität" (...)."[1]
Dazu zitiert UEXKÜLL aus dem Vorwort zur 4. Auflage des GK:

> „Sodann hat die Einführung des Subjektes nicht etwa die Bedeutung, dass die Objektivität damit eingeschränkt würde. Es handelt sich weder um Subjektivität allein noch um Objektivität allein, sondern um die Verbindung beider. Eben darum ist nun hier doch eine Veränderung des Wissenschaftsbegriffes zu bemerken. Wissenschaft gilt nämlich hier nicht als „objektive Erkenntnis" schlechthin, sondern Wissenschaft gilt als eine *redliche Art des Umgangs von Subjekten mit Objekten*. Die Begegnung, der Umgang ist also zum Kernbegriff der Wissenschaft erhoben."[2]

Um die Wirklichkeit und ihren Raum in der Interaktion, also in dem Umgang von Subjekten mit Objekten zu beschreiben, müssen sich die Begriffe der klassischen Wissenschaften ändern und neue Begriffe wie der Gestaltkreis und Situationskreis geprägt werden.
Andererseits sagt UEXKÜLL, dass die Einführung des Subjekts in die Wissenschaft aber nicht nur zu einem Zusammenbruch der traditionellen Vorstellungen von Wirklichkeit führt und auch nicht nur die Einsicht mit sich bringt, „dass Wirklichkeit nicht vorgefunden, sondern im Umgang mit Objekten erzeugt werden muss."[3]
Einführung des Subjekts bedeutet auch, „dass Gesundheit und Erzeugen von Wirklichkeit zusammengehören"[4] und dass damit der Mensch als Subjekt in die Medizin eingeführt wird.
Im Gestaltkreis kann es bei der Erzeugung der Wirklichkeit des Raumes zum Scheitern kommen und z.B. Schwindel entstehen.
„Das Thema des Situationskreises ist die Erzeugung von individueller Wirklichkeit aus den Wahrnehmungen unseres Körpers und unserer Sinnesorgane nach Programmen, die der einzelne in seiner Biographie erworben hat."[5] Stößt man hierbei

---

[1] Ebd., S.127
[2] Weizsäcker, V.v.: Der Gestaltkreis. GS 4
[3] Uexküll, T. v.: Gestaltkreis und Situationskreis. (1987) S.128
[4] Ebd., S.128
[5] Ebd., S.128

auf Schwierigkeiten, so spricht man vom Kranksein, beim Scheitern im GK spricht man vom „Stress".[1]

Das naturphilosophische und das medizinische Thema gehören also zusammen. Dazu zitiert er VvW:

„Die Gesundheit eines Menschen ist eben nicht ein Kapitel, das man aufzehren kann, sondern sie ist überhaupt nur dort vorhanden, wo sie in jedem Augenblick erzeugt wird. Wird sie nicht erzeugt, ist der Mensch bereits krank. Man kann den sozial Kranken als einen Menschen bezeichnen, bei dem die ständige Erzeugung von Gesundheit nicht mehr erfolgt."[2]

Nach VvW sind Gesundheit und Wirklichkeit „nicht nur individuelle, sondern auch soziale Phänomene. Sie haben mit einem ‚redlichen Umgang von Subjekten und Objekten' und anderen Subjekten zu tun."[3]

UEXKÜLL begreift Situationen als begrenzte Szenarien, „die mit einem Problem beginnen und mit der Lösung des Problems – oder einer kleineren oder größeren Katastrophe - enden. Situationen sind immer beides: Chance und Gefahr."

„Eine Medizin, die, wie Viktor von Weizsäcker fordert, den Umgang zum Kernbegriff erhoben hat, muss sich daher um Situationsbeschreibungen und Situationsanalysen bemühen. Damit kann sie Zusammenhänge klären und therapeutisch zugänglich machen (...)."[4]

---

[1] Ebd., S.128
[2] Weizsäcker, V.v.: Soziale Krankheit, soziale Gesundung. GS 8.
[3] Uexküll, T. v.: Gestaltkreis und Situationskreis. (1987) S.128
[4] Ebd., S.130

10.1.4 Beispiel eines Modells: Eine Kritik an Hans Schäfers Sozialphysiologie

Hans SCHAEFERs Modell der *Sozialphysiologie*[1] dient dem Verständnis pathophysiologischer Prozesse im erkrankten Organismus und stellt dabei gleichzeitig die Frage – im Gegensatz zu üblichen pathophysiologischen Modellen – nach der sozialen Dimension der Pathophysiologie.

„Hans SCHAEFER hat in seiner *Sozialphysiologie* – im Handbuch für Sozialmedizin – erstmals den Versuch unternommen, ein zureichendes Modell für *soziosomatische* oder – besser gesagt – *soziopsychosomatische* Vorgänge zu schaffen. Auch dieses sozial *physiologische* Modell ist vorwiegend leib-seelisch orientiert", wenngleich die *psychosomatischen* Konzepte sozialer Einwirkungen expressis verbis in einem Beitrag von Ludwig DELIUS[2] abgehandelt worden sind. In diesem Beitrag von DELIUS ist von dem Gestaltkreis Viktor von WEIZSÄCKERs mehrfach die Rede. Ob aber das Gestaltkreis-Modell selbst *sozialphysiologische oder sozialpsychologische Dimensionen* oder beide Dimensionen enthält, bleibt offen;"[3]

In seinem Aufsatz von 1987 „Sozialphysiologie und Gestaltkreis - Prolegomena zur einer sozialen Krankheitstheorie"[4] untersucht Wolfgang JACOB insbesondere die Frage, ob jene Dimensionen „als Ursprung oder als Folge des Gestaltkreis-Denkens zu betrachten seien (…)."[5]
Wenngleich SCHAEFER den GK nicht zitiert, stellt JACOB dennoch zahlreiche Anknüpfungspunkte zwischen beiden Modellen fest: Erstens in der Bemühung SCHAEFERs um eine *soziale Dimension der Physiologie*, „welche nicht vermittelt werden kann, ohne auf die Probleme der modernen Psychosomatik immer wieder einzugehen."[6] Und zweitens erörtert SCHAEFER grundlegend die „psychophysiologische Korrespondenz".

---

[1] Schaefer, H., Heinemann, H.: Modelle sozialer Einwirkungen auf den Menschen. (1975)
[2] Delius, L.: Modelle sozialer Einwirkungen auf den Menschen. (1976)
[3] Jacob, W.: Sozialphysiologie und Gestaltkreis... (1987) S. 153
[4] Ebd.
Die Beiträge dieses Buches stammen aus dem am 8.11.1986 von der Forschungsstelle für Theoretischen Pathologie der Heidelberger Akademie der Wissenschaften veranstalteten Symposium zu Ehren des 80. Geburtstages von Hans Schaefer. Das Thema des Symposiums war „Modelle der Pathologischen Physiologie".
[5] Jacob, W.: Sozialphysiologie und Gestaltkreis... (1987) S. 153
[6] Ebd., S. 153

Dazu schreibt JACOB:

„(...) und es nimmt nicht wunder, dass die ‚Mechanismen soziopsychosomatischer Relevanz' dort besonders deutlich und kritisch ins Auge gefasst werden, wo von einer ‚sozialen Physiologie' die Rede ist. Hier entsteht die Frage, wie sich *Soziales* in der *Physiologie* überhaupt vermitteln lässt, wie also methodisch ein ‚Auftauchen', ein Wirksamwerden der Kategorie des Sozialen in der Physiologie gedacht werden kann."[1]

Der Begriff der *Sozialphysiologie* wird JACOBs Auffassung nach als die „physiologischen Mechanismen der Einwirkung der Gesellschaft auf den Menschen"[2] verstanden. Die *Sozialphysiologie*

„ (...) will sich damit ausdrücklich auf die ‚physiologische Seite' dieses Prozesses beschränken, ohne daraus abzuleiten, dass ‚sie allein nur vorwiegend wichtig' sei. Die Sozialphysiologie soll vielmehr ‚eine Handhabe zum besseren Verständnis sozial determinierter Krankheiten bieten'. Eine neue Dimension ist hier die *Gesellschaft* ‚als die das Individuum umgebende Umwelt, soweit sie aus Menschen besteht', aber auch ‚die durch die Menschen veränderte' *Umwelt*, welche besondere Probleme ‚gesellschaftlicher' Natur bietet."[3]

Nach JACOB grenzt SCHAEFER die *Sozialphysiologie* gegen die Psychosomatik und die Soziologie wie folgt ab:

„Es muss jedoch, gerade der Soziologie und Psychosomatik gegenüber betont werden, dass andere als psychologisch oder psychochemisch definierbare *Mechanismen* soziopsychosomatischer Relevanz schlechterdings nicht existieren können, und selbst hierbei muss, in Sinne einer Theorie der Leib-Seele-Einheit und gegen jeden Versuch eines Dualismus, betont werden, dass der Physiologe als letzter den Menschen

---

[1] Ebd., S. 154
[2] Ebd., S. 161
[3] Ebd., S. 161

in zwei voneinander unabhängige oder mindestens selbständige, in ‚Wechselwirkung' miteinander tretende Teile zerschnitten wissen möchte. ‚Psyche' ist ein für uns nur methodisch wertvoller und definierbarer Begriff: eine Bezeichnung für das, was im Selbsterlebnis (in der ‚Introspektion') des Menschen erfahrbar wird. Dass allem ‚Psychischen' somatische (d.h. physikochemische) Phänomene entsprechen, ist kaum zu bezweifeln. Der Zusammenhang beider kann aber in keiner Modelltheorie dargestellt werden; er ist, im Sinne KANTs, ein Problem der ‚transzendenten Physiologie'."[1]

JACOB fasst dieses Zitat in eigenen Worten folgendermaßen zusammen:

„Für den Sozialphysiologen ist demnach ein ‚Dualismus' leibseelischer Zusammenhänge ebenso unannehmbar wie eine Trennung von der ‚Ganzheit' des lebenden Organismus, in welchem psychophysische Prozesse sich ereignen und für die Umwelt sichtbar und bemerkbar ‚zum Ausdruck' kommen. Ebenso ist ‚*Gesellschaft*' sozial *physiologisch* nur in Gestalt des ‚Individuums' fassbar, welches diese physiologische ‚Ganzheit' bildet. Demnach lassen sich *psychisch* oder *somatisch* (d.h. physikochemisch) zu beobachtende Phänomene nur im Rahmen einer wie immer zu definierenden ‚*Ganzheit des Individuums*' in ein *sozialphysiologisches* Konzept einordnen."[2]

Genau an diesem Punkt kritisiert JACOB das Modell SCHAEFERs, indem er fragt:

„Lassen sich *Ermergenz*-Phänomene übergeordneter Systeme einer elementaren Analyse dergestalt unterwerfen, dass sie durch die Reduktion (Rückführung) auf die in den Grundwissenschaften – hier in den angewandten Naturwissenschaften – zu beobachtenden Elemente nicht selbst zerstört werden und also in ihrer sog. ‚Ganzheit' gar nicht in Erscheinung treten können?"[3]

---

[1] Ebd., S. 161
[2] Ebd., S. 161
[3] Ebd., S. 162

In dieser grundsätzlichen Annahme widerspricht JACOB dem Modell SCHAEFERs mithilfe der Gestaltkreistheorie, insbesondere mit den WEIZSÄCKERschen Begriffen des *Subjekts* und seiner *Integration* in der *biologischen Zeit und dem biologischen Raum*. Er kritisiert SCHAEFERs Annahme, dass „die Beschreibung sozialphysiologischer Wirklichkeit auf eine Maschinen-Theorie des Lebens und ihre ‚ausschließlich genetischen Faktoren' sowie die ‚im Laufe des Lebens einwirkende Summe aller Außenwelteinflüsse' einzuschränken"[1] sei.

„Soziale Leitungs- und soziale Leistungsphänomene sind als solche Phänomene *sozialer Emergenz,* das heißt in gesellschaftlichen Systemen tauchen neue Phänomene auf, die im individuellen Bereich nicht beobachtet werden können. Hier wird das schwierige Problem einer überindividuellen ‚*Ganzheit'* gemeinschaftlicher oder gesellschaftlicher Systeme berührt, mit welchem sich die Sozialphysiologie als Wissenschaft auseinanderzusetzen hat, so etwa mit der Frage, ob die überindividuelle Ganzheit *physiologische* Eigenschaften besitzen kann, welche nicht durch die leiblichen organismischen Eigenschaften des Individuums verkörpert sind! Selbst wenn die technischen Erzeugnisse kultureller und gesellschaftlicher Kommunikation als Instrumente *sozialphysiologischer Funktionen* betrachten, so fehlt doch in diesem Zusammenhang das *individuelle organismische-biologische Substrat,* welches als die eigentliche *Matrix* physiologischer Funktionen zu betrachten ist. Wir müssen also genauer fragen: Welches sind die eigentlichen Strukturen sozialphysiologischer Funktionen als solcher? An diesem Punkt ist die Einführung des Subjekts in die Sozialphysiologie von außerordentlicher Bedeutung: Erst das seiner Umwelt als biologisches Subjekt gegenübergestellte Lebewesen ‚begabt' die Natur mit jenem unendlich vielfältigen Eigenschaften, welche unter dem Begriff der ‚psychophysischen Korrespondenz' als *Erscheinungen des Lebens* betrachtet werden können und zwar bis hin zu dem kleinsten lebenden Individuum, der *Zelle*."[2]

---

[1] Ebd., S. 163
[2] Ebd., S. 164

JACOB veranschaulicht sein Anliegen am Beispiel der sportlichen Leistung eines Fußballspiels, das von dem Ziel lebt: Ball ins Tor.

„Kein Zweifel, dass hier auch die *psychophysischen Korrespondenz* als eine conditio sine qua non für das Hervorbringen der Leistung angesehen werden muss. Da aber nach SCHAEFER selbst für die leiblichen Funktionen des Menschen seine ‚geistigen' Eigenschaften mit konstitutiv sind, lässt sich auch die Leistung eines Fußballspielers nicht etwa nur kraft der intakten *physiologischen Funktionen* seines *biologischen Organismus* erklären, sondern sie entstehen aus ‚einer Einordnung von biologischen Leistungen in eine Gegenwart'[1], welche durch ein einziges Ziel bestimmt wird: ‚Ball ins Tor', d.h. sie entsteht durch ein ‚Bezugssystem', welches ‚zwar eine gewisse Dauer besitzen, aber doch jederzeit zugunsten eines anderen geopfert werden'[2] kann."[3]

10.1.5 Beispiel eines Modells: Mehr-Komponentenmodell der Affektpsychologie

In seinem Aufsatz von 2001 „Die Gestaltkreistheorie von V. v. Weizsäcker aus affektpsychologischer Sicht" konzentriert sich S. BRUNNHUBER besonders auf zwei Aspekte im GK: „Das Verhältnis von Wahrnehmung und Bewegung" und den „bipersonalen Charakter im Verständnis von Krankheit und Gesundheit."[4] Dabei ist es ihm wichtig zu zeigen, „dass zahlreiche psychosomatische Theoriebildungen hinter das erkenntnistheoretische Niveau von VvW zurückfallen."[5] Im zweiten Punkt seiner Darstellung wird der GK aus einer affektpsychologischen Betrachtungsweise aufgegriffen und inhaltlich und methodisch fortgesetzt. Darin sieht BRUNNHUBER einen möglichen Anstoß, „die fehlende theoretische Rezeption und klinische Integration der Psychosomatik VvWs nachzuholen und den Anschluss an den allgemeinen Forschungsbetrieb zu ermöglichen."[6]

---

[1] Jacob zitiert hier aus dem Gestaltkreis.
[2] Jacob zitiert hier aus dem Gestaltkreis.
[3] Jacob, W.: Sozialphysiologie und Gestaltkreis... (1987) S. 166
[4] Brunnhuber, S.: Die Gestaltkreistheorie von V. v. Weizsäcker aus affektpsychologischer Sicht. (2001)
[5] Ebd., S.322
[6] Ebd., S.322

BRUNNHUBER differenziert die beiden Aspekte des GK – den theoretischen Aspekt des zyklomorphen Charakters und den methodischen Aspekt der Bipersonalität – vor dem Hintergrund des Mehr-Komponentenmodells der Affektpsychologie weiter aus. Den Begriff des *Zyklomorphen* beschreibt BRUNNHUBER als die Abgrenzung der Gestaltkreistheorie von unilinearen, psychogenetischen Vektormodellen in der Psychosomatik, „in denen vorrangig eine eindimensionale Beziehung zwischen Symptom und Geschichte beschrieben werde."[1] Die Krankheitslehre VvWs sei aber nicht kausalattributiv oder additiv sondern zyklomorph, also zirkulär, antilogisch und komplementär.[2]

BRUNNHUBERs Auffassung nach ist mit *Bipersonalität* gemeint, dass Störungsbilder mit dazugehörigen Psychopathologien als Gegenstand der Psychosomatik aus dem Kontext einer Zweier-Beziehung rekonstruiert werden müssten. Dazu fordert BRUNNHUBER andere Begriffe wie Empathie oder Affektansteckung des Affektapparates.[3]

„So wie sich aus der Wechselbeziehung von Bewegung und Wahrnehmung der Gestaltkreis generiert, so geht es innerhalb der Zwei-Personen-Konstellation nicht darum, die psychosomatische Symptombildung zu vervollkommnen, sondern darum, darzustellen, wie sich eine ,Kohärenzbeziehung' in eine andere wandelt. Der Wechsel als Erscheinungsform konstituiert die Psychopathologie."[4]

In diesem Sinne, dass alle vier Aspekte Kontext, Bipersonalität, Wahrnehmungs- und Bewegungsanteil in einer affektpsychologischen Lesart vorliegen, könne man laut BRUNNHUBER den GK auch als einen kybernetischen Regelkreis beschreiben.[5]

---

[1] Ebd., S.322
[2] Ebd., S.323
[3] Ebd., S.323
[4] Ebd., S.324
[5] Ebd., S.324

10.2 Am Gestaltkreis orientierte psychosomatische Klinik: Der „praktische" Gestalt- kreis als Grundlage von Therapien[1]

H. TELLENBACH beschreibt am Beispiel der Oralität besonders eindrucksvoll, was unter sensomotorischer/psychosomatischer Anschauung im Sinne des Gestaltkreises zu verstehen ist.

„Das verkostende Riechen der Speisen in gleichmäßiger, zuweilen sich vertiefender oder saccadierter Einatmung, das Kauen und Schlürfen, das (Schleimhaut-) Gefühl der Beschaffenheit von Speis und Trank, das kostende Schmecken, das Schlucken und Schlingen, das Genießen und schließlich die Resonanz im Sättigungsgefühl: all dies ist in *einem* biologischen Akt vereint und kann – wie wir bei der Analyse von Oralsinnerlebnissen Melancholischer sehen werden – ineins verändert sein. Nirgends ist und bleibt die Bezogenheit von Wahrnehmung und Bewegung so urtümlich wie in der oralen Sphäre. (…) Schmecken ist immer gleich Kauen und Schlürfen, Riechen ist Atmen. ‚Wir gehen mit der Speise um, und jeder Umgang ist ein gegenseitiges Verhältnis (…). Das Harte und Weiche, das Glatte und Rauhe, das Trockene und Feuchte, das Schlüpfrige, Körnige und Zähe usw., alles das entsteht erst durch die Bewegung der Kiefer, der Zunge, der Backen, der Zähne'[2]."[3]

Ohne dass die „Funktionelle Entspannung" an dieser Stelle explizit erwähnt werden wird, soll kurz darauf verwiesen werden, dass Marianne Fuchs, die Begründerin der „Funktionellen Entspannung", in ihrem Aufsatz „Die Entstehung der Funktionellen Entspannung" beschreibt, wie sie im ersten Drittel des 20. Jahrhunderts ihre Therapieform begründete und von welchen Menschen sie dabei beeinflusst wurde. Dabei nimmt Sie unter anderen Bezug auf VvW und auch kurz auf den Gestaltkreis.

---

[1] Fuchs, M.: Die Entstehung der Funktionellen Entspannung. (2001)
[2] Buytendijk, F. J. J.: Der Geschmack. (1957)
[3] Tellenbach, H.: Geschmack und Atmosphäre. (1968) S. 14

10.2.1 Gestalttherapie

Unter dem Titel „Anthropologische Medizin und humanistische Psychologie. Zum Verhältnis von Gestaltkreis und Gestalttherapie"[1] beschreibt ACHILLES die Therapiemethoden der humanistischen Psychologie als praktische Perspektiven der *Medizinischen Anthropologie* VvWs.

Als VvWs wichtigstes Ziel benennt ACHILLES die Begründung einer anthropologischen Medizin, die am besten dadurch beschrieben werde, dass sie eine psychosomatische Medizin sei und die Psychosomatik nicht als ein Nebenfach einer ansonsten naturwissenschaftlich orientierten Medizin betrachte. Um diese Medizin zu ermöglichen, wende VvW einen anthropologischen Ansatz an, „der weder, materialistisch noch psychologistisch sei, der diesen Gegensatz gleichsam überhole"[2] und der zur „Veränderung der Grundlagenbegriffe und des Naturbildes"[3] zwinge. Mit der Konzeption des Gestaltkreises habe VvW auf der Grundlage experimenteller und klinischer Arbeit versucht, Veränderungen wissenschaftlichen und medizinischen Denkens herbeizuführen, um eine anthropologische Medizin möglich zu machen.

ACHILLES fragt nach der heutigen Verwirklichung einer anthropologischen Medizin. Da sich zumindest die heutige humanistische Psychologie auf die gleiche Entwicklung wissenschaftlichen Denkens beziehe, die VvW dazu gebracht hat, den Gestaltkreis zu verfassen, und „weil sie in Theorie und Praxis in besonderem Masse dem Begriff des *Umganges* bei VvW gerecht werde"[4], sei sie dazu geeignet, um mit VvWs Ansatz einer anthropologischen Medizin verglichen zu werden."[5]

> „Wenn ich hier nach dem Zusammenhang von Weizsäckers Konzeption des Gestaltkreises mit den Theorien und Methoden dieser Psychologie zu fragen versuche, so tue ich es, um die Verwandtschaft dieser oft als anachronistischen beurteilten Medizinischen Anthropologie mit wenigstens einem Bereich heutiger Theorie und Praxis zu zeigen, so dass

---

[1] Achilles, P.: Anthropologische Medizin und humanistische Psychologie. (2003)
[2] Ebd., S. 145
[3] Ebd., S. 145
[4] Ebd., S. 146
[5] Ebd., S. 146

es zu einer wechselseitigen Bereicherung und Erläuterung kommen könnte."[1]

VvWs anthropologischer Ansatz ist nach ACHILLES zwar von vornherein umfassender als der jeder Psychotherapie; „dennoch gehöre zur Annäherung an das Ziel einer anthropologischen Medizin unbedingt die Frage nach Übereinstimmung und Differenz mit neueren Formen der Psychotherapie."[2]

Von den vielen Methoden der humanistischen Psychologie stellt ACHILLES die Gestalttherapie in das Zentrum seiner Betrachtung, da diese dem GK besonders nahe stehe.
ACHILLES nennt die Gestalttherapie „weniger eine festgeschriebene Methode, als vielmehr eine reflektierte therapeutischen Haltung, die recht unterschiedliche Therapieformen und Therapietechniken integrieren kann. In dieser Eigenschaft stehe sie Weizsäckers *Medizinischer Anthropologie* nahe, sofern er sie als eine ‚Gesinnung' bezeichnete."[3]

„Weizsäcker konnte die Konzeption des Gestaltkreises auch als ‚theoretische Biologie' kennzeichnen. Im Hinblick auf die ‚Gesinnung' der anthropologischen Medizin ist sie jedoch mehr eine Anweisung zur Erfahrung der Wirklichkeit; denn in dem erkennenden, als Gestaltkreis begriffenen Umgang mit der Wirklichkeit werden die sonst als getrennt gedachten Bereiche der Wirklichkeit in ihrem wechselseitigem Zusammenhang erfahrbar. Dies entspricht der Intention des bio-psycho-sozialen Ansatzes der psychosomatischen Medizin."[4]

Auch die Theorie der Gestalttherapie sieht ACHIILLES in der Ermöglichung von Erfahrungen; in ihrer Praxis beschreibt er sie als „Selbsterfahrung im Gestaltkreis." Mit dieser Aussage nimmt er Bezug auf den Aufsatz „Selbsterfahrung im Gestaltkreis"[5] von SCHOTT[6]. In diesem Aufsatz stellt SCHOTT die These auf, dass

---

[1] Ebd., S. 145
[2] Ebd., S. 146
[3] Ebd., S. 147
[4] Ebd., S. 147
[5] Schott, H.: Selbsterfahrung im ‚Gestaltkreis.' (1981)
[6] Zum damaligen Zeitpunkt ist Dr. med. Dr. phil. H. Schott am Institut für Geschichte der Medizin in Freiburg tätig.

das Fundament der Gestaltkreislehre auf einer Theorie der Selbsterfahrung aufgebaut sei, die sich aus den Begriffen der Selbstbewegung und Selbstwahrnehmung erschließe.

> „Selbsterfahrung heißt subjektive Lebenspraxis, Umgang des Subjekts mit seinem Objekt. (…) Der Gestaltkreis ist eine Modellvorstellung. Mit deren Hilfe die Bedingungen der Selbsterfahrung beschrieben werden sollen."[1]

Die humanistische Psychologie bezeichnet ACHILLES nicht als eine klar abgegrenzte Schule, sondern mehr als eine Strömung, die sich in den sechziger Jahren konsolidierte, „wobei die Methoden, die schließlich zu ihr gezählt wurden, zum großen Teil schon älter waren."[2] Gemeinsam war den vielen Methoden der Versuch, „den Menschen als selbstverantwortliches, sich selbst verwirklichendes, ganzheitliches, sinnbezogenes, soziales Wesen zu erforschen. So verstand sich die humanistische Psychologie als dritte Kraft neben der triebzentrierten Psychoanalyse und der lerntheoretischen Verhaltenstherapie."[3]

ACHILLES' Auffassung nach warf VvW der Psychoanalyse vor, dass sie sich nur mit den psychologischen Aspekten der Krankheit befasse und zu wenig die Leiblichkeit des Menschen und die Wirksamkeit seiner sozialen Umwelt berücksichtige.[4] Es wäre deshalb VvWs Anliegen gewesen, die Psychologie in die Medizin einzuführen, aber nicht um „die naturwissenschaftliche Kausalität durch die Psychogenie zu ersetzen, sondern im Sinne der Gestaltkreislehre die unterschiedlichen anthropologischen Aspekte aufeinander zu beziehen."[5] Dieser Vorwurf treffe auch eine holistisch, ganzheitlich denkende *humanistische Psychologie*.

> „So lange es ihr nicht gelingt, ihr Wissen um die sogenannte Ganzheit mit medizinischem Wissen zu verbinden, so lange ist der von ihr untersuchte Mensch eben doch nicht ganz. Die Konzeption des Gestaltkreises behauptet nicht Ganzheit, sondern integriert die komplementären

---

[1] Schott, H.: Selbsterfahrung im ‚Gestaltkreis.' (1981) S. 419
[2] Achilles, P.: Anthropologische Medizin und humanistische Psychologie. (2003) S. 151
[3] Ebd., S. 151
[4] Vgl. VvWs Besuch bei Freud: Weizsäcker, V.v.: Natur und Geist. GS 1
[5] Achilles, P.: Anthropologische Medizin und humanistische Psychologie. (2003) S. 150

Erscheinungsweisen[1] der Wirklichkeit. So sind die Unterschiede, die sich bei aller Übereinstimmung zwischen Medizinischer Anthropologie und humanistischer Psychologie ergeben, als Konsequenzen einer kritischen Anwendung der Gestaltkreistheorie auf den Holismus zu verstehen."[2]

Eine Überstimmung zwischen humanistischer Psychologie und dem GK ergebe sich hinsichtlich der Geltung von Theorien. Die Einführung des Subjektes, die komplementäre Struktur des Erkennens im Gestaltkreis und die Betonung der Selbstverantwortlichkeit, Entscheidungsfähigkeit des Menschen in den Methoden der humanistischen Psychologie hätten zur Folge, „dass alle Psychologie, Anthropologie, Medizin sich ihren Modellcharakter eingestehen müsse";[3] denn Personsein, Subjektsein, Wirklichkeit sei niemals völlig in Begriffe zu fassen, sondern nur in komplementären Aspekten und Erscheinungen beschreibbar.

ACHILLES weiterer Kritikpunkt an der humanistischen Psychologie ist, dass sie den Begriff der Krise nicht genügend in ihre Theorie integriert habe. Der Begriff der Krise, der mit der Konzeption des GK zusammenhänge, spiegle VvWs positive Sicht von Krankheit wider. Für VvW gehöre Krankheit unabdingbar zum menschlichen Leben dazu.

„Jeder biologische Akt ist vom anderen durch eine Krise getrennt. Jede Entwicklung, jede Selbstverwirklichung, jede Selbstzerstörung ist auch eine Krisenerfahrung. Die Krankheit dokumentiert eine Krise, sie führt zur Selbstzerstörung oder zu weiterer Selbstverwirklichung. (…) Erst wenn die Krise als kreative, zugleich den Tod widerspiegelnde Störung begriffen ist, wird auch die Krankheit nicht mehr als Zerstörung, sondern als Wahrheitschance erkennbar."[4]

Die humanistische Psychologie habe mit ihrem Begriff der Selbstverwirklichung zwar wie die anthropologische Medizin die Gesundheit als zentrales Thema. Sie müsse aber

---

[1] Vgl. Kapitel 6
[2] Achilles, P.: Anthropologische Medizin und humanistische Psychologie. (2003) S. 151
[3] Ebd., S. 151
[4] Ebd., S. 153

mehr, wie VvW es mit dem Begriff der Krise getan habe, nach dem Beitrag der Krankheit zur Gesundheit fragen.

Des Weiteren weist ACHILLES daraufhin, dass in einer Krise zwar eine Entscheidung falle, man aber gleichzeitig berücksichtigen müsse, dass diese Entscheidung sowohl aktiv verwirklicht wie erlitten, passiv hingenommen werde.

„Aktivität und Passivität, Freiheit und Notwendigkeit sind in ihr verschränkt, man ‚bekommt' und ‚macht' zugleich seine Krankheit. Diese Verschränkung bringt Weizsäcker auf den für seine Anthropologie zentralen Begriff des *Pathischen,* in dem sowohl das Erleiden wie die Leidenschaft repräsentiert sind."[1]

Im Sinne des Begriffes des Pathischen müsse das Prinzip der Selbstverantwortlichkeit der humanistischen Psychologie, so wie es sich z.B. in dem Satz „Ich kann nicht, heißt immer, ich will nicht",[2] widerspiegele, als zu einfach angesehen werden.

„Jede körperliche Erfahrung lehrt, dass Begriffe wie Verantwortung, Entscheidung, Wille hier einen ganz anderen Sinn haben müssen als die ans Bewusstsein gebundene Vorstellung von Wille und Entscheidung."[3]

Dazu zitiert ACHILLES VvW,

„Jede psychosomatische Medizin muss eine tiefenpsychologische sein oder sie wird nicht sein."[4]

ACHILLES erläutert,

„dass tiefenpsychologisch in diesem Zusammenhang heißt, dass das Wollenkönnen, die Übernahme von Selbstverantwortung auch unter Bedingungen steht und dass die Therapie dazu da ist, diese Bedingungen

---

[1] Ebd., S. 153
[2] Ebd., S. 153
[3] Ebd., S. 153
[4] Weizsäcker, V. v.: Psychosomatische Medizin. GS 6. S. 455

herauszufinden und möglichst herzustellen. Weizsäcker hatte deshalb schon früh die Begriffe Autonomie und Willensfreiheit als ‚metaphysische Irrtümer' unter Kritik gestellt und sie gegen den Begriff der Verantwortung abgegrenzt. Verantwortung ist nicht Autonomie und Willensfreiheit, sondern verantwortlicher Umgang mit der Bedingtheit, die wir durch Leib, Umwelt und sozialen Zusammenhang, eben durch das Leben im Gestaltkreis erfahren. (...) Die Selbstverantwortung des Kranken ist nur die andere Seite der Verantwortung des Therapeuten."[1]

Auch die Auswirkungen auf die Psychosomatik, die sich aus der Unterschiedlichkeit des Holismus und des Gestaltkreisdenken ergäben, werden von ACHILLES kurz angeschnitten. ACHILLES erläutert, dass „Leib und Seele im Gestaltkreis verbunden zu sehen heisse: die Begriffe ‚Leib' und ‚Seele' bezeichneten letztlich nur Erscheinungsweisen des ganzen als Gestaltkreis verstandenen Subjektes; Leib und Seele seien nicht eins, aber sie gehen miteinander um, sie erläutern sich gegenseitig."[2]

„Weizsäcker gebraucht drei Modelle, um die Beziehung von Leib und Seele darzustellen: Kausalität, Ausdruck, und Stellvertretung. Der dritte Aspekt schließt die beiden ersten ein. Wenn ich einen Nerven durchtrenne, führt das zur Veränderung des Wahrnehmens und Bewegens, das ist Kausalität. Wenn ich rot werde, weil ich mich schäme, so ist das Ausdruck. Wenn ich eine Angina bekomme, statt mich mit einem Menschen auseinanderzusetzen, so ist das Stellvertretung. Die Krankheit vertritt das ungelebte Leben."[3]

Während der unreflektierte Holismus vom Leiblichen aufs Seelische und umgekehrt kausal schließe, gelte in der Psychosomatik das Prinzip der Stellvertretung, wonach Leib und Seele einander vertreten wie Bewegung und Wahrnehmung im Gestaltkreis und somit im Leib das erscheint, „was seelisch nicht verwirklicht worden sei und umgekehrt."[4] Das Nicht-Verwirklichte, Nicht-Geschehene sei hierbei entscheidend,

---

[1] Achilles, P.: Anthropologische Medizin und humanistische Psychologie. (2003) S. 153
[2] Ebd., S. 154
[3] Ebd., S. 154
[4] Ebd., S. 155

aber nicht im kausalen Sinne, „sonst würde der Gestaltkreis zum Regelkreis, bzw. zu einem irgendwie entgleisten Regelkreis." [1]

„Das ungelebte Leben ist auch das Unbekannte, unbekannt als nicht Erfahrenes und unbekannt hinsichtlich der vielfältigen Möglichkeiten der Vergangenheit, unbekannt weil jenseits der bisher getroffenen Entscheidungen des Subjektes. So führt die Krankheit wiederum zur Frage, welches das richtige und das wahre Leben ist." [2]

ACHILLES weist auf die Analogie der Gestalttherapie zum Gestaltkreis und des in ihm beschriebenen Drehtür- bzw. Stellvertretungsprinzips hin. Das Ziel der Gestalttherapie, so wie sie ihr Begründer Fritz PERLS verstanden habe, sei „Integration, Vervollständigung und Abschluss der Gestalten." [3] Unter dem Aspekt des GK verstanden, bedeute das, „den Zusammenhang der lebendigen Wirklichkeit erfahrbar werden lassen, damit das Ungelebte gelebt werden könne." [4]

Durch den *Gestaltbegriff* gehe die Verwandtschaft des Gestaltkreises mit der Gestalttherapie über die Parallelen mit humanistischer Psychologie hinaus. ACHILLES weist daraufhin, dass sowohl PERLS wie VvW sich mit der Gestaltpsychologie und dem Neurophysiologen Kurt GOLDSTEIN auseinander gesetzt hätten. GOLDSTEIN habe „die gestaltpsychologischen Gesetzmäßigkeiten der Wahrnehmung auf organismische, psychische und interaktionelle Vorgänge" [5] übertragen. Des Weiteren hätten sich beide mit der existentiellen, phänomenologischen wie auch mit der Ich-Du-Philosophie Martin BUBERS beschäftigt. Nicht zuletzt hätte die Psychoanalyse FREUDS bei der Entwicklung ihrer beiden Konzepte eine gewichtige Rolle gespielt. Außerdem habe VvW den Gestaltkreis in einer gewissen Nähe zum Taoismus gesehen, während PERLS praktische Erfahrung mit Zen-Meditation gehabt habe. [6]

---

[1] Ebd., S. 155
[2] Ebd., S. 155
[3] Ebd., S. 155
[4] Ebd., S. 155
[5] Ebd., S. 156
VvW nimmt im GS 1 z.B. auf die folgende Arbeit von Goldstein Bezug: Goldstein, K.: Über die Plastizität des Organismus aufgrund von Erfahrungen an nervenkranken Menschen. (1931)
[6] Ebd., S. 156

Beim Vergleich mit dem Gestaltkreis bleibe trotz einer engen Verwandtschaft - wie für die humanistische Psychologie - auch für die klassische Gestalttherapie die Kritik ihres Holismus bestehen, der besonders in der „Annahme der organismischen Selbstregulation"[1] seinen Ausdruck finde: Zwar betone PERLS wie VvW auch die „unbewusste Vernünftigkeit, die Selbstorganisation der Organe."[2] Beide seien sich einig darüber, dass der Organismus nicht von der Umwelt zu trennen sei; also stimmten sie auch über das Gegenteil der *organismischen Selbstregulation* überein, nämlich über „die ganze Krankheit der Selbstmanipulierung, der Herrschaft der Umwelt, die diese feingefügige Selbst-Herrschaft zerstört."[3]

ACHILLES betont aber, dass sich in PERLS' Verständnis von Gesundheit der Unterschied zu VvW darin zeige, dass er „das Historische, das Einmalige des Subjektseins in seiner Theorie verwische."[4]

Dazu zitiert er PERLS:

„Wir (...) betrachten den Organismus einfach als ein System, das im Gleichgewicht ist und das ordentlich funktionieren muss. Jedes Ungleichgewicht wird als Bedürfnis erlebt, dieses Ungleichgewicht zu korrigieren."[5]

ACHILLES setzt diese Formulierung PERLS mit der *dynamischen* Stufe des Gestaltkreises gleich, in der es für den Organismus darum gehe, sein Gleichgewicht in der Umwelt zu finden. Hierbei betrachte der Organismus die Krankheit nur als eine Störung und nicht als eine Möglichkeit, er selbst zu werden bzw. „er selbst zu sein" heiße dann ‚ordentlich zu funktionieren'"[6], nicht sich selbst zu überschreiten in Richtung auf Neues, Unbekanntes. In VvWs Entwicklung des GK gebe es drei Phasen. Es sei wichtig, sich diese zu vergegenwärtigen, „weil sie darauf hinweisen, worauf die Frage nach Gesundheit und Krankheit letztlich hinauslaufe: nämlich auf die Frage nach Krankheit und Wahrheit."[7] Die *substantielle Phase* werde durch die Entdeckung des Funktionswandels und des Leistungsprinzips gekennzeichnet, die eine Antwort auf die psychophysische Frage gäben. Die *dynamische Phase* beschreibe das

---

[1] Ebd., S. 156
[2] Ebd., S. 156
[3] Ebd., S. 156
[4] Ebd., S. 156
[5] Perls, F.: Gestalttherapie in Aktion. (1976) S. 25
[6] Achilles, P.: Anthropologische Medizin und humanistische Psychologie. (2003) S. 157
[7] Ebd., S. 149

Verhältnis von Subjekt und Objekt und von Leib und Seele. Die *pathische* Stufe werde durch die Einführung des Subjektes im GK von 1940 beschrieben.

„Es geht nun um den Gestaltkreis als leidenschaftliches Geschehen, um die Erfahrung der Krisen, um die Komplementarität von Objektivem und Subjektivem im biologischen Akt. Damit kündigt sich eine letzte Stufe der Gestaltkreisforschung an, der Weizsäcker keinen Namen gibt, aber man kann sie guten Gewissens psychosomatische, oder besser *anthropologische Medizin* nennen. Erst auf dieser Stufe wird deutlich, was die ständige Selbsttranszendenz im biologischen Akt bedeutet. Weizsäcker stellt fest, dass er in der Gestaltkreis-Theorie ‚keinen Prüfstein für gesund und krank' fand. ‚Diese Analyse des Gestaltkreises steht also noch auf der Ebene einer Biologie, die sich ganz indifferent gegen den Wert der Vorgänge zu halten versucht.' Mit Wert ist nicht nur subjektives Erleben gemeint. Wenn ich, indem ich bestimmte Werte verwirkliche oder verfehle, gesund oder krank werde, dann erfahre ich mich in einer Abhängigkeit, die über mein subjektives Werterleben hinausgeht. Weizsäcker bringt diese Abhängigkeit auf den Begriff des ‚Grundverhältnisses.' Ich kann Wahrheit verwirklichen, und ich kann sie verfehlen. (...) Wahrheit wird in der Einheit von Erkennen und Verändern verwirklicht. Darin erweist sich die Abhängigkeit von einem Grunde, der selbst nicht Gegenstand des Erkennens werden kann."[1]

Das Moment der Selbstwerdung in der Krankheit sieht ACHILLES in der Gestalttherapie durch ihre Entwicklung in Deutschland zur *integrativen Therapie* eingeführt. Darin stehe nicht mehr „der Begriff der Homöostase, des organismischen Gleichgewichts"[2] im Vordergrund, sondern die *Integration*. Damit bewege sich die Integrative Therapie ganz auf der Linie VvWs, was sich in einem Zitat von Hilarion PETZOLD widerspiegle:

---

[1] Ebd., S. 150
[2] Ebd., S. 157

„Leben ist Prozess, der zu jeder Zeit und an jedem Ort neue Wirklichkeit hervorbringt und deshalb beständig neues Wahrnehmen und Handeln, neue Integration erfordert."[1]

Mit seinen eigenen Worten beschreibt ACHILLES die Integration wie folgt:

„Integration heisst Eingliederung der nicht wahrgenommenen, nicht in die eigene Verantwortung übernommenen Bereiche des eigenen Lebens ins Bewusstsein. Sie geschieht, indem die unabgeschlossenen Bereiche, die unerledigten Geschäfte erledigt, das ungelebte Leben leiblich und seelisch gelebt wird. (...) Diese Selbstunterbrechung geht einher mit einer gestörten Selbstwahrnehmung."[2]

In der integrativen Therapie erweise sich die Weisheit des Leibes nicht einfach als organismische Selbstregulation, sondern der Leib kommentiere unsere geistigen Ordnungen, „indem er in Gestaltung und Gestaltzerfall sichtbar mache, was Grundverhältnis heiße."[3] Darin sei der Leib „das unüberwindliche Kriterium einer als Verwirklichung verstandenen Wahrheit."[4] Denn wie Krankheit und Wahrheit zusammenhingen, könne nicht endgültig beantwortet werden, sondern „erfordere ein immer neues Durchlaufen der verschiedenen Seiten des Gestaltkreises, eine Integration seiner Gegensätze."[5]

10.2.2 Situationskreis und Situationstherapie – Konzept einer integrativen Psycho-therapie

Der Psychiater Hans STOFFELS[6] stellt in dem Aufsatz „Situationskreis und Situationstherapie. Überlegungen zu einem integrativen Konzept von Psychotherapie"[7] die Frage, ob es heute eine anthropologische Psychotherapie gebe, oder ob es die auf VvW zurückgehende Medizinische Anthropologie versäumt habe, „praktisch zu

---

[1] Petzold, H.: Humanistische Psychologie. (1975)
[2] Achilles, P.: Anthropologische Medizin und humanistische Psychologie. (2003) S. 157
[3] Ebd., S. 160
[4] Ebd., S. 160
[5] Ebd., S. 160
[6] Chefarzt der Psychiatrischen Abteilung der Schlosspark-Klinik in Berlin
[7] Stoffels, H.: Situationskreis und Situationstherapie. (2003)

werden und lediglich eine veränderte Denkweise geblieben sei, die den klinischen Alltag und die traditionellen psychotherapeutischen Behandlungsverfahren unangetastet lasse?"[1]

STOFFELS vergleicht den auf dem Situationskreis basierten psychosomatischen Therapieansatz Thure von UEXKÜLLs mit der erstmals 1930 von VvW beschriebenen Situationstherapie[2]. Er grenzt beide situationstherapeutische Verfahren gegen die reine Psychotherapie als ein zu spezielles Verfahren, das den Arzt einengt, gegen die Psychosomatik als Spezialgebiet, ab.[3]

„Beider Absicht ist es nicht, ein neues Gebiet kreieren zu wollen, zum Beispiel die Psychosomatik, sondern es sollen alle Gebiete der Medizin reformiert werden, nicht etwa privilegierte Krankheiten als psycho-somatische ausgesondert werden. (...)
Beide erwarten die Korrektur der Medizin nicht von außen, sondern durch Fortschreiten der einzelwissenschaftlichen Bemühungen. Beide gehen davon aus, dass - ähnlich wie in der modernen Physik – diese Forschungen an eine Grenze stoßen werden, welche zu einer Transformation zwingt."[4]

Konkret zur Situationstherapie VvWs und nur am Rande den GK erwähnend schreibt STOFFELS:

„Die Situationstherapie ist die Konsequenz der WEIZSÄCKERschen Krankheitstheorie, nach der der Patient seine Krankheit nicht nur hat, sondern auch macht. Der Kranke ist Opfer und Täter, Verantwortlicher und Entschuldigter zugleich. Nur ein steter, systematischer Perspektivenwechsel, wie er später in der Theorie des Gestaltkreises dargestellt wird, bewahrt davor, den Kranken in seiner Individualität und seiner Sozialität zu verfehlen. Wichtige Elemente dieser

---

[1] Ebd., S.89
[2] Weizsäcker, V.v.: Soziale Krankheit und soziale Gesundung. GS 8
[3] Stoffels, H.: Situationskreis und Situationstherapie. (2003) S.100
[4] Ebd., S.93

Situationstherapie finden sich heute im Konzept der lösungsorientierten Psychotherapie[1] wieder."[2]

In diesem Sinne trage der Gestaltkreis durch die wissenschaftstheoretische und experimentelle Beschreibung des Verhältnisses von Subjekt und Umwelt zur theoretischen Fundierung einer anthropologischen Psychotherapie bei.

„Die eingangs aufgeworfene Frage nach einer anthropologisch fundierten Psychotherapie kann in der Perspektive des situationstherapeutischen Konzepts dahingehend beantwortet werden, dass es nicht nur statthaft ist, spezielle psychotherapeutische Verfahren zu erlernen (tiefenpsycho – logische, verhaltenstherapeutische, systemische etc.), sondern gerade zu geboten. Das Entscheidende ist, dass die spezielle Methode für den Patienten da ist, und nicht der Patient für die Methode. Das spezielle Verfahren ist in einen größeren Zusammenhang zu integrieren und dabei auf seine Nützlichkeit zu prüfen. Einseitigkeiten entstehen, wenn die Krankheitssymptomatik von Biographie und innerer Entwicklung abgetrennt und isoliert wird und umgekehrt, wenn pathologische Erlebens- und Verhaltensweisen lediglich als Ausfluss einer wie auch immer verstandenen Psychodynamik angesehen werden. Entsprechend dem anthropologischen Ansatz ist der Situationstherapie der integrale Blick eigen, der den unterschiedlichen Methoden in der jeweiligen biographischen Krisen- und Schwellensituation den ihnen zukommenden Platz zuweist."[3]

Dazu zitiert STOFFELS VvW aus seinem Aufsatz von 1947 „Über die seelischen Ursachen der Krankheit":

„Für mich wenigstens ist im Laufe der Jahre ‚Psychotherapie' das Vorbild jeder Therapie geworden – aber jede Therapie ist eine Somato-Therapie, das heißt; auch eine den Leib betreffende."[4]

---

[1] Fürstenau, P.: Entwicklungsförderung durch Therapie. (1994)
[2] Stoffels, H.: Situationskreis und Situationstherapie. (2003) S. 99
[3] Ebd., S.99/100
[4] Weizsäcker, V.v.: Über die seelischen Ursachen der Krankheit. GS 6

10.2.3 Kunsttherapie

Wolfgang JACOB hält nach seinem 1992 veröffentlichten Aufsatz „Kreativität und Gestaltkreis"[1] das Gestaltkreismodell für besonders geeignet, um einzelne Formen von Kunsttherapie zu analysieren.

Da die herkömmliche, naturwissenschaftliche Medizin kaum die zwischenmenschlichen Wirkungen auf den therapeutischen Bereich bespreche, könne sie auch keine Antworten darauf liefern, wie „die Entbindung sogenannter kreativer Quellen im Menschen positive Wirkung auf den Verlauf seiner Krankheit"[2] haben könne. Denn die zwischenmenschlichen Wirkungen in der Therapie beträfen die „Wirksamkeit sogenannter ästhetischer Momente in der Kunsttherapie selbst."[3]

> „Mit anderen Worten, es klafft ein Spalt zwischen den naturwissenschaftlich verifizierbaren therapeutischen Wirkmechanismen und den Anwendungen und Wirkungen jeglicher Therapie mit künstlerischen Medien."[4]

Das Modell des Gestaltkreises zeigt nach JACOB, dass der „Zustand sogenannter *Kreativität* im menschlichen Organismus nicht erst kunsttherapeutisch erzeugt werden müsse, sondern dass das menschliche Leben selbst als solches überall, wo immer es sich äußere, *per se* kreative Momente notwendig enthalte."[5] Anhand einer Darstellung des Versuches aus dem GK[6], bei der die Versuchsperson mit ausgestrecktem Arm einen Korb waagerecht hält, während eine zweite Person diesen Korb mit nacheinander folgenden Gewichten erschwert und damit verschiedene „Bewegungsantworten" veranlasst, erläutert JACOB den Begriff der Leistung im Bereich der Willkürmotorik. Damit soll eine Analogie zur Betrachtungsweise der Kreativität in der Bewegungs- und Tanztherapie aufgezeigt werden.

---

[1] Jacob, W.: Kreativität und Gestaltkreis. (1992)
[2] Ebd., S. 10
[3] Ebd., S. 10
[4] Ebd., S. 10
[5] Ebd., S. 10/11
[6] Weizsäcker, V.v.: Der Gestaltkreis. GS 4. S. 102

„Völlig spontan muss eine ‚Um-Innervation' der gesamten Rumpf- und Extremitätenmuskulatur erfolgen, *weil* der Proband den Fuß vorsetzt. Das aber erfordert binnen ‚Nanosekunden' eine völlig neue Innervationsleistung der gesamten Muskulatur bis hin zu den einzelnen Muskelfibrillen! Diese veränderte Innervationsleistung, die, wie *Weizsäcker* betont, ‚auf verschiedenen Wegen' erfolgt, und eine neue ‚Leistungs-Gestalt' erzeugt, ist   *immer* ein schöpferisches oder ein *kreatives Original*! Sie lässt sich als solche nicht repetieren! (…) der menschliche Organismus trägt in sich ein *kreatives Prinzip (...)* in der kleinsten willkürmotorischen Leistung (…)."[1]

---

[1] Jacob, W.: Kreativität und Gestaltkreis. (1992) S. 11

10.2.4 Ergotherapie

In seiner Publikation von 1976 „Bewegen und Wahrnehmen"[1] geht es MASUHR[2] um die neuen Aufgaben der Ergotherapie, nämlich die Bewegungstherapie und das Wahrnehmungstraining. Gestützt von der Gestaltkreislehre würden diese Übungsmethoden der Ergotherapie „zur Früherkennung und Behandlung sensomotorischer Funktionsstörungen, z.B. bei infantilen Zerebralparesen, bei der Hemiplegie Erwachsener und beim Parkinsonismus"[3] eingesetzt.

„Die herkömmlichen Reaktivierungsverfahren in der Arbeits- und Beschäftigungstherapie kommen zwar dem Leistungswillen depressiv Kranker entgegen, sind aber für die differenzierte Behandlung von Wahrnehmungs- und Bewegungsstörungen in der Neurologie und Psychiatrie nicht geeignet. Die psychosomatische Medizin könnte einen Zugang zu den Lern – und Arbeitsstörungen und schließlich zur Leistungsfähigkeit psychisch Kranker bieten."[4]

Konkreter Gegenstand seiner Interpretation ist die Frage, wie „die therapeutische Einstellung zu Kindern und Erwachsenen sein müsse, wenn Wahrnehmungs- und Bewegungsstörungen als Behinderung auffielen."[5]
Bei der neurologischen und psychologischen Diagnostik – eine Voraussetzung jeder Übungsbehandlung – sei die Zuwendung des Therapeuten besonders wichtig. Zuwendung bedeute aber in diesem Kontext nicht eine psychologische Unterstützung, sondern Mitarbeit. Zuwendung stehe hier für eine „gezielte Selbstbewegung, die über den Wirklichkeitscharakter einer Wahrnehmung entscheide."[6]
Diese Einstellung folge der Forderung VvWs nach der *Einführung des Subjekts* in die Wissenschaft, wonach „jede ‚Versuchsperson' als Subjekt wahrnehmbar sei"[7] und „der Beobachter von vornherein in die Untersuchung mit einbezogen werde."[8]

---

[1] Masuhr, K. F.: Bewegen und Wahrnehmen. (1976)
[2] Zum damaligen Zeitpunkt war Dr. Masuhr Oberarzt für Neurologie an der Freien Universität in Berlin
[3] Masuhr, K. F.: Bewegen und Wahrnehmen. (1976) S. 24
[4] Ebd., S. 24
[5] Ebd., S. 24
[6] Ebd., S. 26
[7] Ebd., S. 25
[8] Ebd., S. 25

„Der Ergotherapeut prüft – und behandelt zugleich – sensomotorische Funktionsstörungen, indem er sich selbst bewegt. Anders als bei der Reflexprüfung übergibt er dem Patienten das Untersuchungsgerät, (...) Spiel- oder Werkzeug, und registriert nun, wie dieser mit verschiedenartigen Objekten umgeht. Größe, Form und Farbe der Gegenstände sind zu bestimmen und zu beschreiben. Dabei zeigen sich Störungen der Sinneswahrnehmung und der Feinmotorik. Patient und Therapeut lernen, ihre Bewegungen aufeinander abzustimmen und verständigen sich über die Beschaffenheit und die Bedeutung des Übungsmaterials, das in der Wahrnehmung des Kranken anders erscheint als es ist. Objektivität der Methoden muss stets von neuem bestätigt werden."[1]

MASUHR hebt besonders die BOBATH-Methode hervor als eine Herstellung bzw. Wiederherstellung der „formalen Einheit von Bewegen und Wahrnehmen in der Ergotherapie."[2]
Bei dieser Methode würden „physiologische Haltungs- und Gleichgewichtsreaktionen *gebahnt* und abnorme Bewegungsmuster *gehemmt*."[3] Zum Bespiel werde „bei Patienten mit einer sensomotorischen Halbseitenlähmung bedacht, dass der ‚Wunsch zur Bewegung' fehle."[4]

„Der bei der Kraftübung auffallende Widerstand wird nicht gewaltsam durchbrochen, sondern allmählich wahrnehmbar überwunden. Die Zuwendung ist unmittelbar. Der Therapeut bewegt sich selbst. Er lagert, dreht den Patienten, unterstützt physiologische Bewegungen der gesunden und kranken Körperhälfte und entwickelt neue Bewegungsmuster. Dadurch wird der ‚Wunsch zur Bewegung' frühzeitig geweckt und die Tendenz zur Ausbildung stereotyper Bewegungen verringert."[5]

Des Weiteren stellt MASUHR die Wahrnehmungsschule von M. FROSTIG in Chicago vor, in der entwicklungsgestörte Kinder analysiert und behandelt werden.

---

[1] Ebd., S. 25
[2] Ebd., S. 26
[3] Ebd., S. 26
[4] Ebd., S. 26
[5] Ebd., S. 26

Dort hätte sich „im Perzeptionstest Unaufmerksamkeit als Störung der Koordination, der Raumwahrnehmung oder des Körperschemas herausgestellt." Dann würden zum Beispiel Kinder, die rechts und links nicht unterscheiden könnten, zu Bewegungsübungen im Freien angehalten; dazu sängen sie Lieder, die ihre Bewegungen als rechts und links, oben und unten beschrieben.

„Die ergotherapeutische Gruppe leitet zur Zusammenarbeit, zur gegenseitigen Hilfe und Kritik an. Wesentlich ist die während der Arbeit gemachte Erfahrung, dass der Behinderte sich im Zweifelsfall selbst helfen kann."[1]

10.2.5 Konzentrative Bewegungstherapie

Helmut STOLZE beschreibt in dem Kapitel „Konzentrative Bewegungstherapie"[2] – erschienen 1977 im Band III des Standardwerks für Psychologie „Die Psychologie des 20 Jh. - seinen bewegungstherapeutischen Ansatz und dessen geschichtliche Wurzel. Unter Bezugnahme auf die Theorie des Gestaltkreises begründet er einen Teil seiner Bewegungstherapie.

Das Eigenständige seiner *Konzentrativen Bewegungstherapie* umschreibt STOLZE wie folgt:

„Das konzentrative Sich-Erspüren und Bewegen (die ‚Konzentrative Bewegungstherapie') ist eine tiefenpsychologisch orientierte, einzel- und gruppentherapeutische Arbeitsweise. Sie lässt sich sowohl mit aktiv-klinischen als auch mit analytischen Methoden verbinden. Durch Sensibilisierung der Selbst- und Fremdwahrnehmung werden Assoziationsketten angestoßen, die zu produktiven Auseinandersetzungen mit dem eigenen Ich gleichzeitig auf den Ebenen der sensiblen und sensomotorischen Körpererfahrung, der Emotionalität und der reflektierenden Selbsteinsicht führen können. Die differenzierte Wahrnehmung ermöglicht ein Vergleichen eigener Einstellungen und

---

[1] Ebd., S. 27
[2] Stolze, H.: Konzentrative Bewegungstherapie. (1977)

eigenen Verhaltens zu verschiedenen Zeiten, in verschiedenen Situationen, im Umgang mit verschiedenen Gegenständen und Materialien, sowie mit verschiedenen Partnern bzw. einer Gruppe. Das Erproben neuer Wege kann fixierte Haltungen und Fehlerwartungen abbauen; die Fähigkeit, zu wählen und zu entscheiden, wird wiedergewonnen und weiterentwickelt. Wesentlich dabei ist – in Abhebung von anderen psychotherapeutischen Methoden - , dass Leibliches nicht ausgeklammert wird; vielmehr bildet es die Grundlage und Beziehungsfeld für individuell-eigengesetzliche physische, psychosomatische und psychische Abläufe. Die aktualisierten Inhalte werden so konkret erfahrbar; die Problematik wird ‚begreifbar' und kann weiter bearbeitet werden, entweder mehr durch eine Be-deutung der Körpererfahrung im Hier und Jetzt oder mehr durch eine verbale Interpretation der aus der bewussten und unbewussten Lebensgeschichte aufgetauchten Inhalte. Auf beiden Wegen können neue Entwicklungen angeregt werden im Sinne einer Persönlichkeitserweiterung."[1]

Die Grundlagen der *Konzentrativen Bewegungstherapie* sieht STOLZE in der Methode einer fundamentalen Psychotherapie[2], die er wie folgt beschreibt:

„Die Konzentrative Bewegungstherapie erstrebt im Sinne einer Anthropologie, die den Menschen als Gestalter seiner versteht, die Überwindung dieses Gesondertseins. Sobald sich der Mensch wieder als Tastender, Schauender, Hörender, Schmeckender und Riechender erfährt, ist er nicht länger (als das im Stand befindliche Wesen) von der Welt der Gegen-stände unterschieden, sondern ist neuer und zugleich ursprünglicher Weise mit den Dingen verbunden. (…) in Bezug auf den Körper als die dem Menschen naheliegendste Umwelt formulierte die phänomenlogische Anthropologie (…): Wir *haben* nicht nur einen Körper, wir *sind* auch unser Leib. Der Leib als der belebte und erlebte Körper ist in dieser Sicht der gemeinsame ‚Grund' – hier verstanden als ‚fundamentum' – auf dem Subjekt und Objekt stehen. Für eine in diesem

---
[1] Ebd., S. 1252
[2] Ebd., S. 1257

Sinn fundamentale Psychotherapie folgt daraus, dass wir versuchen, eine Erlebnisstörung gleichzeitig im Psychischen und im Leiblichen zu erfassen. Wir werden uns deshalb in der Bemühung um eine gezielte Umgestaltung des gestörten Erlebens in um-fassender Weise an den Menschen – verstanden als Leib/Seele-Einheit – wenden."[1]

Unter Bezugnahme auf den Gestaltkreis gehe „die Konzentrative Bewegungstherapie als Methode einer fundamentalen Psychotherapie"[2] von der „erspürten Bewegung"[3] aus:

„V.v. WEIZSÄCKER (1940) hat in seiner Lehre vom Gestaltkreis herausgearbeitet, dass Bewegen und Wahrnehmen nie als gesonderte Vorgänge, sondern stets aufeinander bezogen als ganzheitliche Gestalt existieren. (…) Und nicht nur dies: Bewegen und Wahrnehmen sind, kybernetisch gesehen, auch regelkreishaft aufeinander bezogen. Im Sinne eines solchen kinästhetischen Regelkreises kann Bewegung vollgültig nur verstanden werden als Bewegungserlebnis. Die Bewegungserlebnisse aber haben über die augenblickliche Lebenssituation hinaus eine grundlegende Bedeutung für die gesamte Entwicklung und Entfaltung eines Menschen. Die Chance, sich am Leben zu erhalten und sein Leben zu entfalten, gründet bekanntlich in seiner Fähigkeit, sich zu bewegen, zu atmen, zu saugen, zu schlucken, zu greifen. ‚Greifen' meint aber mehr als nur Zufassen, Zupacken, als das Ergreifen; es meint auch das Begreifen, als Wahrnehmen, Aufnehmen und Erfassen."[4]

So erweitert STOLZE (durch ein Schaubild veranschaulicht) den Gestalt- und Regelkreis des Wahrnehmens und Bewegens um den Gestalt- und Regelkreis des Denkens und Sprechens zu einem größeren Kreise des Begreifens[5], um zu verdeutlichen, „in welch umfassender Weise bei der Konzentrativen

---

[1] Ebd., S. 1257
[2] Ebd., S. 1258
[3] Ebd., S. 1258
[4] Ebd., S. 1258
[5] Ebd., S. 1258

Bewegungstherapie ‚die Bewegung' verstanden werde, ja warum wir bei diesem Verfahren überhaupt von einer ‚Bewegungstherapie' sprechen."[1]

„Beide Kreise, der ‚averbale' des Bewegens und Wahrnehmens und der ‚verbale' des Sprechens und Denkens, sind wiederum Teile eines größeren Kreises, dem des Begreifens. Mit ‚Begreifen' können wir umfassend die Leistungen der eigenständigen Ich-Sphäre bezeichnen. (...) (Die Bewegungstherapie) ‚begreift' über motorisches Sich-Bewegen hinaus noch anderes in sich: Erspüren, Wahrnehmen, Bewegt-Sein, Bedenken, Besprechen, Bedeuten. Und so kann sie nicht nur ‚im Außen' eine Korrektur des Fehlverhaltens bewirken, sondern auch ‚im Innen' eine Veränderung der Fehlhaltung."[2]

---

[1] Ebd., S. 1259
[2] Ebd., S. 1258

10.3 Literatur: Von psychosomatischer Medizin zur anthropologischen Medizin

1968, Tellenbach, H.: Geschmack und Atmosphäre. Otto Müller, Salzburg

1976, Masuhr, K. F.: Bewegen und Wahrnehmen. Beschäftigungstherapie und Rehabilitation 1, 24-7

1976, Delius, L.: Modelle sozialer Einwirkungen auf den Menschen. Psychosomatische Konzepte. Handbuch der Sozialmedizin (3 Bände) Bd 3: Sozialmedizin in der Praxis. M. Blohmke, C. von Ferber, K. P. Kisker, H. Schaefer (Hrsg.) 131-76. Stuttgart, Enke

1977, Stolze, H.: Konzentrative Bewegungstherapie. 1250 –73 in: Die Psychologie des 20. Jahrhunderts, Bd. III, Freud und die Folgen, Kindler, München, Zürich

1979, Rad, M. v.: Gestaltkreis und medizinische Anthropologie. Das Erbe Viktor von Weizsäckers. 182-90 in Psychologie des 20. Jahrhunderts. Bd. 9/1, Psychosomatik, Kindler, München, Zürich

1981, Kütemeyer, M.: Versuch der Integration psycho-somatischer Medizin in eine Neurologische Universitätsklinik. In: Uexküll, T. v. (Hrsg.): Integrierte Psychosomatische Medizin. Modelle in Praxis und Klinik. F. K. Schattauer, Stuttgart, New York 1981

1986, Wyss, D.: Vom Gestaltkreis zur Person. Zur Anthropologie Viktor von Weizsäckers. Prax Psychother Psychosom 31, 69-77

1986, Zacher, A.: Konzeptionen einer anthropologischen Medizin. Viktor von Weizsäcker und Dieter Wyss. Psyche 40, 248-62

1987, Jacob, W.: Sozialphysiologie und Gestaltkreis - Prolegomena zur einer sozialen Krankheitstheorie. Modelle der pathologischen Physiologie. W. Doerr, H. Schipperges (Hrsg.) 153-69. Springer, Berlin (u.a.)

1987, Rimpau, W.: Weg zur anthropologischen Medizin: Viktor von Weizsäcker. Jahrbuch für Kritische Medizin 12. Medizin, Moral und Markt. Argument Sonderband 146, 54-67

1991, Uexküll, T. v., Wesiack, W.: Theorie der Humanmedizin. Urban & Schwarzenberg, München, Wien, Baltimore

1992, Jacob, W.: Kreativität und Gestaltkreis. Musik-, Tanz- und Kunsttherapie 3, 10-12,

1993, Heinl, H.: Therapie vom Leibe her – körperbezogene Behandlung in der Praxis. In: Petzold/Sieper (hrsg): Integration und Kreation. Junfermann Verlag, Paderborn

1994, Ritschl, D.: Modell und Methode - Implizite Axiome der Theoriewahl in der Psychosomatischen Medizin? Modell und Methode in der Psychosomatik. P. Hahn, A. Werner et al (Hrsg.) 11-23, Deutscher Studienverlag, Weinheim

2001, Janz, D.: Anthropologische Aspekte in der Klinik. Dieter Janz in Diskussion mit Hans-Christian Deter, Wilhelm Rimpau, Roland Schiffter und Hans Stoffels. In: Hans-Christian Deter (Hrsg.): Psychosomatik am Beginn des 21. Jahrhunderts. Hans Huber, Bern

2001, Bräutigam, W.: Theorien und Praxis der psychosomatischen Medizin in 100 Jahren ihrer Geschichte. In: Hans-Christian Deter (Hrsg.): Psychosomatik am Beginn des 21. Jahrhunderts. Hans Huber, Bern

2001, Fuchs, M.: Die Entstehung der Funktionellen Entspannung. In: Hans-Christian Deter (Hrsg.): Psychosomatik am Beginn des 21. Jahrhunderts. Hans Huber, Bern

2003, Achilles, P.: Anthropologische Medizin und humanistische Psychologie. Zum Verhältnis von Gestaltkreis und Gestalttherapie. In: Jacobi, R.-M. E., Janz, D., (Hrsg): Zur Aktualität Viktor von Weizsäckers. Beiträge zur Medizinischen Anthropologie Bd. 1, Königshausen & Neumann, Würzburg

2003, Hahn, P.: Methodologie und Methodenwechsel in der Medizin. In: Jacobi, R.-M. E., Janz, D., (Hrsg): Zur Aktualität Viktor von Weizsäckers. Beiträge zur Medizinischen Anthropologie Bd. 1, Königshausen & Neumann, Würzburg

2003, Stoffels, H.: Situationskreis und Situationstherapie. In: Jacobi, R.-M. E., Janz, D., (Hrsg): Zur Aktualität Viktor von Weizsäckers. Beiträge zur Medizinischen Anthropologie Bd. 1, Königshausen & Neumann, Würzburg

11. Beiträge zum Gestaltkreis aus Philosophie und Theologie

11.1 Philosophie[1]

Parallel zu seiner Arbeit in der Physiologie beschäftigt sich VvW mit Philosophie. In dieser zweifachen Ausrichtung seines Interesses liegt die Idee des Gestaltkreises begründet und darin findet auch die ‚Medizinische Anthropologie' ihre Grundlegung.[2] Neben seinem Medizinstudium besuchte VvW Seminare bei WINDELBAND (1848-1915) und dessen Schüler RICKERT (1863-1936), die beide als Vertreter eines ‚Neo-Kantianismus' gelten. Der ‚Neo-Kantianismus' hatte sich „unter der Bezeichnung ‚Südwestdeutsche Philosophie" im ausgehenden 19. Jahrhundert von den herrschenden Strömungen des Historismus und Positivismus"[3] losgesagt.
VvWs Theorie des Gestaltkreises ist auch eine Folge seiner Kritik[4] an dem Vitalismus von Hans DRIESCH[5], der zwar die Organisation der Organismen nach den Gesetzen der Mechanik verneinte, aber eine autonome Lebenskraft (Entelechie) postulierte.[6] „Gegen diese ‚naive Scheinlösung', die den Organismus in einen physikalisch verstehbaren und einen unverstehbaren Bestandteil zerreißt, wendet sich v. WEIZSÄCKERs Kritik."[7] In *Natur und Geist* schreibt VvW, dass er bereits als Student davon überzeugt gewesen sei, dass eine Überwindung des Mechanismus in der

---

[1] Dressler, S.: Viktor von Weizsäcker. (1989) Dieses Buch Dresslers eignet sich ins Besondere als eine Rezeptionsgeschichte zu VvWs Medizinischer Anthropologie und Philosophie. Dressler (S. 38) weist auf eine Arbeit von Reenpää hin, in der dieser Husserls Kritik der traditionellen formalen Logik und v. Weizsäckers Gestaltkreislehre miteinander vergleicht: Reenpää, Y.: Über die Lehre vom Wissen. (1966) S. 70.
Des Weiteren weist Dressler (S. 38) auf die Arbeit von Hoffmann-Axthelm hin. Dort vergleicht dieser den GK mit der Phänomenologie Merleau-Pontys: Hoffmann-Axthelm, D.: Sinnesarbeit. (1987)
Auf diese zwei Arbeiten zum GK wird hier nicht weiter eingegangen werden, da darin dieser letztlich nur kurz besprochen wird.
[2] Henkelmann, T.: Viktor von Weizsäcker (1886-1957). (1986) S. 39
[3] Ebd., S. 39
[4] Die materialistisch - tendenziöse (in diesem Sinne auch interessante) Arbeit von E. Luther sieht VvWs Einführung des Subjekts durch die Entelechie ermöglicht und hält die Gestaltkreistheorie für einen Subjektivismus. S. 34f In: Luther, E.: Historische und erkenntnistheoretische Wurzeln der medizinischen Anthropologie Viktor von Weizsäckers. (1967) Stefan Dressler setzt sich mit der dieser Arbeit ausführlich auseinander. Dressler, S.: Viktor von Weizsäcker. (1989) S. 28 und 29.
[5] Hans Driesch (1867-1941) habilitierte sich in Heidelberg für Naturphilosophie. In seinem Hauptwerk die „Philosophie des Organischen" (1909), auf das sich VvW mehrfach bezieht, wird sein Vitalismus ausführlich dargelegt.
[6] Vgl. Herzog, M.: Phänomenologische Psychologie. (1992)
Die Gestaltkreislehre interessiert hier aus zwei Gründen: „einmal weil v. Weizsäcker damit die von ihm monierten Widersprüche des Neovitalismus beseitigt und zu einer radikal amechanischen Auffassung des Vitalen kommt und zum zweiten, weil die Lehre zeigt, wie hier ein organischer Subjektbegriff in die Psychologie integriert wird." (S. 364)
[7] Henkelmann, T.: Viktor von Weizsäcker (1886-1957). (1986) S. 46. Diese Kritik VvWs findet sich im Band 2 der Gesammelten Schriften.

Biologie und Medizin nicht durch einen naturphilosophischen An- und Überbau, sondern durch eine Veränderung der Naturforschung selbst gesucht werden müsse."[1] Dieser Sichtweise entsprechend liegt der Ansatzpunkt der Gestaltkreistheorie eher in experimenteller und ärztlicher Arbeit begründet als in einer philosophischen Problemstellung. Dennoch ist es VvWs Anliegen eine philosophische Haltung in wissenschaftlich-gesellschaftlicher Arbeit zu verwirklichen. „Von WEIZSÄCKERs Forderung eines philosophischen Empirismus, einer empirischen Philosophie bekomme Bedeutung auf dem Hintergrund seiner Auffassung der Verschlungenheit von Erkennen und Handeln im Gestaltkreis."[2] Andererseits lässt sich gerade aus der Gestaltkreistheorie heraus, die VvW als *eine Anweisung zum Verständnis des Lebendigen* verstanden sehen möchte, seine Skepsis der Philosophie gegenüber darstellen.

„Für von WEIZSÄCKER ist es eine Illusion – auch von der Existentialphilosophie – zu meinen, dass man sich dem Leben denkend nähern kann. Das Leben lässt sich nur erkennen, indem es gespendet wird. So muss Eros, der, wie Plato sagt, ein Philosoph ist, den Sprung vom verwunderten Zuschauer zum involvierten Liebhaber wagen."[3]

VvW schreibt über den Gestaltkreis, es sei, „der festen Bindung des Forschens an das Laboratorium und des Laboratoriums an die Klinik zu verdanken, dass hier die Philosophie doch immer zugleich eine Erfahrungswissenschaft blieb."[4]

---

[1] Weizsäcker, V.v.: Begegnungen und Entscheidungen. GS 1. S. 45f.
[2] Kasanmoentalib, S.: Humanistische Wesensanthropologie oder pathische Wissenschaft vom Menschen. (1985) S. 133
Soemini Kasanmoentalib, Dozentin für Philosophie der Medizin an der Universität Nijmegen, Holland. Ihr Aufsatz stellt ein Vergleich der Auffassungen von Wissenschaft bei Helmuth Plessner und VvW im Besonderen hinsichtlich derer Kritik des Vitalismus von Hans Driesch (Lehrer von Helmuth Plessner) dar. Der Gestaltkreis wird hier ausführlich behandelt und Kasanmoentalib schreibt von einem „nur partiellen Verständnis" (S. 124) Plessners bezüglich der Gestaltkreistheorie. Dieser reihe, so Kasanmoentalib, „ohne Grund das Gestaltkreisprinzip Weizsäckers in den Neovitalismus ein, der einer viel zu simplen Vorstellung vom Mechanismus huldigen sollte." (S. 124). Siehe Plessner, H.: Die Stufen des Organischen und der Mensch. (1965)
Zum Vergleich von Plessner und VvW siehe auch Dressler, S.: Viktor von Weizsäcker. (1989) S. 36 und 37. Dressler bezieht sich dabei auf die folgende Arbeit Plessners: Plessner, H.: Über die Erkenntnisquellen des Arztes. (1985)
[3] Kasanmoentalib, S.: Humanistische Wesensanthropologie oder pathische Wissenschaft vom Menschen. (1985) S. 134
[4] Weizsäcker, V.v.: Begegnungen und Entscheidungen. GS 1. S. 81ff

11.1.1 Der Gestaltkreis als integrierender Bestandteil des WEIZSÄCKERschen Denkens

1957 stellt Dieter WYSS eine Standortbestimmung des WEIZSÄCKERschen Werkes in der Philosophie und Anthropologie der Neuzeit vor. Er zeigt außerdem skizzenhaft auf, von welchen Denkern WEIZSÄCKERs Werk beeinflusst wurde:

„Von WEIZSÄCKER hat kein neues Weltbild im Sinne einer neuen ontologischen Interpretation von Welt und Mensch geschaffen – wie etwa die Existenzphilosophie. Jede Suche nach einer ‚Ontologie' wäre müßig, denn diese gibt es nicht bei von WEIZSÄCKER, wohl aber eine ‚Pathosophie', eine Lehre vom Erleiden. Die Ontologie und Pathosophie stehen im Verhältnis des Gestaltkreises zueinander, die sich zwar gegenseitig verlangen, aber doch einander verborgen sind. Eine ontologische Aussage – z.B. über die Transzendenz – kann nicht bestehen, ohne in irgendeiner Weise zu wirken und in ‚Pathisches' umzuschlagen. Das gilt ebenso für das Pathische, aber mit dieser Feststellung wird jede bisherige Ontologie in Frage gestellt."[1]

Dazu zitiert WYSS aus der Pathosophie:

„Wir haben vom Neuen Weltbild nun bisher gesagt: 1. es ist symbolisch, 2. es ist eine Aufgabe der Gegenseitigkeit, 3. man muss wählen, 4. seine Wurzel ist leidenschaftlich. (…). Aber Symbolismus, Reziprozität, Impossibilitätsprinzip, Pathosophie – das wären doch vier präzise neue Termini in einem Weltbild auch dann, wenn ‚Welt' jetzt mehr ein Verhalten als ein Sein und wenn ‚Bild' jetzt mehr eine Lehre als eine Anschauung bedeutet. Statt Weltbild könnte man jetzt Verhaltenslehre sagen. Schon würde man aber bei diesem Worttausch merken, dass in dem Worte Verhaltenslehre zuviel Moral, Schulmeisterei und modernem Knigge steckt, was uns sehen macht und bestimmt, die Suche nach dem neuen Worte fortzusetzen. Denn der Gedanke an Wissen, Erkenntnis,

---

[1] Wyss, D.: Viktor von Weizsäckers Stellung in Philosophie und Anthropologie der Neuzeit. (1957) S. 184

Anschaulichkeit, Begriffsschärfe lässt uns ja nicht los, und diese sollen nicht in den Wind geschlagen werden."[1]

Den Begriff des Symbolismus charakterisiert VvW in der Pathosophie weiter:

„Symbolismus des Weltbildes ist eine Zumutung, welche die positiven Wissenschaften nicht abgelehnt haben. Aber sie haben sie auch nicht angenommen. KIRCHHOFF[2] hat sich ihr sehr genähert. Auch Max PLANCK[3] hat den Positivismus abgelehnt. Aber die theoretischen Physiker haben doch versucht, den Positivismus so einzuschränken, dass ihre Aussagen ‚nicht falsch' wurden, und dies hieß dann, dass sie in Beziehung auf die Realität nicht falsch wurden. Dabei setzten sie voraus, die Realität könne nicht widerlogisch sein; so zielte dieser Respekt vor der Widerspruchsfreiheit doch auch auf die Realität. Ein *schrankenloser Symbolismus dagegen, wie er von uns verlangt wird,* würde immer sagen, dass die Erscheinung nicht das Sein ist, dass aber das, was sie zeigt, doch das Sein selbst ist; dies ist der Hintersinn von KANTs Behauptung, das Ding an sich sei unerkennbar. Dieser Satz ist aber falsch; man kann ihn nur retten, wenn man ihm als vorläufige Andeutung für seinen Hintersinn nimmt. Dies ist dann viel klarer, wenn man die Aussagen der Wissenschaften schlechthin alle als Symbole, das heißt hier als Erscheinungen eines Seins und nicht als ein Streben zu Sein selbst nimmt. Die Wissenschaften sind also Erscheinungen wie andere, aber was in ihnen erscheint, ist doch das Sein selbst."[4]

An dieser Stelle weist WYSS daraufhin, dass „viele Kritiker von WEIZSÄCKERs diesem ‚Spekulation' vorwerfen und dabei das pragmatische Fundament seiner Anschauungen übersehen."[5]

„ ‚Es-Bildung' ist bei von WEIZSÄCKER, was dem Pragmatiker das Erschaffen von Tatsachen durch Erkennen ist. Hier wurzelt philosophiegeschichtlich die Konzeption des Gestaltkreises, da der

---
[1] Weizsäcker, V.v.: Pathosophie. GS 10. S. 194
[2] Ebd., S. 486
[3] Ebd., S. 486
[4] Ebd., S. 195
[5] Wyss, D.: Viktor von Weizsäckers Stellung in Philosophie und Anthropologie der Neuzeit. (1957) S. 186

Pragmatismus lehrt, dass mit jeder aktuellen Sinneswahrnehmung immer auch eine bestimmte praktisch-motorische Haltung, zum mindesten der Anfang eines psychomotorischen Prozesses verknüpft ist'."[1]

WYSS macht darauf aufmerksam, dass auch der Pragmatismus „die Einführung des Subjekts in die Naturbeobachtung"[2] berücksichtige. In der Sichtweise des Pragmatismus stehe das Experiment schon an der Grenze, „nicht eine Vermutung zu beweisen, sondern durch diesen Eingriff die Natur möglicherweise bereits zu verändern."[3] An diesem Punkt übertreffe VvW sogar den Pragmatismus, „indem er mit ihm nicht nur die früheren ontologischen Konzeptionen in Frage stelle, sondern den Geist selber aus dem Pathos abzuleiten versuche."[4]

VvW wende sich aber vom Pragmatismus da ab, wo dieser sich als eine „positivistische Weltanschauung"[5] verstehe, indem er „die Wahrheit z.B. nur nach ihrer Zweckmäßigkeit definiere"[6].

„Denn der Pragmatismus verharrt auf der einen Seite des Gestaltkreises, dem Umschlag des Pathischen in das Ontische – von Weizsäcker versucht beide Seiten zu sehen."[7]

VvW sagt über den GK, dass ihn „nicht die schlechthinnige gegenseitige Verborgenheit, sondern die Ersetzbarkeit des Einen durch das Andere"[8] kennzeichne. Das Zeichen der Ersetzbarkeit macht er zu Voraussetzung eines neuen Weltbildes:

„Wenn also ein neues Weltbild gezeichnet werden kann, dann nur, wenn man diese Ersetzbarkeit zeichnen kann, und das hieße dann soviel als das Symbolisieren, die Gegenseitigkeit, die unvermeidliche Wahl und die pathische Hervorbringung zu *zeichnen* vermögen."[9]

Unter *zeichnen* versteht VvW:

---

[1] Ebd., S. 186
[2] Ebd., S. 186
[3] Ebd., S. 186
[4] Ebd., S. 187
[5] Ebd., S. 187
[6] Ebd., S. 187
[7] Ebd., S. 187
[8] Weizsäcker, V.v.: GS 10. S. 197
[9] Ebd., S. 197

„Dieses Zeichnen kann jedenfalls eine kasuistische Erzählung besser sein als eine Analyse; ein Kunstwerk kann es besser als eine Wissenschaft im alten Sinn; eine Geschichtsdarstellung besser als ein Gesetz usw. Aber was hier gezeichnet wird, bedarf immanent des Symbolismus, der Gegenseitigkeit, der Wahlnotwendigkeit und – freiheit und der pathischen Umgangsart. Man könnte mit einigen bildenden Künstlern sagen, dass schließlich Zeichnung und Farben nicht zu trennen sind. Im Individuellen muss das Generelle durchscheinen, im Objektivieren die Umgangsart. (…) Ein neues Weltbild, wenn es möglich ist, würde von einer Hervorbringung her und von seinem Inhalt her zu charakterisieren sein. Unter dieser Bedingung ist es vertretbar. Aber noch kürzer wäre der Weg, wenn wir sagten: wie lange sollen Physiker und Generale unser Weltbild bestimmen statt Dichter und Maler? Die Wissenschaft nun scheint nach beiden Seiten verfügbar (…). Keinesfalls kann das nun gesuchte Weltbild ein wissenschaftliches so unbefangen genannt werden, als bestände gar keine Meinungsverschiedenheit darüber, was Wissenschaft überhaupt sein soll."[1]

WYSS führt diese Zitate aus der Pathosophie auf, weil sie seiner Auffassung nach, den Schlüssel zum Verständnis der WEIZSÄCKERschen Anthropologie (Pathosophie) und zu dessen Methode enthielten.[2] Sie zeigten außerdem, wie „der Gestaltkreis zum integrierenden Bestandteil des WEIZSÄCKERschen Denkens geworden sei"[3] und weshalb er gelegentlich unlogisch scheine: VvW versuche nämlich mit diesem Begriff, die bisherige Logik von Grund auf zu überwinden.

„Den Gestaltkreis ins Denken aufzunehmen, führt dazu, dass die Dinge nicht nur von zwei, sondern versuchsweise von unendlich vielen Seiten gesehen werden, was einerseits pragmatisch-positivistisch, andererseits skeptizistisch sich gebärdet, in Wirklichkeit aber die einzige adäquate Methode ist, lebendiges Geschehen begrifflich mitzuteilen. Gerade in dem Versuch, die herkömmliche Logik und Systematik im Denken und in der

---

[1] Ebd., S. 197/198
[2] Wyss, D.: Viktor von Weizsäckers Stellung in Philosophie und Anthropologie der Neuzeit. (1957) S. 189
[3] Ebd., S. 189

Darstellung zu überwinden, liegt von WEIZSÄCKERs besondere Bedeutung im Abstand etwa zu Max SCHELER und Ludwig KLAGES, mit denen er sonst Entscheidendes gemeinsam teilt."[1]

11.1.2 Der Gestaltkreis als Grundprinzip einer philosophisch-medizinischen Anthropologie

VvW hat im Vorwort zur vierten Auflage des GK auf die unbehagliche Spannung im Begriff des GK hingewiesen, „welche die Verbindung von Anschauung und Begriff in ihm betreffe, und die dem vergleichbaren Sprachgebilde der ‚Kreisgestalt' fehle."[2]

„Die Bezeichnung ‚Gestaltkreis' hatte einen Vorteil, der eigentlich nicht beabsichtigt war. Das Wort erweckt nämlich kein so anschauliches Bild, wie es etwa das Wort Kreisgestalt tut. Es bleibt ein Unbehagen, indem Gestalten nichts Kreisendes an sich haben und das Kreisen, welches hier schließlich gemeint ist, nicht bildhaft wird. Eben diese unbehagliche Spannung zwischen der sinnlichen Anschauung (die sowohl mit ‚Gestalt' wie mit ‚Kreis' angeregt wird) und dem unsinnlichen Begriff (der mit der Vereinigung beider entsteht) – eben diese spannende Unangemessenheit verhindert dann ein volles Missverständnis."[3]

Diese Spannung des Gestaltkreisbegriffes mache ihn nach WIEHLs Auffassung „für die Funktion des Grundprinzips der WEIZSÄCKERschen Medizinischen Anthropologie geeignet."[4] Während die Kreisgestalt „sich in der wahrnehmenden Anschauung als eine ruhende, bzw. ruhige Gestalt"[5] erweise, stehe der Gestaltkreis „stellvertretend für ein Werden und für eine Bewegtheit des Seienden, welches

---

[1] Ebd., S. 190
[2] Wiehl, R.: Form und Gestalt im ‚Gestaltkreis'. (2003) S. 167
[3] Weizsäcker, V.v.: Der Gestaltkreis. GS 4. S. 86
Vgl. auch den Begriff des Handlungskreises von Gehlen, in: Gehlen, A.: Der Mensch. (1941)
Gehlen selbst hat auf die Analogie beider Begriffe hingewiesen, in: Gehlen, A.: Zur Geschichte der Anthropologie. (1983) S.156
Jürgen Habermas schreibt dazu: „Was V.v. Weizsäcker im Anschluss an Heidegger als den ‚Gestaltkreis', die Leistungseinheit von Wahrnehmung und Bewegung bezeichnet, das demonstriert Gehlen in minutiösen Analysen am ‚Handlungskreis', am Zusammenspiel von Hand, Auge, Tastsinn und Sprache." S. 27, in: Habermas, J.: Anthropologie. (1961)
[4] Wiehl, R.: Form und Gestalt im ‚Gestaltkreis'. (2003) S. 167
[5] Ebd., S. 167

prinzipiell von einer Unruhe durchherrscht sei, und welches sich deswegen der anschaulichen Darstellung in einer ruhigen überzeitlichen Gestalt verweigere."[1]
Die Funktion des GK als ein Grundprinzip der WEIZSÄCKERschen Medizinischen Anthropologie ergebe sich daraus, dass der Begriff des Gestaltkreises den Bereich reiner Bewegtheit transzendiert:

> „So wie der Gestaltkreis hinsichtlich jener Unruhe in der Bewegtheit eine Ruhe der Anschauung nicht zulässt, so transzendiert die entsprechende Begriffsfunktion den Bereich reiner Bewegtheit. Der Gestaltkreis ist daher keine anschauliche Darstellung von Bewegung, sondern eine Formel für etwas, welches in die Bewegtheit des Seienden als Moment der Unruhe hineinspielt."[2]

Das Gestaltkreisprinzip als die Methodik der Medizinischen Anthropologie solle eine Methodik einer neuen wissenschaftlichen Betrachtung konstituieren, die auf eine „radikale Revision der maßgeblichen Grundbegriffe"[3] abziele. Die Revision betreffe „nicht die Gültigkeit der Grundbegriffe einer in sich bestimmten einzelnen wissenschaftlichen Disziplin, sondern die Grundbegriffe verschiedener Disziplinen in ihrem interdisziplinären Verbund."[4]

> „Unter diesem Gesichtpunkt ist die eigentümliche Stellung der Philosophie in der Medizinischen Anthropologie WEIZSÄCKERs zu sehen. Dieser hat sich ausdrückliche auf die klassische und die romantische Naturphilosophie bezogen, und unter deren Grundbegriffen vor allem diese in ihrer Relevanz hervorgehoben: Form, Bewegung und Gegenstand, sowie Raum, Zeit und Funktion. Aber der Rekurs auf diese Naturphilosophie geschah nicht, um der Medizinischen Anthropologie ein philosophisches Fundament zu geben und diese auf eine philosophische Anthropologie zu gründen; und auch nicht um einer erkenntnistheoretischen Absicherung willen. Vielmehr wurde den philosophischen Grundbegriffen eine neue Aufgabe zuerkannt. Sie sollten

---

[1] Ebd., S. 167
[2] Ebd., S. 168
[3] Ebd., S. 169
[4] Ebd., S. 169

nunmehr als Leitbegriffe der Verbindung der verschiedenen wissenschaftlichen Disziplinen dienen, die die Medizinische Anthropologie bestimmen."[1]

In diesem Sinne ist der Gestaltkreis als ein „Grundprinzip einer philosophisch-medizinischen Anthropologie zu verstehen, in der die Philosophie weder den Status einer Grundwissenschaft, noch den einer Spezialwissenschaft hat, die als eine von vielen Disziplinen in das Commercium interdisziplinärer Tätigkeit hineinwirkt."[2] Infolgedessen erlangen die traditionellen philosophischen Begriffe wie z.B. *Gestalt* und *Form* im GK „eine neue Funktion und eine veränderte Bedeutung."[3]

„Die Differenz im Gebrauch der beiden zusammenhängenden Begriffe lässt sich nicht länger auf die einfache Differenz der Erkenntnisfunktionen von Sinnlichkeit und Verstand, von Wahrnehmung und Begriff reduzieren."[4]

WIEHLs Auffassung nach lasse sich die veränderte Bedeutung der beiden Begriffe verstehen, indem man den Schlüssel „zum Verständnis des methodischen Prinzips des Gestaltkreises"[5] in der WEIZSÄCKERschen Formel der „Einführung des Subjekts in die Wissenschaften"[6] sucht.

Die erste Bedeutung des philosophischen Begriffes der Subjektivität sieht WIEHL in der Abgrenzung zur Physik darin, dass „die Subjektivität die Lebendigkeit eines jeweils als Lebewesen bestimmten Dinges kennzeichne."

„So gesehen ist die Subjektivität nicht ein Prinzip bloßer Bewegung wie zum Beispiel eine physikalisch definierte Kraft, sondern das Prinzip der Unruhe in der Bewegtheit des Lebendigen."[7]

Der Mensch „repräsentiere die Subjektivität in der komplexesten und ausgebildetsten Form."[1] Die menschliche Lebendigkeit umfasse „eine große Vielfalt von Gestalten der

---

[1] Ebd., S. 169
[2] Ebd., S. 169
[3] Ebd., S. 169
[4] Ebd., S. 169
[5] Ebd., S. 170
[6] Ebd., S. 170
[7] Ebd., S. 170

Subjektivität"², nämlich die der Zellaktivitäten, der Reflexe und Willkürbewegungen, der Sinnesempfindungen und Gedanken. Die Vielfalt der begrifflichen Bedeutungen der Subjektivität werfe die Frage auf, wie „dem philosophischen Begriff der Subjektivität wissenschaftlicher Status und methodischer Gebrauch verschafft werden könne?"[3]

> „Die Subjektivität zeigt sich als solche in den eigentümlichen Bewegungsphänomenen des Lebendigen. Sie ist insofern ein Gegenstand möglicher Erfahrung. Die eigentümliche Bewegtheit des Lebendigen ist schon der gewöhnlichen Wahrnehmung und deswegen auch der experimentierenden Beobachtung zugänglich. Deswegen gewinnt für die Methodik des Gestaltkreises die Verschränkung zwischen Bewegung und Wahrnehmung für die wissenschaftliche Realität des Prinzips der Subjektivität eine paradigmatische Rolle."[4]

Gleichzeitig betont WIEHL, dass „von einem Prinzip der Subjektivität in der Physik, in der Chemie usw. keine Rede sein könne." [5] Denn es ist der Zusammenhang der philosophischen Begriffe, auf welchen sich die Einführung der Subjektivität beziehe. Daraus ergebe sich die zweite Bedeutung der Subjektivität:

> „Subjektivität bedeutet nicht nur Selbstbeziehung eines lebendigen Individuums und Selbstbewegung in dieser Selbstbeziehung; auch nicht nur Selbstsein und Selbstbewegung in der Beziehung auf anderes und in dem Bewegungszusammenhang mit anderem. Subjektivität bedeutet überdies beides hinaus: Selbstsein und Selbstbewegung im Zusammensein und im Bewegungszusammenhang mit anderen in einer gemeinsamen Welt; und Verhalten zu dieser Welt im Verhalten zu sich und zu anderem. Hier ist der Subjektbegriff mit dem Weltbegriff verbunden. Das Lebewesen Mensch vermag dabei von anderen Lebewesen, nicht zuletzt von den höheren Tieren darin unterschieden sein, dass seine Welt nicht nur eine für ihn und seines gleichen

---

[1] Ebd., S. 170
[2] Ebd., S. 170
[3] Ebd., S. 170
[4] Ebd., S. 170/171
[5] Ebd., S. 171

verbindliche Umwelt ist, sondern eine Umwelt besonderer Art. Es ist eine Umwelt, die sich zur Welt zu erweitern vermag. Diese Welt ist nicht nur die gemeinsame Welt des Lebendigen, sondern zugleich die Welt vergangener und zukünftiger Generationen."[1]

Bezüglich der zweiten Bedeutung der Subjektivität macht WIEHL darauf aufmerksam, dass sich darin VvWs Orientierung an der FREUDschen Psychoanalyse und der Existentialphilosophien SARTREs und HEIDEGGERs zeige und dass sich somit VvW „angesichts seines Gebrauchs philosophischer Grundbegriffe nicht nur auf die klassische und romantische Philosophie"[2] berufen habe. Des Weiteren zeige sich im Übergang von der einen zu zweitgenannten Bedeutung nicht nur eine Verschiebung der philosophischen Orientierung, sondern vielmehr eine „Verschiebung hinsichtlich des dominierenden Charakters der wissenschaftlichen Disziplinen."[3]

„Durch die erstgenannte Bedeutung der Subjektivität ist die interdisziplinäre Verknüpfung der Naturwissenschaften herausgefordert, insbesondere hinsichtlich naturwissenschaftlich-kausaler Beschreibungen und Erklärungen. Demgegenüber bildet die zweitgenannte Bedeutung eine Herausforderung für die Wissenschaften, die wir als Verhaltenswissenschaften bezeichnen."[4]

Im WEIZSÄCKERschen Sinne bedeuteten Verhaltenswissenschaften nicht einfach „eine Absage an die Naturwissenschaften in der Medizinischen Anthropologie"[5], sondern eine „Betonung des Subjekt-Status des Wissenschaftlers, der diese Anthropologie in Theorie und Praxis trägt."[6] „Das Verhalten des Wissenschaftlers zu seinem Gegenstand"[7] werde durch die „Begriffe der Begegnung, des Umgangs und der Teilhabe"[8] gekennzeichnet. In der „Betonung des Subjekt-Status des Wissenschaftlers"[9] liege WIEHLs Auffassung nach die dritte Bedeutung der Subjektivität.

---

[1] Ebd., S. 171
[2] Ebd., S. 171
[3] Ebd., S. 171
[4] Ebd., S. 171
[5] Ebd., S. 172
[6] Ebd., S. 172
[7] Ebd., S. 172
[8] Ebd., S. 172
[9] Ebd., S. 172

Da „die Prinzipien des Gestaltkreises und der Subjektivität direkt miteinander verbunden seien"[1], gelte für alle drei Bedeutungen der Subjektivität auch das WEIZSÄCKERsche Prinzip der *Verborgenheit* oder der *Drehtür*:

„Das Prinzip der Verborgenheit ist direkt auf das Prinzip der Subjektivität bezogen und auf ein Verhältnis gegenseitiger Verborgenheit von Wahrnehmung und Bewegung eines Organismus zurückzuführen: Jeder biologischer Akt ist eine Einheit von Wahrnehmung und Bewegung, in dem jeweils die eine Bewegung bedingende Wahrnehmung und die eine Wahrnehmung ermöglichende Bewegung verborgen bleiben. Mit diesem ursprünglichen Verhältnis in der Einheit des Lebensvollzugs ist paradoxerweise das, was in der Medizinischen Anthropologie verborgen ist, eben das Prinzip der Subjektivität, das in ihr eingeführt wird. Die *Verborgenheit der Subjektivität* gilt in dieser medizinischen Anthropologie als ein objektiver, in der Wissenschaft nachweisbarer Sachverhalt. (...) Der Zusammenhang zwischen selbstverborgener Selbstwahrnehmung und Wahrnehmung von Subjektivität lässt sich im Experiment mit Wahrnehmung und Bewegung darstellen. Es stellt insofern ein experimentell verifizierbares Datum dar."[2]

Dennoch sieht WIEHL im „wissenschaftlichen Faktum der Selbstverborgenheit des Subjekts zugleich ein kritisches Moment der philosophisch-medizinischen Anthropologie gegeben."[3]:

„Die Annahme einer Subjektivität als einer Realität wird durch weitere Annahme ihrer Selbstverborgenheit zu etwas grundsätzlich anderem im Vergleich mit der Einführung einer *qualitas oculta* oder von unbekannten Parametern."[4]

---

[1] Ebd., S. 172
[2] Ebd., S. 172/173
[3] Ebd., S. 173
[4] Ebd., S. 173

An diesem Punkt stellt sich für WIEHL die Frage, „inwiefern eine auf die Realität der Subjektivität gegründete medizinische Anthropologie den Bedingungen einer Wissenschaft genügen könne."[1]

„Die einfachste Antwort auf diese Frage ist in der Transformation der Naturwissenschaften als Wissenschaften von natürlichen Gegenständen und deren Strukturen und Relationen in eine interdisziplinäre Verhaltenswissenschaft gegeben. Besonders aufschlussreich ist unter diesem Gesichtspunkt der Bedeutungswandel in den klassischen philosophischen Begriffen von Form und Gestalt."[2]

In weiteren Verlauf des Aufsatzes bestimmt WIEHL die WEIZSÄCKERsche Modifikation der Bedeutung beider Begriffe mithilfe und in Abgrenzung zur GOETHEs Idee der Metamorphose und ARISTOTELES' Gestaltenlehre; ebenso wird „im methodischen Umgang mit den Gestaltphänomenen der Abstand WEIZSÄCKERs zur Phänomenologie HUSSERLs deutlich."[3] In Abgrenzung zur Gestaltpsychologie wären Gestalten VvWs Auffassung nach „in Anbetracht der methodischen Verschränkung von Wahrnehmung und Bewegung nicht als unmittelbare Gegebenheiten genommen, sondern als Grenzphänomene charakterisiert, die allenfalls Übergänge und Umbrüche in einem Geschehen markierten."[4] Die Gestaltpsychologie hingegen „gehe von der Selbstgegebenheit der Gestaltphänomene aus und müsse zur Erklärung ihrer Genese auf ein ‚übersummatives' Moment rekurrieren, durch dessen Annahme der Wert der betreffenden Erklärung zunichte gemacht werde."[5]

WIEHL erläutert noch eine andere Dimension des WEIZSÄCKERschen Gestaltbegriffes, der sich als Folge der Methodik des Gestaltkreisansatzes ergibt. Anstelle der herkömmlichen Bestimmung des Gestaltbegriffes „als Gegebenheit der Anschauung, der Wahrnehmung und der Beobachtung trete seine Charakterisierung als Grenzbestimmung."[6] Dazu zitiert WIEHL aus dem GK:

---

[1] Ebd., S. 173
[2] Ebd., S. 173
[3] Ebd., S. 175
[4] Ebd., S. 174
[5] Ebd., S. 175
[6] Ebd., S. 178

"Analysierbar und mit der angemessenen Methode feststellbar ist (...) niemals die Gestalt selbst, sondern immer nur die Grenzen ihres Erscheinens und Verschwindens, also die Bedingungen ihres formalen, nicht ihres inhaltlichen Prinzips."[1]

Zu diesem Zitat schreibt WIEHL:

"Diesen Sätzen zufolge reicht die Kritik an der traditionellen Morphologie sehr viel weiter als bisher angenommen. Sie erschöpft sich nicht in einer Umkehrung der Prioritäten im Verhältnis von Gestalt und Verwandlung, in dem die Metamorphose gegenüber der ruhenden Gestalt Dominanz gewinnt. Sie erstreckt sich aber auch nicht nur auf die einfache Zuordnung von Gestalt und Form zu Anschauung und Begriff. Sie betrifft vielmehr insbesondere die traditionellen Bestimmungen der Verbindung zwischen Gestalt und Materie, zwischen Form und Gehalt. In allen Modifikationen dieser traditionellen Bestimmung ist die Einführung des Subjektes, insbesondere der Verborgenheit in der Verschränkung von Wahrnehmung und Bewegung leitend. Von hier aus gewinnen auch die klassischen Kategorien der philosophisch-wissenschaftlichen Erkenntnislehre eine neue begriffliche Bedeutung und Funktionsbestimmung. Das gilt für Raum und Zeit, Materie und Kausalität ebenso wie für Gegenständlichkeit, Funktion und organismische Leistung. Die Wissenschaft vom Lebendigen und die Medizinische Anthropologie machen im Grund für die gesamte traditionelle Kategorienlehre eine Neubestimmung notwendig. Die Grenzen des Erscheinens und Verschwindens der Gestalten haben in dieser Hinsicht eine ausgezeichnete heuristische Funktion."[2]

Des Weiteren geht WIEHL auf die besondere Bedeutung des Begriffes der Form im Gestaltkreis ein. Er tut das unter dem Gesichtspunkt, dass "Begriffe zunächst ihrer kritischen Bestimmung entsprechend als Charakterisierung von Grenzbedingungen der Lebensvorgänge verständlich zu machen"[3] seien und "zugleich bewusst auf ihren

---
[1] Weizsäcker, V.v.: Der Gestaltkreis. GS 4. S. 113
[2] Wiehl, R.: Form und Gestalt im ‚Gestaltkreis'. (2003) S. 178
[3] Ebd., S. 180

Gebrauch zu Erklärung und Beschreibung dieser Vorgänge zu verzichten hätten"[1]. Unter Abgrenzung zu den Annahmen in LEIBNIZENs *Monadologie* zeigt WIEHL, dass die WEIZSÄCKERsche „Formenkunde unter der methodischen Bedingung des Gestaltkreises"[2], letztlich zu einer „Verschränkung von Ding und Gegenstand"[3] führe.

„Unter diesem Gesichtspunkt der *Verschränkung von Ding und Gegenstand* gilt die These WEIZSÄCKERs, dass die Bedingung von Wahrnehmung zugleich die Bedingung möglicher Erfahrung ist – ein Grundsatz, der sehr bewusst den entsprechenden Grundsatz der KANTischen Vernunftkritik abwandelt, demzufolge die Bedingungen möglicher Erfahrung zugleich die Bedingungen der Möglichkeit der Gegenstände der Erfahrung sind. Die Verschränkung von Ding und Gegenstand in der Verschränkung von Wahrnehmung und Bewegung entspricht jenem Befund der als Zerreißen von Kohärenz und als Neubildung von Kohärenz beschrieben wurde." [4]

WIEHL weist auch daraufhin, dass WEIZSÄCKER im Verhältnis von Ding und Gegenstand die Dialektik von *An-sich* und *Für-sich* konstatiere, für die er sich vor allem auf SARTREs *L'Etre et le Néant* berufe. [5] Das dialektische Verhältnis von Ding und Gegenstand „sei somit Ausdruck des Lebendigen und zugleich Schlüssel für die Kennzeichnung der mannigfachen Charakteristika der Bedingungen der Lebensvorgänge." [6]

Des Weiteren beschreibt WIEHL den Überhang der Form in den Begriff eines Formenwandels, der als Bedingung der Regeln seines Wandels eng mit dem WEIZSÄCKERschen Begriff der Kohärenz verknüpft ist.

---

[1] Ebd., S. 180
[2] Ebd., S. 181
[3] Ebd., S. 182
[4] Ebd., S. 182
Bieler zitiert den Gestaltkreis auch in einem Zusammenhang gegen Kant: Bieler, M.: Freiheit als Gabe. (1991) S. 37
[5] Wiehl, R.: Form und Gestalt im ‚Gestaltkreis'. (2003) S. 183
Weizsäcker, V.v.: Jean-Paul Sartres ‚Sein und Nichts'. GS 1. S. 424-434
Weizsäcker, V.v.: Der Widerstand bei der Behandlung von Organkranken. Mit Bemerkungen über Werke von Jean-Paul Sartre. GS 6. S. 427-449
[6] Wiehl, R.: Form und Gestalt im ‚Gestaltkreis'. (2003) S. 183

„Schon in der Verschränkung von Wahrnehmung und Bewegung und in der hier bestimmenden Selbstverborgenheit des Subjekts zeigt sich, dass von einer selbstverständlichen Zuordnung zwischen Formen der Bewegung und der Wahrnehmung keine Rede sein kann. Die Selbstverborgenheit in dieser Verschränkung greift auch auf den Zusammenhang der Formen über. Hier kommt der ‚Dialektik' von Ding und Gegenstand eine besondere zusätzliche Bedeutung zu. Denn der mögliche Formenwandel, der sich zwischen Ding und Gegenstand ereignet, zeigt gegenüber dem herkömmlichen Formenwandel eine neue Qualität."[1]

Diese *neue Qualität* nennt WIEHL den „kategorialen Formenwandel"[2], für den der WEIZSÄCKERsche Begriff der Antilogik als Schlüssel „für die Neubestimmung des Verhältnisses von Logik und Kausalität"[3] eine Rolle spiele; im weiteren Verlauf seines Textes erläutert WIEHL diesen Zusammenhang deutlicher.

Als letzten Punkt beschreibt WIEHL die Modifikation des Formbegriffes und mit ihm die Modifikation des traditionellen ARISTOTELISCH-LEIBNIZischen Begriffes des Formenwandels durch die Einführung der pathischen Kategorien VvWs.
Unter der Einführung des Subjekts als einen pathisch Existierenden versteht WIEHL, „dass dieses Subjekt in seiner Beteiligung am Leben niemals außerhalb desselben zu stehen komme, sondern in ein *Grundverhältnis* eingebunden sei, in dem es sich *in einer Welt zu* seiner Welt verhalte." [4]

„Dieses Grundverhältnis, in welches das pathische existierende Subjekt eingebunden ist, hat seinerseits den Grundzug des Lebendigen an sich, den des Formenwandels. Das Subjekt steht in diesem Grundverhältnis in der Form des Gestaltkreises: in der Entsprechung eines Formenwandels mit einem anderen."[5]

---

[1] Ebd., S. 184
[2] Ebd., S. 184
[3] Ebd., S. 189
Dieter Wyss bezeichnet VvWs Begriff des Antilogischen als seinen „fundamentalsten Beitrag zu Philosophie." Wyss, D.: Die tiefenpsychologischen Schulen von den Anfängen bis zur Gegenwart. (1977) S. 310
[4] Wiehl, R.: Form und Gestalt im ‚Gestaltkreis'. (2003) S. 190
[5] Ebd., S. 191

11.1.3 Der Zeit- und Materiebegriff VvWs im Lichte neuerer Entwicklungen

In dem Aufsatz „Rhythmus und Resonanz"[1] beschreibt F. CRAMER den sich aus dem Gestaltkreismodell ergebenden Zeit- und Materiebegriff VvWs im Lichte der neueren Theorien vom *Seltsamen Attraktor* und der *Resonanztheorie*[2]. Da CRAMER VvWs „Denken in Widersprüchen"[3] und die „Denkfigur des Gestaltkreises"[4] als heraklitisch ansieht, ist es ferner sein Anliegen, die Verbindung zwischen WEIZSÄCKERschen und HERAKLITischen Denken durch Zitate anzudeuten.

CRAMERs Auffassung nach ist es auf den Zeitbegriff NEWTONs zurückzuführen, dass „die klassische Physik keinen Mechanismus für die Entstehung des Neuen kenne."[5] Der NEWTONsche Zeitbegriff der Physik sei auf ein Kontinuum angewiesen: „als ihr Dogma gelte, das Trajektorien bruchlos seien, sonst ließen sie sich nicht berechnen."[6] Mit der Voraussetzung des Kontinuums wiederum hinge es zusammen, dass die Zeit der Physik absolut sei, was wörtlich bedeute: „von den Gegenständen abgelöst."[7]

Den aus dem GK hervorgehenden biologischen Zeitbegriff erläutert CRAMER am Begriff des *Seltsamen Attraktors*. Unter diesem Begriff versteht er „ein komplex rückgekoppeltes System von Bahnen, Schwingungen oder Strukturen, die einer Störung unterworfen seien."[8] In diesem komplexen System würden lebendige Verhältnisse beschrieben, wobei „die Idealisierungen der NEWTONschen Physik, also Reibungsfreiheit, Massepunkt, Linearität, euklidische Dimensionen usw."[9] entfallen müssten.

> „In einem klassischen Planetensystem kreisen die Planeten ungestört um eine Zentralsonne oder einen sonstigen Attraktor, das kann auch ein Herzrhythmus, ein metabolischer Zyklus, ein Bewegungszyklus beim

---

[1] Cramer, F.: Rhythmus und Resonanz. (2003)
[2] Cramer, F.: Symphonie des Lebendigen. (1996)
[3] Cramer, F.: Rhythmus und Resonanz. (2003) S. 195
[4] Ebd., S. 195
[5] Ebd., S. 196
[6] Ebd., S. 196
[7] Ebd., S. 196
[8] Ebd., S. 196
[9] Ebd., S. 196

Tanz, ein eingeübtes Verhaltensmuster sein. Nun nehmen wir an, eine Störung träte ein: eine zweite Sonne gleicher Anziehungskraft gelangte irgendwie in das System. Dann kann in diesem dynamischen System der Zustand eintreten, dass die ‚Planeten' plötzlich nicht mehr wissen, um welche der Sonne sie kreisen sollen, sie befinden sich ‚auf der Kippe' und im nächsten Moment schlägt das System in ein anderes, in ein *neues* um. Das ist der wesentliche Inhalt der Chaostheorie: eine Planetenbahn, eine Kreisbahn, ein Zeitkreis, vielleicht auch der Gestaltkreis, gerät plötzlich, unvorhersagbar aber doch nicht ganz unerwartet in eine Übersprungsituation. Das gilt für alle energetisch getriebenen Systeme, insbesondere das Lebendige: das System lädt sich bis zu einem Schwellenwert auf und entlädt sich dann in einem irreversiblen Sprung. Es gilt für neuronale Impulse, für die komplizierte Steuerung der Herzmuskelkontraktion, für fast alle physiologischen Vorgänge. Die Welt lebt durch *Schwingen und Kippen*, und durch Kippen entsteht Neues. Der Vorgang ist *irreversibel*, das Neue, einmal in die Welt gesetzt, kann nicht zurückgenommen werden."[1]

Dagegen versuche der Physiker, „alle seine experimentellen Vorgänge *reversibel*, d.h. reproduzierbar zu gestalten"[2], um sie messen zu können. Im Leben aber stelle die Irreversibilität das Normale dar.
Leben bedeute „fortdauernde Schöpfung"[3], ein „Werden und Vergehen von Strukturen"[4]. Strukturen beschreibt CRAMER als „Zeitkreise, Kreisläufe, harmonische Oszillatoren, Wellenpakete"[5], die „zyklisch repetitiv"[6] abliefen.

„Der Weltprozess verläuft unter ständigem Variieren des Zeitmodus. Strukturbildende Zeitkreise, Oszillationen, Wellenpakete, reversible Vorgänge sind systemerhaltend, sie haben einen Rhythmus in der reversiblen Zeit **(tr)**, aber sie sind in Wahrheit nur *Warteschleifen*, in denen das System nur so lange kreist, bis es an einem Chaos-

---

[1] Ebd., S. 197/198
[2] Ebd., S. 198
[3] Ebd., S. 198
[4] Ebd., S. 198
[5] Ebd., S. 198
[6] Ebd., S. 198

Ordnungsübergang nach Art des ‚Seltsamen Attraktors' kommt. Dann erfolgt ein irreversibler *Zeitsprung* **(ti)** und es entsteht etwas *Neues*. Mit den beiden Zeitmodi **(tr)** und **(ti)** kann man erstmalig die Stabilität von Strukturen einerseits und das Entstehen des Neuen andererseits beschreiben, sowie mit Hilfe der Chaostheorie die Übergänge dieser beiden Zeitformen verstehen, mit deren Hilfe sich der Weltprozess in einen *Zeitbaum* einordnen lässt. Ich sehe darin eine aktualisierte Form des *Gestaltkreises*."[1]

Mit dieser Beschreibung des Zeitbegriffes muss CRAMERs Auffassung nach auch der *Materiebegriff* revidiert werden, „wie er sich im Anschluss an Demokrit bis in die moderne Wissenschaft hinein entwickelt habe."[2]

„Danach sind Materieteilchen, Demokrit nennt sie Atome, starre Klötzchen, die sich wie Legosteine zu bestimmten Formen zusammenstecken lassen und somit Strukturen ergeben. Wenn Materie, und eben auch makroskopische Materie, *auch* Welle bzw. Frequenz ist, kann sie in den quantenmechanischen Dualismus zwischen Korpuskel und Welle eingeschlossen werden und kann unter bestimmten Bedingungen als Wellenerscheinung auftreten. Je nachdem wie und mit welchen Instrumenten wir ihr begegnen, stoßen wir uns an ihr (Korpuskel) oder schwingen mit ihr (Welle). In der letzteren Erscheinungsform ist Materie zur Resonanz befähigt, sie kann über Wellenresonanz mit anderer Materie wechselwirken, und sie ist damit ein Stück weit lebendig. Nach meiner Auffassung ist jede Struktur ein Stück gebremste Zeit, d.h. Zeit, die in einen Zyklus, in eine harmonische Schwingung gezwungen wurde und dadurch reversibel geworden ist. Der Zeitkreis kann sehr lange stabil sein, bis er durch eine Störung zu einem ‚seltsamen Attraktor' wird, aus der Bahn springt und in etwas *Neues* übergeht. Sein ist damit Zeit und Zeit ist Sein."[3]

---

[1] Ebd., S. 199
[2] Ebd., S. 199
[3] Ebd., S. 199/200

Im letzten Satz spiegelt sich CRAMERs Auffassung nach eine Problematik wieder, die sich bereits an den folgenden zwei Sätzen HERAKLITs festmachen lasse. In dem ersten Satz „denn gemeinsam ist Anfang und Ende beim Kreisumfang"[1] sieht CRAMER die reversible Zeit **(tr)** erläutert:

> „ (...) alles läuft, wenn es sich kreisförmig bewegt, in sich zurück, es ist von der Art des Gestaltkreises. Es gibt kein Anfang und kein Ende. Es gibt vollkommene Reversibilität. Das ist die *Struktur*. Der Kreis ist das Symbol für Vollkommenheit und Erhaltung, für Beständigkeit und Harmonie, für Struktur und Stabilität. Er symbolisiert nicht nur, er *ist* die reversible Zeit **(tr)**, er ist das Sein."[2]

Der zweite Satz HERAKLITs stehe im Widerspruch zu seinem ersten: „Man kann nicht zweimal in den gleichen Fluss steigen."[3]

> „Nichts bleibt gleich, alles verändert sich, der Fluss fließt und ist im nächsten Moment schon nicht mehr derselbe. Der Mensch altert und ist im nächsten Tage ein anderer, der nicht als derselbe in den Fluss steigen kann. Der Fluss symbolisiert das veränderliche irreversible Weltbild, er gehorcht dem Zeitmodus **(ti)**."[4]

Diesen scheinbaren Widerspruch sieht CRAMER in seinen beiden Zeitbegriffen **(tr)** und **(ti)** aufgelöst.

Neben dem Gestaltkreis und dem *Seltsamen Attraktor* geht CRAMER noch auf eine „dritte Denkfigur in der Beschreibung des Lebendigen" ein, nämlich den *Baum*:

> „Die Dynamik des Lebendigen ist nicht völlig zielgerichtet, sie verläuft über Verzweigungen, Bifurkationen, Bäume, sie ist diskontinuierlich. Was für die Physik die *Bahn* ist, die Flugbahn, die Planetenbahn, die Bahn im Teilchenbeschleuniger, das ist im Reich des Lebendigen der

---

[1] Ebd., S. 199
[2] Ebd., S. 199
[3] Ebd., S. 199
[4] Ebd., S. 199

Baum, der Evolutionsbaum, der ontogenetische Stammbaum, die Dendriten oder einfach der Baum im Walde. (…)
Die Welt der klassischen Wissenschaften ist *starr*. Sie kann zwar alles *erklären*, so wie es ist und wie wir es vorfinden, aber dass und warum Lebendiges *entsteht*, vermag sie nicht zu sagen. Sie erklärt *Strukturen* und *Zustände*, aber niemals *Wachstum* und *Evolutionen*. Sie erklärt Festkörper, Gase und Flüssigkeiten, aber sie erklärt keine *Flüsse*. Denn Flüsse sine irreversibel, sie fließen immer bergab, niemals bergauf."[1]

An dieser Stelle verweist CRAMER auf den „Zusammenbruch des NEWTONschen Zeitkonzeptes"[2], der folgerichtig stattgefunden habe, „als man Mitte des vorigen Jahrhunderts Energieflüsse, Wärmeströme zu verstehen versucht habe."[3] Dieser Umbruch „habe zum 2. Hauptsatz (der Thermodynamik. P.Z.) geführt, zum Entropiebegriff, der den *Zeitpfeil*, die *irreversible Zeit* begründet habe"[4], die CRAMER **(ti)** nennt.

„Im *Zeitbaum*[5] sind die beiden Zeitmodi **(tr)** und **(ti)** zueinander in Beziehung gesetzt, sie bilden ein *Zeitgetriebe*, das sowohl die Stabilität der Strukturen, der Seienden **(tr)**, als auch die Veränderungen, die Evolution der Welt **(ti)**, erklärt. Im Zeitbaum wurde nachgewiesen, dass alle stabilen Strukturen *Zeitkreise*, harmonische Schwingungen, Oszillationen, Sinus-Schwingungen, regelhafte und reversible Zeitfolgen sind, ob es nun das Atom mit seinen Eigen*frequenzen*, der Blut*kreis*lauf, die weibliche Monats*regel*, die Jahres*zeiten*, die Mond*phasen*, die Grüne *Welle* der Verkehrampeln, der Zitronensäure-*Zyklus* des Zellstoffwechsels, der 24-Stunden*rhythmus* unserer Körpertemperatur oder die *periodischen* Hirnströme sind. Zyklizität und harmonische Schwingungen begründen Struktur: *reversible Zeit* **(tr)** *ist* Struktur, *ist* das Seiende. Zeit *ist* Sein und Sein *ist* Zeit."[6]

---

[1] Ebd., S. 201
[2] Ebd., S. 201
[3] Ebd., S. 201
[4] Ebd., S. 201
[5] Vgl. Cramer, F.: Der Zeitbaum. (1974)
Vgl. Weizsäcker, E. U. v. (Hrsg.): Offene Systeme. (1974)
[6] Cramer, F.: Rhythmus und Resonanz. (2003) S. 201-203

CRAMER folgert aus dieser Sichtweise für die Beschreibung komplexer Zusammenhänge der Umwelt, dass „schwingende Systeme unter geeigneten Bedingungen miteinander in *Resonanz* treten könnten"[1]:

„Wenn man am Klavier bei getretenem Pedal einen einzelnen Ton anschlägt, summt bald die Oktave mit, dann die Quint, die Terz usw., und schließlich brummelt das *ganze* Klavier; *Resonanz ermöglicht Ganzheit*. Das ist kein Spezialfall der Musik oder der Akustik, es gilt für *alle* schwingenden Systeme: Atome, Moleküle, Organe, Organismen, Personen (per-sonare!), Gesellschaften. (...) Keine Schwingung in der Natur ist reine Sinusschwingung sondern bildet ein gewisses Spektrum von Frequenzen; das gilt für die menschliche Stimme, den Vogelgesang, den Herzrhythmus, die Nervenimpulse, die metabolischen und hormonalen Zyklen. Gerade wegen der *Nichtidealität* der biologischen Frequenzen wird immer eine Teilfrequenz für die Resonanzwechselwirkung gefunden werden können."[2]

Im Weiteren beschreibt CRAMER ausführlicher „drei biologische Systeme als Resonanzsysteme"[3], nämlich den circadianen Rhythmus, das Hormonsystem und das Zentralnervensystem. Nach eigener Auffassung bewegt er sich dabei „in den Bahnen des ganzheitlichen Denkens Viktor von WEIZSÄCKERs."[4]

„Im *Gestaltkreis* gehören Ursprung und Absprung insofern zusammen, als ein schöpferischer, lebendiger Prozess sich auf den Weg macht, etwas Neues hervorbringt, eine Wahrnehmung, eine Erkenntnis, eine neue Form, ein neues Lebewesen, kurz eine Gestalt, und dann doch wieder in sich zurückkehrt. Aber er kehrt eben nicht ganz als derselbe in sich zurück, er hat einen Sprung getan, er hat, wie ein hermeneutischer Zirkel einen Erkenntnisgewinn erzielt und ist dadurch gewissermaßen eine Kreisbahn höher gesprungen oder, wie man von der Elektronenbahn eines Atoms sagen würde, er ist vom *Grundzustand* in einen *angeregten*

---

[1] Ebd., S. 203
[2] Ebd., S. 203
[3] Ebd., S. 207
[4] Ebd., S. 207

Zustand übergegangen. (...) Das Lebendige schreitet in *Sprüngen* voran. Dem gegenüber steht der Satz von LEIBNIZ: *Natura non facit saltus* – Die Natur macht keine Sprünge. Dieser Satz gilt nicht mehr! Damit ist eine der Grundfesten der Physik geborsten. *Es gibt kein Kontinuum.*" [1]

11.1.4 Selbstorganisationstheorie und Gestaltkreis im Vergleich

Wie F. CRAMERs Aufsatz basiert auch der Vergleich der Selbstorganisationstheorie mit dem Gestaltkreis von Wolfgang NEUSER auf der methodischen Gemeinsamkeit beider Theorien im „ganzheitlichen Denken"[2].

„Die Wahl für einen klassischen Methodentyp oder einen Typ nach Art der Selbstorganisation geht eine Vorabentscheidung voraus: die Antwort auf die Frage, ob dem Ganzen oder seinen Elementen Substanzcharakter zukommt. Ist das ‚Ganze das Wahre' oder ist das ‚Ganze das Falsche'?"[3]

Die klassische, analytische Methode sei von einem *Aristotelismus*[4] geprägt, also von einer Vorstellung, dass „das Objekt der Betrachtung separierbar von seiner Umwelt und dem Subjekt"[5] sei und Lösungen sich „als die Summe der Einzellösungen"[6] ergäben.

„Der andere grundlegend davon verschiedene Typ von Wissenschaft setzt einen ständigen Wechsel von analytischem und synthetischem Methodenaspekt voraus. Danach ist das Ganze in seiner unverrückbaren Einheit der Ausgangspunkt jeder wissenschaftlichen Betrachtung. Dies hat für den Objektbegriff zur Folge, dass mit dem Objekt immer der Typ von Wechselwirkung, der nicht zwingend ‚kausal' sein muss, im

---

[1] Ebd., S. 207
[2] Vgl. die folgenden Arbeiten, die auf VvW „ganzheitliches Denken" hinweisen, wobei zu erwähnen ist, dass VvW sein Denken nie als „ganzheitlich" bezeichnet hat und diesem Begriff skeptisch gegenüber stand.
Bauer, A.: Rosenzweigs Sprachdenken im „Stern der Erlösung"... (1990) S. 308
Wils, J.-P.: Sittlichkeit und Subjektivität. (1987) S. 106f
Rombach, H.: Strukturanthropologie. (1987) S. 199, Anm. 10. – in dieser Arbeit wird im Gegensatz zu den anderen der Gestaltkreis nicht zitiert.
[3] Neuser, W.: Methodischer Neuplatonismus. (2003) S. 218
[4] Ebd., S. 218
[5] Ebd., S. 213
[6] Ebd., S. 213

Objektbegriff selbst mitgedacht wird sowie der Komplexitätsgrad, den dieses Ganze, das Objekt also, als die Substruktur seiner Organisation enthält. Dies ist ein Methodenkonzept, das man in der Tradition des Neuplatonismus findet und das gegenwärtig in den Selbstorganisationstheorien eine führende Rolle spielt." [1]

In der Tradition des Neuplatonismus stehend sei die Leitfrage der Selbstorganisationstheorien die „nach der Beziehung zwischen dem Ganzen und seinen Elementen"[2]. Dass die Selbstorganisationstheorien dem *Ganzen* den Vorrang geben, macht NEUSER exemplarisch an ihrer veränderten Sicht auf das Objekt im Vergleich zur klassischen naturwissenschaftlichen Theorien fest. In diesem Sinne sieht NEUSER auch den Gestaltkreis in der Tradition des Neuplatonismus:

„Viktor von WEIZSÄCKERs Grundhaltungen zielen darauf ab, methodisch einzuholen, dass das Ganze nur als Ganzes verstehbar sei. Dieses Problem wird traditionell vom Neuplatonismus thematisch erfasst, auch WEIZSÄCKERs Konzepte gehen hier auf eine Wurzel zurück, die seine Theorie mit den modernen Selbstorganisationstheorien gemeinsam hat. Allerdings hat sich vom Neuplatonismus der Tradition nicht dessen Theologie, Metaphysik oder Ontologie erhalten, sondern nur die methodische Grundhaltung, nämlich: das Ganze in seiner prozessualen Selbstetablierung methodisch – jenseits einer bloß analytisch vorgehenden Wissenschaft – zu beschreiben. Insofern spreche ich von einem *methodischen Neuplatonismus*. (…)
Wissenschaftsmethodisch ergeben sich eine Reihe von Schwierigkeiten bei der Applikation eines methodischen Neuplatonismus, zumal es an einem ausgearbeiteten formalen logischen Apparat mangelt, der die Probleme einer rekursiven Logik im Einzelnen operationell berücksichtigen würde. Der einzige formale logische Versuch, den ich kenne, ist HEGELs Logik[3]. Die Selbstorganisationstheorien unserer Zeit stellen eine Reihe instruktiver Versuche dar, eine rekursive Logik implizit

---

[1] Ebd., S. 213
[2] Ebd., S. 214
[3] Neuser, W.: Einfluss der Schellingschen Naturphilosophie auf die Systembildung bei Hegel... (1993) Darin wird Viktor von Weizsäcker nicht zitiert.

zur Anwendung zu bringen[1], die von Viktor von WEIZSÄCKER in vielem schon methodisch vorgedacht wird."[2]

---

[1] Küppers, B.: Natur als Organismus. (1992) hierzu auch die Rezension von Heuser-Keßler, M.-L. in dies., Jacobs, W.G. (Hrsg.): Schelling und die Selbstorganisation. Neue Forschungsperspektiven. Jahrbuch Selbstorganisation, Bd. 5 (1994), S. 282-289. Duncker & Humblot, Berlin 1994. In diesen Beiträgen wird Weizsäcker nicht zitiert.
[2] Neuser, W.: Methodischer Neuplatonismus. (2003) S. 224/225

11.2 Theologie

Mit den der Theologie sehr verbundenen Repräsentanten *des neuen Denkens*[1] Franz ROSENZWEIG, Hans und Rudolf EHRENBERG, Eugen ROSENSTOCK und Martin BUBER[2] war VvW zum Teil seit seiner Studienzeit[3] befreundet.
Das, was VvW in der Pathosophie als die „neue Landschaft des Denkens"[4] beschreibe, sieht DRESSLER mit dem Gestaltkreis eröffnet. „Der Gestaltkreis ermögliche ‚Das neue Denken' in der Medizin v. WEIZSÄCKERs." „Seinen Ausgangspunkt nehme der Gestaltkreis wie das neue Denken in einer ästhetischen Erfahrung: die Wahrnehmung liege vor dem Denken."[5] ROSENZWEIGs Zitat aus seinem Text „Anleitung zum Jüdischen Denken" beschreibt VvWs Denken in einer ähnlichen Form:

> „Nicht bloß am Anfang auch am Ende aller Wissenschaft steht die Beschreibung – (WEIZSÄCKER!). Nur dazwischen liegt jenes Sichentfernen von der ‚Erscheinung', das man so übertrieben bewertet hat."[6]

Gemäß ROSENZWEIG schreibt VvW in der Pathosophie:

> „Das physiologische Auge ist auf eine unbegreifliche Weise konservativ. Man kann sich nicht vorstellen, dass HOMER vor seiner Erblindung andere Farben und Formen mit seinen Augen gesehen haben sollte als wir. Für Kunst und Wissenschaft aber scheint dieses physiologische Sehen so gut wie gleichgültig zu sein. Die von Malern gemalte Landschaft sieht ja doch jedes Mal ganz anders aus. Und von einer gemalten Landschaft nehme ich den Begriff und übertrage ihn auf ein bestimmtes Bild des Denkens, von dem hier die Rede ist. Die ‚neue Landschaft' des Denkens ist nicht etwas, was man beweisen kann, es sei

---

[1] Rosenzweig, F.: Das Neue Denken. (1984) Darin wird nur auf VvW hingewiesen.
Vgl. auch Wiehl, R.: Logik und Metalogik bei Cohen und Rosenzweig. (1988) Darin die „Einführung des Subjekts", S. 625
[2] M. Theunissen weist auf die frühe Hinwendung VvWs zum dialogischen Denken Bubers hin. Theunissen, M.: Der Andere. (1977) Darin wird VvW aber nicht der GK zitiert.
Vgl. dazu auch: Schrey, H.-H.: Dialogisches Denken. (1970)
[3] vgl. Weizsäcker, V.v.: Franz Rosenzweig (1930). GS 1
[4] Weizsäcker, V. v.: Pathosophie. GS 10. 67
[5] Dressler bezieht sich damit auf den Satz von Herman Herrigel „Das Sehen liegt vor dem Denken" in Herrigel, H.: Vom Prinzipiellen Denken. (1926/1927)
[6] Rosenzweig, F.: Anleitung zum Jüdischen Denken. (1984) S. 601

denn, dass jemand ihrer zuvor auch gewahr wird. Es wäre eine unübersteigliche Schwierigkeit, wenn wir von Argumenten, Beweisen überhaupt etwas erwarteten. Aber wir erwarten, durch Erfahrung belehrt, nichts von solchen Beweisen.

Die neue Landschaft kommt zu uns, wenn wir reisen. Die Reise ist durch nichts zu ersetzen. Reist man, dann kann man aber diese Landschaft weiter bereisen. Dies geschieht, indem wir Einzelheiten näher ins Auge fassen, und das ist dann jedes Mal wieder eine neue Landschaft."[1]

JACOBI schreibt über *das neue Denken* VvWs und ROSENZWEIGs:

„Genau besehen aber beginnt WEIZSÄCKERs Medizin genau dort, wo auch Franz ROSENZWEIGs neues Denken seinen Ausgang nimmt: nicht mit Ideen, Substanzen oder theoretischen Begriffen, sondern mit der faktischen Wirklichkeit des Menschen, des Menschen ‚schlechtweg, der noch da ist' – gleichsam mit einem Begriff ‚seiner Tatsächlichkeit'. Sie beginnt nicht nur praktisch dort, wo man dem kranken Menschen nahe ist, also in der konkreten Begegnung mit ihm, sondern auch in ihrem theoretischen Selbstverständnis beginnt sie mit Kategorien, die dieser Begegnung gerecht werden."[2]

Zum Verhältnis des *neuen Denkens* zur Theologie schreibt ROSENZWEIG, dass das „theologische Interesse (…) dem *neuen Denken* zwar zum Durchbruch geholfen habe"[3], es aber gleichwohl kein theologisches Denken sei.

„Wenn das Theologie ist, dann jedenfalls als solche eine ebenso neue wie als Philosophie. (…) Das wahre Verhältnis der beiden erneuerten Wissenschaften (…), ist geschwisterlich, ja bei ihren Trägern muss es zu Personalunion führen. Die theologischen Probleme wollen ins Menschliche übersetzt werden und die menschlichen bis ins Theologische vorgetrieben. Etwa das Problem des Gottesnamens ist nur ein Teil des logischen Problems des Namens überhaupt; und eine Ästhetik, die sich

---

[1] Weizsäcker, V. v.: Pathosophie. GS 10. S. 67
[2] Jacobi, R.-M. E.: Neues Denken und neue Medizin. (2002) S. 220
[3] Rosenzweig, F.: Das Neue Denken. (1984) S. 152

keine Gedanken darüber macht, ob Künstler selig werden können, ist zwar eine höfliche, aber auch eine unvollständige Wissenschaft."[1]

Die Übereinstimmung[2] VvWs und ROSENZWEIG im gemeinsamen *neuen Denken* zeigt sich auch darin, was EHRENBERG als VvWs „Naturtheologie" bezeichnet hat:

> „Als (...) WEIZSÄCKER seinen Versuch einer Naturtheologie unternahm, hat er damit den Schritt getan, den die Wissenschaften im neuen (postmodernen) Weltalter zu tun haben, um von der Theologie erobert zu werden. Aber unterdessen (...) ist es außerdem an der Zeit, dass sich ebenso die Theologie von den Wissenschaften erobern lässt."[3]

DRESSLER beschreibt VvWs Naturtheologie als die „Grundlage seiner wissenschaftlichen Arbeit"[4], als die Grundlage des Gestaltkreises und der Pathosophie; mit den Worten VvWs kennzeichnet er den Begriff der Naturtheologie, „dass an die Stelle der Offenbarung die Erkenntnistheorie der Philosophie getreten sei, dass aber nun die mechanistische Naturerklärung der Idee der Schöpfung wieder weichen müsse."[5]

Ein deutlicheres Verständnis für diese Worte VvWs ermöglicht Christian LINKs folgender Aufsatz.

---

[1] Ebd., S. 152/153
[2] vgl. Burkhardt-Riedmiller, R.: Franz Rosenzweigs Sprachdenken... (1995) Darin auch „der Gestaltkreis", S. 175. Vgl. Jacob, W.: Viktor von Weizsäcker und Franz Rosenzweig. (1988) Darin kommt der Gestaltkreis nicht vor.
Die VIKTOR VON WEIZSÄCKER GESELLSCHAFT hatte zum Thema ihrer Jahrestagung 2003: „Neue Medizin und Neues Denken. Medizinische Anthropologie im Kontext Jüdischer Denktraditionen". Unter den noch nicht veröffentlichten Beiträgen vergleichen auch einzelne das Denken ROSENZWEIGs und WEIZSÄCKERs miteinander.
[3] Ehrenberg, H.: Das Verhältnis des Arztes Weizsäcker zur Theologie und das der Theologen zu Weizsäckers Medizin. (1956) S. 15/16
[4] Dressler, S.: Viktor von Weizsäcker. (1989) S. 33
[5] Weizsäcker, V.v.: Begegnungen und Entscheidungen. GS 1. S. 195

11.2.1 Die Einführung des Subjekts in die Theologie

In seinem Aufsatz „Die Einführung des Subjekts"[1] vergleicht Ch. LINK den Entwurf der dialektischen Theologie von Karl BARTH mit der Gestaltkreistheorie VvWs[2]. Sein besonderes Anliegen ist es, zu erläutern, wie sich die Formel aus dem Gestaltkreis *die Einführung des Subjekts* als der Schlüssel dafür erweise, die „Offenbarung als ein innerweltliches Geschehen"[3] zu verstehen.

Dabei meint LINK, dass sein Vergleich zwischen den beiden Ansätzen gerade deswegen lohnend und aussagekräftig sei, da beide unabhängig von einander zu ihren Entscheidungen gekommen seien:

> „Denn erst wenn Entscheidungen, die auf dem Boden der Humanwissenschaften gefallen sind, sich in der Theologie als tragfähig, ja sogar wegweisend herausstellen – und umgekehrt –, dann sollte die seit dem 19. Jahrhundert sich verschärfende Kluft zwischen Glauben und Wissen überwindbar sein. Eine auf dem Boden der Medizin entwickelte Anthropologie und Ethik würde sich sozusagen als Anlauf auf das der Theologie gestellte Problem der Offenbarung erweisen. Hierzu freilich bedarf es eines anderen Begriffes von ‚Rationalität'; einer Erweiterung des Wissensbegriffs über das uns von der modernen Empirie aufgenötigte ‚Gewissen der Tatsachen' hinaus."[4]

In der Revision des Wissenschaftsbegriffs, der „Abkehr von Cartesianismus"[5] liegt auch die Gemeinsamkeit beider Entwürfe:

> „Was beide Entwürfe bei aller Verschiedenheit ihrer spezifischen Thematik miteinander verbindet, oder besser gesagt: was auf beiden Gebieten, der Medizin und der Theologie, den Umbruch der Fragestellung

---

[1] Link, Ch.: Die Einführung des Subjekts. (2003)
Siehe auch zum Thema *Einführung des Subjekts*: Link, Ch.: Die Erfahrung der Welt als Schöpfung. (1974)
[2] R. Siebeck vergleicht die anthropologische Medizin VvWs mit der theologischen Anthropologie Karl Barths in dem Aufsatz: Die Einheit von Leib und Seele in der theologischen Anthropologie und in der anthropologischen Medizin. (1956) Darin verweist Siebeck kurz auf den GK.
[3] Link, Ch.: Die Einführung des Subjekts. (2003) S. 242
Vgl. auch Hartwigs Wiedebach Arbeit, bei dem ein Bogen vom Gestaltkreisdenken VvWs zur Offenbarung gespannt wird: Wiedebach, H.: Die theologische Dimension der biologischen Gestalt. (2004)
[4] Link, Ch.: Die Einführung des Subjekts. (2003) S. 228
[5] Ebd., S. 232

herbeigeführt hat, ist die veränderte Stellung des Menschen zur Wirklichkeit, d.h. die Abkehr vom Cartesianismus der Tradition, die zwangsläufig ein tiefgreifend verändertes Verständnis von ‚Wahrheit' zur Folge hat."[1]

Die These LINKS lautet also, dass „durch eine Auflösung, also einen Umbau des bisher gültigen Wissensbegriffs, d.h. dadurch, dass der Zweifel jetzt gegen das cartesische Wissenschaftsmodell aufgeboten werde"[2], ein Stück Theologie in jeder Wissenschaft freizulegen wäre.

„Denn wenn die Wirklichkeit, mit der es die Theologie und ihre Dogmatik zu tun hat, keine andere ist als die Wirklichkeit, der die Erkenntnisbemühung der Wissenschaft gilt, dann müsste sich ein Stück Theologie sozusagen in jeder empirischen Forschung verbergen."[3]

Den einzigen Ansatz, ein Stück Theologie in der Wissenschaft freizulegen oder wie er es gegen KANT ausdrückt, „den Begriff von Wahrheit nicht länger dem Gewissen der Tatsachen zu unterwerfen"[4], sieht LINK in der Theorie des Gestaltkreises, „genauer in der dort eingeführten erkenntnistheoretischen Formel vom Grundverhältnis."[5]

Dazu zitiert LINK VvW:

„Die Physik setzte voraus, dass das erkennende Ich seiner Natur gegenübergestellt sei; die Natur ist dann ein Gegenstand für die Erkenntnis. Man kann ihr beantwortbare Fragen stellen; man darf nun nicht fragen, wer die Natur im *Ganzen* gemacht hat. Bei den Lebewesen dagegen kommt man bei jeden *Einzelnen* in die Lage, nicht verstehen zu können, wie es entstehen, vergehen und bestehen könne. Der Grund dafür ist der, das wir selbst ein Lebewesen sind, und ferner der, dass wir

---

[1] Ebd., S. 232
[2] Ebd., S. 230
[3] Ebd., S. 230
[4] Ebd., S. 230
[5] Ebd., S. 230

mitsamt allen Lebewesen *uns in einer Abhängigkeit befinden, deren Grund selbst nicht Gegenstand der Erkenntnis werden kann.*"[1]

Aus dieser Sichtweise folgt die WEIZSÄCKERsche *Einführung des Subjekts*, die LINK wie folgt charakterisiert:

„Mit der ‚Einführung des Subjekts' ist die Erkenntnis gemeint, dass sich ein vom Beobachter unabhängiges Dasein eines Gegenstandes nicht denken und darum in keinem möglichen Sinne voraussetzen lässt, sondern wo immer wir von der Existenz oder von bestimmten erkennbaren Eigenschaften der Dinge sprechen, da müssen wir die Perspektive des Subjekts, seinen Anteil an der Art und Weise, wie sie uns gerade jetzt ‚gegeben' sind (und ‚erscheinen'), in Rechnung stellen. (...) Was wir Wirklichkeit nennen, ist nicht ‚an sich' schon vorhanden, sondern resultiert in jedem einzelnen Fall aus einem Zusammenspiel von Menschen und Natur."[2]

An dieser Stelle verweist LINK auf das Modell des Spieles[3] im GK, an dem WEIZSÄCKER sehr anschaulich den Erkenntnisvorgang erläutert hat; LINK unterstreicht dabei, dass GADAMER[4] dieses Modell „nachgerade zum Leitfaden *alles* uns möglichen Verstehens, d.h. zum Modell einer philosophischen Hermeneutik erhoben habe."[5]

Dazu zitiert er GADAMER:

„Wir sind als Verstehende in ein Wahrheitsgeschehen einbezogen und kommen gleichsam zu spät, wenn wir wissen wollen, was wir glauben sollen."[6]

---

[1] Weizsäcker, V.v.: Anonyma. GS 7. S. 47
[2] Link, Ch.: Die Einführung des Subjekts. (2003) S. 233
[3] Weizsäcker, V.v.: Der Gestaltkreis. GS 4. S. 273ff
[4] Gadamer, H.-G.: Wahrheit und Methode. (1986) S. 107ff
[5] Link, Ch.: Die Einführung des Subjekts. (2003) S. 233
[6] Gadamer, H.-G.: Wahrheit und Methode. (1986) S. 494

LINK folgert daraus, dass „die Idee einer voraussetzungslosen Wissenschaft eine Fiktion sei."[1] und dass die Konsequenz für die Wissenschaft wiederum darin bestehe, „dass sie wenn irgendwo dann auf dem Gebiet der Theologie ihr Recht und ihre methodische Fruchtbarkeit unter Beweis stellen werde."[2]

> „Denn unter allem, was uns zu erkennen vor- und aufgegeben sein mag, dürfte für das Thema der Theologie, für das *Reden von Gott*, am meisten gelten, dass wir es nicht in unsere a priori vorhandenen, ‚mitgebrachten' Kategorien einordnen und in ihnen verrechnen können, sondern dass es die Bedingungen, unter denen es sich uns erschließt, sich unserem Erkennen öffnet, selber mitbringt."[3]

Darin sieht LINK auch „den Sinn des biblischen Gebotes, das uns jedes selbstentworfene Bild und Gleichnis Gottes verbiete und uns stattdessen darauf verpflichte, Gott in seiner Kontingenz, seiner Unberechenbarkeit und Fremdheit, auszuhalten."[4] Er betont auch, dass „der epochale Aufbruch der dialektischen Theologie zunächst in der kompromisslosen Radikalität bestünde, in der sie sich an dieses Bildverbot gehalten habe."[5]

> „Die berühmte, bis heute umstrittene Absage an die ‚wissenschaftliche' Methode der historisch-kritischen Bibelauslegung – und darin eingeschlossen die Kritik des neuzeitlichen Wissenschaftsbegriffs als angeblicher Norm sachgemäßer theologischer Arbeit – ist eine Konsequenz dieses Ausgangspunktes."[6]

In diesem Sinne decke BARTH „die Unangemessenheit eines allgemeinen, nämlich wissenschaftlich verfügbaren Zugangs zur Sache auf, die genau darin liege, dass sie sich über die besonderen Möglichkeiten und Bedingungen, unter denen sich Gott erkennbar machen will – Bedingungen, in die ich mich sozusagen ‚einspielen' bzw. einleben muss – hinwegsetze."[7]

---

[1] Link, Ch.: Die Einführung des Subjekts. (2003) S. 233
[2] Ebd., S. 233
[3] Ebd., S. 233
[4] Ebd., S. 233
[5] Ebd., S. 233
[6] Ebd., S. 233
[7] Ebd., S. 234

Dazu zitiert er BARTH:

„Bis zu dem Punkt muss ich als Verstehender vorstoßen, wo ich nahezu nur noch vor dem Rätsel der *Sache* (…) stehe, wo ich es also nahezu so gut verstanden habe, dass ich ihn meinem Namen reden lassen und selber in seinem Namen reden kann."[1]

LINK interpretiert dieses Zitat wie folgt:

„Die Erkenntnis*an*weisung ist eine *Einweisung* des Verstehenden (des Subjekts) an den Ort, an dem er – gegen alle Vormeinungen und Erwartungen – mit der Sache selbst konfrontiert wird, an dem er also die Stelle des zuerst Angeredeten, des Paulus, einnimmt und nun tatsächlich, selber in (dessen) Namen reden kann.' Er hat das ‚Objektive' – die Sache, um die es geht, das ‚Wort' – aber nicht als einen frei verfügbaren Inhalt wie eine Zeitungsnachricht, zu der er sich so oder auch anders stellen kann; er hat es vielmehr erst dann, wenn er mit seiner eigenen Subjektivität in den Umkreis der Sache selbst einrückt, sich in Sichtweite zu ihr ansiedelt."[2]

In diesem Sinne wäre die „Wissenschaftlichkeit der Theologie"[3] nach BARTH „ihre Gebundenheit an die Erinnerung, dass ihr Objekt *zuvor Subjekt* gewesen sei und immer werden müsse."[4]

„Wenn es aber zu dieser Einweisung (in das Feld der Bedingungen, unter denen uns das ‚Rätsel der Sache' aufgegeben ist) nicht kommt, dann wissen wir zwar, was eine vergangene Epoche (die des Paulus) für wahr gehalten hat, bleiben von dieser Wahrheit aber getrennt wie der Astronom von der Milchstrasse. Sie geht uns nichts an; wir halten sie uns – das ist die Position des Historismus – vom Leib. Insofern darf man die

---

[1] Barth, K.: Der Römerbrief. (1989) S. XIX
[2] Link, Ch.: Die Einführung des Subjekts. (2003) S. 234
[3] Ebd., S. 234
[4] Barth, K.: Offene Briefe. (1989) S. 62

‚Einführung des Subjekts' durchaus als eine Art Schlüssel bezeichnen, der zwar nicht in dieses Schloss passt, aber sehr gut sichtbar macht, was in der früheren dialektischen Theologie methodisch geschieht."[1]

Was LINK als „die Einführung des Subjekts in die Theologie"[2] bezeichnet, beschreibt er auch am Beispiel der Textarbeit:

„Das Interesse verlagert sich vom Autor der Schrift auf den Leser: Wie geht er mit einem solchen Text um? Wie findet er sich in ihm wieder? Kann er ein Rollenangebot aufgreifen, das ihm hier präsentiert wird? In diesem Wechsel der Blickrichtung – fort von einem ‚an sich' existierenden Gott, hin zu einer Interpretation dieses Gottes, in der ich mich unterbringen, mit der ich mich identifizieren kann – liegt zweifellos auch eine Chance. Fast möchte ich sagen: Was wir auf diese Weise nicht verstehen, das verstehen wir überhaupt nicht."[3]

Das Entscheidende, um die dialektische Theologie zu verstehen, - betont LINK - liege in der Erkenntnis, die als ein Umgang verstanden wird. Die dialektische Theologie sei nicht „aus einem isolierten Bibelstudium hervorgegangen, sondern hätte sich in einem intensiven Gespräch mit der Situation der Zeit vollzogen."[4]

„Welcher Logik muss man folgen, um diese Situation in einer Weise zu entschlüsseln, dass sie ihr theologisches Geheimnis preisgibt? Die Wahrheit, für die der Name ‚Gott' einsteht, kann sich ja nicht in einer Deutung erschöpfen, die man ‚von außen' (gestützt auf ehrwürdige, alte, ansonsten aber ganz irrelevante Texte einer religiösen Sondertradition) an die Wirklichkeit heranträgt, sondern wenn sie uns etwas angeht, dann muss sie sich sozusagen in dieser Wirklichkeit selbst antreffen und aufweisen lassen."[5]

---

[1] Link, Ch.: Die Einführung des Subjekts. (2003) S. 234/235
[2] Ebd., S. 236
[3] Ebd., S. 236
[4] Ebd., S. 238
[5] Ebd., S. 238

Die Frage, „wo aber man stehen müsse, um sie dort zu entdecken"[1], beantwortet LINK mit BARTH wie folgt:

> „ ‚Standort' ist schon nicht das richtige Wort. Denn unsere Stellung zur Lage ist tatsächlich ein Moment einer *Bewegung,* dem Augenblicksfeld eines Vogels im Fluge vergleichbar (...)."[2]

Dazu schreibt LINK:

> „Also *nicht* Subjekt und Objekt stehen hier einander gegenüber, so dass der Theologe (wie seit Augustin und Hegel und dann besonders im Dritten Reich immer wieder geschehen), ausgerüstet mit einem besonderem Schlüssel, mit seiner Geschichtsdeutung beginnen könnte, sondern nur wenn er, jener Bewegung folgend, sich *selbst* von der Stelle bewegt, kann er erkennen, was hier zu erkennen ist."[3]

Die Begründung dafür liege nach BARTH „in den großen geschichtlichen Bewegungen"[4], in denen sich „als ihr verborgener transzendenter Sinn und Motor (...) die Bewegung der Gottesgeschichte oder anders ausgedrückt: die Bewegung der Gotteserkenntnis, die Bewegung, deren Kraft und Bedeutung enthüllt sei in der Auferstehung Jesu Christi von den Toten"[5], manifestiere. „Die Bruchlinie, die diese Erkenntnisbewegung von den etablierten ‚wissenschaftlichen' Verfahren begrifflicher Gotteserkenntnis trenne"[6], skizziert BARTH wie folgt:

> „Machen Sie sich gefasst darauf, gerade an dieser wichtigsten Stelle den schwächsten Teil meiner Ausführungen zu hören. Methodologische Erörterungen haben immer etwas Missliches, Unmögliches und Gefährliches. Fast unvermeidlich verfallen sie in das Lächerliche des Versuchs, den Vogel im Fluge *doch* zeichnen zu wollen (...). Gottesgeschichte muss geschehen in Taten und Erweisungen,

---

[1] Ebd., S. 238
[2] Barth, K.: Der Christ der Gesellschaft. (1966) S. 9
[3] Link, Ch.: Die Einführung des Subjekts. (2003) S. 239
[4] Ebd., S. 239
[5] Barth, K.: Der Christ der Gesellschaft. (1966) S. 9f
[6] Link, Ch.: Die Einführung des Subjekts. (2003) S. 239

Gotteserkenntnis muss gegeben werden in zwingender, eröffnender, sich unmittelbar bewährender Einsicht und Rede, Leben muss gelebt werden in einem lebendigen Leben – was sollen sonst alle Wort über das Wort?"[1]

Nach LINKS Auffassung hat BARTH „keine einprägsame Formel für die von ihm gemeinte Erkenntnisbewegung"[2] gefunden. Daraus schließt LINK:

„Und so ist deutlich, worauf er hinaus will: Was wir in der Sprache der Tradition ‚Offenbarung' nennen, ist kein übernatürliches, mirakulöses Geschehen, das sich vor unseren Augen abspielt, sondern eine im Raum der profanen Geschichte sich ereignende Bewegung – BARTH dachte konkret an die Sozialdemokratie der zwanziger Jahre, an die Jugendbewegung, an Umwälzungen in Staat und Gesellschaft -, in die wir selbst mit hineingerissen sind, weshalb wir niemals den Abstand gewinnen können, der uns nach der Wahrheit dieses Geschehen fragen lässt wie den Physiker nach der Übereinstimmung seiner Theorie mit beobachtbaren Objekten. (…) Die Kategorie des *Umgangs* – die Art und Weise, *wie* wir uns in der Welt bewegen und ihre Wirklichkeit ‚provozieren' – erweist sich als der Schlüssel, dieses Geheimnis zu entdecken."[3]

Mit der Kategorie des *Umgangs* werde auch die *Einführung des Subjekts* – „das ‚beteiligte' Subjekt"[4] sichtbar und es gelte die Feststellung VvWs, die er „im Blick auf unser Wissen von der Natur"[5] ausgesprochen hat:

„Es gibt nicht die reine Erkenntnis der schon zuvor vorhandenen und nur noch zu findenden Wahrheit, sondern Wahrheit ist *möglich*, doch müssen wir sie verwirklichen."[6]

Nach LINKs Auffassung bedeutet das für die Theologie:

---

[1] Barth, K.: Der Christ der Gesellschaft. (1966) S. 10
[2] Link, Ch.: Die Einführung des Subjekts. (2003) S. 239
[3] Ebd., S. 239/240
[4] Ebd., S. 240
[5] Ebd., S. 240
[6] Weizsäcker, V.v.: Wahrheit und Wahrnehmung. GS 4. S. 401

„Über die behauptete, autoritativ verkündigte *Tatsache* der Existenz eines Gottes kann sich jedes Denken, vollends jedes radikale Denken mühelos hinwegsetzen. Doch mit einer solchen Tatsachenbehauptung, dem ‚allgemeinen' Gottesgedanken der alten Metaphysik, hat es die Theologie nicht zu tun. Ein solcher Gedanke hat sich zuletzt noch immer als ein Postulat unseres eigenen Denkens erwiesen, als eine Projektion, als ein ‚Spiegelbild dessen, was der Mensche selbst (...) ist und hat'. (...) Was einer glaubt, das soll und muss er auch erkennen, er kann es aber nur erkennen, wenn er es auf dem Boden seiner eigenen Realität wahr macht. Erkennen heißt, die geglaubte Wahrheit auf dem Boden der Welt einholen, und das ist offenbar nur möglich, wenn wir davon ausgehen können, dass ein Stück der uns umgebenden, von Gott verschiedenen Wirklichkeit für Gott eintreten, ihn bekannt machen. Die biblischen Erzählungen leben von solchen Stellvertretungen."[1]

Das Entscheidende für LINK ist, dass „die *geglaubte* Beziehung zwischen Gott und Welt, Gott und Mensch, erst wahr *werde*, indem ein Mensch sie vollziehe."[2] Dabei „gehe es um die Anerkennung dessen, dass alles menschliche Erkennen (wie alles menschliche Leben) unter Bedingungen stehe, die verwirklicht oder verfehlt werden könnten."[3] Diese Bedingungen hätten wir aber weder gewählt noch geschaffen, sondern wir befänden uns in einer „konstitutiven Abhängigkeit von ihnen"[4]. Die Wissenschaft erkläre diese letzte Gegebenheit nicht, „sondern werde durch sie selber erklärt."[5] Die letzte Gegebenheit sei mit VvW gesprochen, das Stehen auf einem Grunde, „der selbst nie Gegenstand wird: das sei der Glaube."[6] Damit werde auch deutlich, dass „es nicht im unserem Belieben stehe, nichts zu glauben, und wir nicht die Freiheit haben, uns den Glauben an jenen Grund zu wählen."[7]

„Man kann die theologische Erkenntnislehre BARTHs als eine sehr genaue Einlösung dieser Überlegungen darstellen. Vorsichtiger formuliert: Wenn sie sich von einem Modell menschlichen Erkennens her

---

[1] Link, Ch.: Die Einführung des Subjekts. (2003) S. 240/241
[2] Ebd., S. 241
[3] Ebd., S. 241
[4] Ebd., S. 241
[5] Ebd., S. 241
[6] Weizsäcker, V.v.: Der Begriff der Allgemeinen Medizin. GS 7. S. 188
[7] Ebd., S. 188

verständlich machen lässt, dann von dem hier beschriebenen. (...) Die Theologie kann ihre Sätze gar nicht aussprechen, ohne die *Art* der Erkenntnis, die sie von Gott hat, mit auszudrücken. Aus diesem Grund sind theologische Aussagen nicht objektivierbar. Sie sind nur in den Grenzen ‚wahr', in denen sie den Erkennenden in sich einbeziehen. (...) dann ergibt sich die dogmatische Konsequenz, dass der Mensch am Geschehen der Offenbarung als Subjekt beteiligt ist, dass er in sie ‚einbezogen', ‚mit hineingenommen' wird. Er ist auf einen ‚dem Wege Gottes parallelen Weg' gebracht."[1]

---

[1] Link, Ch.: Die Einführung des Subjekts. (2003) S. 242

11.2.2 Menschwerden in Beziehung

In seiner „religionsphilosophischen Untersuchung der medizinischen Anthropologie VvWs"[1] beschreibt Stefan EMONDTS' das „Menschwerden in Beziehung"[2] als den zentralen Aspekt der WEIZSÄCKERschen Anthropologie. Es ist sein Anliegen zu zeigen, dass das anthropologische Denken VvWs „seine Kohärenz und Bedeutung im *Gedanken der Relationalität als Grundbestimmung des Menschseins gewinne*"[3].
EMONDTS untergliedert seine Abhandlung in fünf Abschnitte: Der erste Teil umfasst die Herausarbeitung des *Pathischen* „als Grundbestimmung des Menschlichen"[4]; dabei geht er auf VvWs Rezeption FREUDs, HEIDEGGERs, SCHELERs, ROSENZWEIGs und SCHELLINGs ein.
Der zweite Teil seiner Untersuchung bestimmt VvWs Zeitverständnis und dessen Nähe zu HEIDEGGERs und BERGSONs Zeitbegriff.
Im dritten Teil wird untersucht, „inwiefern Menschsein bei WEIZSÄCKER als Vermittlung zwischen Leben und Tod zu begreifen ist. Dazu wird ROSENZWEIGs Unterscheidung von geschaffenem und erlösendem Tod herangezogen."[5]
Der vierte Teil beschäftigt sich mit VvWs Überwindung des Leib-Seele-Dualismus „im Gedanken des Leibgeschehens"[6]; hier führt EMONDTS die Gestaltkreistheorie als „die Beschreibung der leibseelischen Einheit"[7] näher aus.
Der letzte Teil der Untersuchung „bestimmt Intersubjektivität bei WEIZSÄCKER als Reflexion des Arzt-Patienten-Verhältnisses. Bezugspunkt ist die Dialogik BUBERs, kritischer Horizont die LEVINASsche Phänomenologie des Anderen."[8]
Schließlich widmet sich EMONDTS der Frage, wie in der „gegenseitigen Verwiesenheit von Naturwissenschaft und Theologie"[9] eine *natürliche Theologie* zu begründen wäre.

Was die Verarbeitung der Gestaltkreistheorie angeht, spielt sie bei EMONDTS' Untersuchung aber nicht nur eine Rolle als ein Modell zur Überwindung des Leib-Seele-Dualismus. Im fünften Teil der Untersuchung *Intersubjektivität* entwickelt

---

[1] Emondts, S.: Menschwerden in Beziehung. (1993)
[2] Ebd., S. 22
[3] Ebd., S. 22
[4] Ebd., S. 5
[5] Ebd., S. 5
[6] Ebd., S. 5
[7] Ebd., S. 5
[8] Ebd., S. 5
[9] Ebd., S. 5

EMONDTS WEIZSÄCKERs Phänomen des Anderen aus seiner ärztlichen Praxis heraus. Dabei spielt der GK als Modell eine Rolle, „um den Umgang eines Menschen mit dem Anderen seiner selbst zu beschreiben."[1]
Um zu unterstreichen, dass die Gestaltkreistheorie nicht nur auf neurophysiologischen Experimenten aufgebaut worden sei, sondern auch „die Erfahrung zwischenmenschlicher Begegnung für die Grundidee dieses Modells dynamischer Einheit Pate gestanden habe"[2], zitiert EMONDTS aus *Natur und Geist*:

> „Für die Idee des Gestaltkreises ist (…) nährend und zeugend gewesen (…) die Erfahrung des Arztes; das Menschwesen, welches sich hier, in der Begegnung mit dem Kranken, enthüllt, könnte man als die erste Erscheinungsweise einer medizinischen Anthropologie bezeichnen, die in abstrakten Stufen dann zur Theorie des Gestaltkreises als zu einer theoretischen Biologie, hinführte."[3] „Denn die Idee des Gestaltkreises war gar nichts anderes als die theoretische Abstraktion von der Form des Lebensvorganges, der sich mir in der ärztlichen Beziehung zum Kranken dargestellt hatte."[4]

Seine Interpretation „des Geschehens der Begegnung"[5] vom Gestaltkreis her rechtfertigt EMONDTS mit einem weiteren Zitat aus *Natur und Geist:*

> „Es entwickelte sich das Bedürfnis, die Beobachtungen (…) auf das Wesensbild des Menschen zu projizieren. Der Gestaltkreis muss vor allem unter diesem Gesichtspunkt betrachtet werden, denn nur so versteht man die Entwicklungsgeschichte dieser Idee von einer positivistischen Färbung bis zu ihrem anthropologischen Kern."[6]

Mit diesen Zitaten zeigt EMONDTS, wie VvW zur anthropologischen „Relevanz und Revelanz"[7] des Gestaltkreises vordringt, indem er „das Geschehen der Begegnung von

---

[1] Ebd., S. 397
[2] Ebd., S. 397
[3] Weizsäcker, V.v.: Natur und Geist. GS 1. S. 84
[4] Ebd., S. 170
[5] Emondts, S.: Menschwerden in Beziehung. (1993) S. 398
[6] Weizsäcker, V.v.: Natur und Geist. GS 1. S. 83
[7] Emondts, S.: Menschwerden in Beziehung. (1993) S. 398

Arzt und Patient neu beschreibe."[1] EMONDTS betont mit den Worten WEIZSÄCKERs, dass der Arzt dem Kranken näher komme, wenn er ihn nicht als Erkenntnisgegenstand betrachte, sondern „wenn dieser die ärztliche Handlung als eine im Gestaltkreis verbundene Lebensgemeinschaft tue,"[2]; diese „gestaltkreisliche Relecture des Arzt-Patienten-Verhältnisses"[3] führe nach EMONDTS zur Formulierung eines „therapeutischen Gestaltkreises"[4].

Zum therapeutischen Gestaltkreis schreibt VvW:

„Er umschliesst den Arzt und Patienten: er ist ein *zwei*samer Mensch, ein bipersoneller Mensch. *Das* ist die ‚Ganzheit' der ärztlichen Handlung; *das* steckt hinter der Phrase vom Behandeln des ‚ganzen Menschen', dass ein therapeutischer Gestaltkreis zwischen Arzt und Patient gestaltet werde: nicht dass der ganze Patient Gegenstand werde, sondern dass der Patient *durch Umfassung des Arztes integriert werde.*"[5]

EMONDTS Auffassung nach „gründe das sprachliche Potential des Gestaltkreises zur Deskription der Intersubjektivität in dessen Struktur, zwei selbständige Akte oder Gegebenheiten als ursprünglich miteinander verbunden aufzufassen"[6]:

„Das wechselseitige Aufeinander-Einwirken und Einander-Wahrnehmen gründen nicht im ‚Unverhältnis' einer bloßen Differenz der beiden Polaritäten, d.h. in der Bestimmung ihrer Ausgangsstellung, die auf totale Verschiedenheit festgelegt ist. Die Gestaltkreislehre ermöglicht es, die Differenz der beiden Pole nicht nur als trennende, sondern von allem Anfang an als verbindende Differenz zu denken. In dieser Hinsicht greift WEIZSÄCKER zu Recht auf den Gestaltkreis zurück als Mittel, die Wirklichkeit der Begegnung zur Sprache zu bringen. Der Gestaltkreis vermag begrifflich gerade jene Paradoxie zu fassen, welche die Dialogik im Menschsein gewahrt: dass nämlich Ich und Du, die beide ein Selbst

---

[1] Ebd., S. 398
[2] Weizsäcker, V.v.: Über medizinische Anthropologie. GS 5. S. 193
[3] Emondts, S.: Menschwerden in Beziehung. (1993) S. 398
[4] Weizsäcker, V.v.: Über medizinische Anthropologie. GS 5. S. 189
[5] Ebd., S. 189
[6] Emondts, S.: Menschwerden in Beziehung. (1993) S. 399

sind, erst wirklich sie selbst werden im Wir-Miteinander, im Ereignis der Begegnung."[1]

EMONDTS geht noch auf einen anderen anthropologischen Aspekt im Gestaltkreis ein, der „die im *Kreis* repräsentierte Einheit zurücktreten lässt zugunsten einer stärkeren Beachtung des Verlaufes, der *Gestaltung* der Begegnung."[2] Er betont, dass laut WEIZSÄCKER „der *Verlauf*, die Dynamik einer Bindung stets von *beiden* Partnern bestimmt sei"[3].

„Die Dynamik der ärztlichen Behandlung ist nicht durch das ausdrückbar, ‚was an Vorgängen, Erlebnissen, Handlungen deskriptiv feststellbar, phänomenal erlebbar ist.'[4] ‚Diese Dynamik liegt vielmehr allein im personalen Gemeinschaftskreis verborgen und steht in der *Kategorie der Entscheidungen*.'[5]"

An dieser Stelle zieht EMONDTS die Metapher des Schachspiels aus dem GK heran, um auszuführen, dass „die Bedingung der Unbestimmtheit des Gegenzuges"[6] auch für das Zustandekommen der Wirklichkeit in der ärztlichen Praxis gelte. Dazu zitiert er aus dem *Gestaltkreis*:

„Arzt und Patient und das, was sie zusammen verwirklichen, steht ebenfalls unter bestimmten bekannten Spielregeln, welche dann auch Gesetze der Natur sind; aber auch hier ist es ‚Zug um Zug', in dem Möglichkeiten bekannt, die Entscheidungen unbekannt sind; Vorsätze werden gefasst, aber die Entscheidung erst zeigt, ob der Vollzug der Erwartung entspricht oder nicht. Es ist wirklich so, wie wir es von der Wahrnehmung und der Bewegung nun schon wissen."[7]

EMONDTS verweist letztlich darauf, dass der GK zwar geeignet scheine, „die paradoxe Verschränkung des Selbst mit dem Anderen im Ereignis der Begegnung als

---

[1] Ebd., S. 399
[2] Ebd., S. 399
[3] Weizsäcker, V.v.: Seelenbehandlung und Seelenführung. GS 5. S. 86
[4] Weizsäcker, V.v.: Über medizinische Anthropologie GS 5. S. 190
[5] Ebd., S. 190
[6] Weizsäcker, V.v.: Der Gestaltkreis. GS 4. S. 273
[7] Ebd., S. 273/274

die eigentliche Weise der Partizipation an der Wirklichkeit zur Sprache zu bringen."[1] Als unzureichend bezeichnet er aber „jene Interpretation, die das Geschehen zwischen mir und dem Anderen in der gestaltkreislich formulierten Einheit von Wahrnehmen und Bewegen schon für hinreichend ausgeleuchtet halte. In der einfachen Adaptation der Gestaltkreiskonzeption an die Situation der Begegnung liege die Gefahr einer mangelnden Differenzierung, insofern gegenständliche und personale Begegnung leichthin identifiziert und somit nivelliert zu werden drohen."[2] Allerdings werde zumindest „die zwischenmenschliche Begegnung im Lichte des Gestaltkreismodells als ein Geschehen erhellt, in dem beide Partner gleichermaßen involviert seien."[3] „Die Begegnung bedeute für die beiden Teilnehmer eine Neugestaltung ihres Daseins aus dem Ereignis ihres Miteinander."[4]

---

[1] Emondts, S.: Menschwerden in Beziehung. (1993) S. 400
[2] Ebd., S. 400
[3] Ebd., S. 401
[4] Ebd., S. 401

11.3 Literatur: Beiträge zum Gestaltkreis aus Philosophie und Theologie

1925, Rosenzweig, F.: Das Neue Denken (1925). In: Reinhold und Annemarie Mayer (Hrsg.): Der Mensch und sein Werk. Gesammelte Schriften III: Zweistromland. Kleinere Schriften zu Glauben und Denken. Haag 1984

1956, Siebeck, R.: Die Einheit von Leib und Seele in der theologischen Anthropologie und in der anthropologischen Medizin. In: Viktor v Weizsäcker. Arzt im Irrsal der Zeit. Eine Freundesgabe zum 70. Geburtstag am 21.4.1956. P. Vogel (Hrsg.) 54-65. Vandenhoeck & Ruprecht, Göttingen

1956, Ehrenberg, H.: Das Verhältnis des Arztes Weizsäcker zur Theologie und das der Theologen zu Weizsäckers Medizin. In: Viktor v Weizsäcker. Arzt im Irrsal der Zeit. Eine Freundesgabe zum 70. Geburtstag am 21.4.1956. P. Vogel (Hrsg.) 54-65. Vandenhoeck & Ruprecht, Göttingen

1957, Gehlen, A.: Zur Geschichte der Anthropologie. In: Rehberg, K.-S. (Hrsg.): Arnold Gehlen. Philosophische Anthropologie und Handlungslehre. Gesamtausgabe Bd. 4, Vittorio Klostermann, Frankfurt/M. 1983

1957, Wyss, D.: Viktor von Weizsäckers Stellung in Philosophie und Anthropologie der Neuzeit. 181-290 in: Wyss, D. (Hrsg.): Viktor von Weizsäcker. Zwischen Medizin und Philosophie. Vandenhoeck & Ruprecht, Göttingen

1958, Habermas, J.: Anthropologie. In: Diemer, A., Frenzel, I. (Hrsg): Das Fischer Lexikon Philosophie (1958), Frannkfurt/M. 1961

1961, Wyss, D.: Die tiefenpsychologischen Schulen von den Anfängen bis zur Gegenwart. Vandenhoeck & Ruprecht, Göttingen 1977 (5. Aufl.)

1966, Reenpää, Y.: Über die Lehre vom Wissen. Helsinki

1966, Rorarius, W.: Das pathosophische Denken Viktor von Weizsäckers. Der Nervenarzt 37, 6, 266-72

1967, Luther, E.: Historische und erkenntnistheoretische Wurzeln der medizinischen Anthropologie Viktor von Weizsäckers. Wissenschaftliche Beiträge der Martin-Luther-Universität Halle-Wittenberg (R 5), 5 – 47, Halle/Saale

1968, Gehlen, A.: Ein anthropologisches Modell. In: Rehberg, K.-S. (Hrsg.): Arnold Gehlen. Philosophische Anthropologie und Handlungslehre. Gesamtausgabe Bd. 4, Vittorio Klostermann, Frankfurt/M. 1983

1971, Gehlen, A.: Philosophische Anthropologie. In: Rehberg, K.-S. (Hrsg.): Arnold Gehlen. Philosophische Anthropologie und Handlungslehre. Gesamtausgabe Bd. 4, Vittorio Klostermann, Frankfurt/M. 1983

1974, Link, Ch.: Die Erfahrung der Welt als Schöpfung. Anthropologie als Thema von psychosomatischer Medizin und Theologie. M. von Rad (Hrsg.) 73-121. Kohlhammer, Stuttgart

1974, Rorarius, W.: Persönlichkeit und Wille. Kindler, München

1974, Wehrt, H.: Über Irreversibilität, Naturprozesse und Zeitstruktur. In: Weizsäcker. E. v. (Hrsg.): Offene Systeme I. Beiträge zur Zeitstruktur von Information, Entropie und Evolution. Klett, Stuttgart.

1984, Hoffmann-Axthelm, D.: Sinnesarbeit. Frankfurt/M., New York

1985, Kasanmoentalib, S.: Humanistische Wesensanthropologie oder pathische Wissenschaft vom Menschen. Philosophische Rede vom Menschen. Studien zur Anthropologie Helmuth Plessners. B. Delfgaauw et al (Hrsg.) 121-37. Peter Lang, Frankfurt/M.

1986, Gadamer, H.-G.: Wahrheit und Methode. Grundzüge einer philosophischen Hermeneutik. Mohr Siebeck, Tübingen

1986, Henkelmann, T.: Viktor von Weizsäcker (1886-1957). Materialien zu Leben und Werk. Springer, Berlin (u.a.)

1986, Wiehl, R.: Logik und Metalogik bei Cohen und Rosenzweig. In: Der Philosoph Franz Rosenzweig (1886-1929). Internationaler Kongress Kassel 1986, W. Schmied-Kowarzik (Hrsg.), Bd. II, Das neue Denken und seine Dimensionen. Verlag Karl Alber, Freiburg, München 1988

1986, Wehrt, H.: Über Irreversibilität, Naturprozesse und Zeitstruktur. In: Weizsäcker, E., U. (Hrsg.): Offene Systeme I. Beiträge zur Zeitstruktur von Information, Entropie und Evolution. Klett-Cotta, Stuttgart (2. Aufl.)

1987, Wils, J.-P.: Sittlichkeit und Subjektivität. Zur Ortsbestimmung der Ethik im Strukturalismus, in der Subjektivitätsphilosophie und bei Schleiermacher: Studien zur theologischen Ethik 21. Universitätsverlag, Freiburg (Schweiz)

1989, Dressler, S.: Viktor von Weizsäcker. Medizinische Anthropologie und Philosophie. Wiener Studien zur Medizin, Geschichte und Philosophie 1. Ueberreuter Wissenschaftsverlag, Wien, Berlin

1990, Bauer, A.: Rosenzweigs Sprachdenken im „Stern der Erlösung" und in seiner Korrespondenz mit Martin Buber zur Verdeutschung der Schrift. Diss. Theologische Fakultät, Freiburg

1991, Bieler, M.: Freiheit als Gabe. Ein schöpfungstheologischer Entwurf: Freiburger theologische Studien 145, Freiburg i. Br., Basel, Wien

1991, Rorarius, W.: Viktor von Weizsäckers Pathosophie. Thieme, Stuttgart

1992, Herzog, M.: Phänomenologische Psychologie. (Kap. 8.1.4) Der Gestaltkreis. Asanger, Heidelberg

1995, Burkhardt-Riedmiller, R.: Franz Rosenzweigs Sprachdenken und seine Erneuerung humanistischer und jüdischer Lerntraditionen. HAAG und HERCHEN Verlag

1996, Wehrt, H., Uexküll, T. v.: Ökologie und die Problematik des Überlebens. Der Physiker (Nils Bohr) und ein Biologe (Jakob von Uexküll) als Wegbereiter einer neuen Wissenschaft. In: Wehrt, H. (Hrsg.): Humanökologie. Beiträge zum ganzheitlichen Verstehen unserer geschichtlichen Lebenswelt. Birkhäuser, Berlin, Basel, Boston

1997, Jacobi R.-M., E.: Leben im Zwischen. Vorüberlegungen zu einem erkenntniskritischen Verständnis der Gestaltkreislehre Viktor von Weizsäckers. Selbstorganisation. Jahrbuch für Komplexität in der Natur-, Sozial- und Geisteswissenschaften. L. Pohlmann (Hrsg.). Band 7: Zwischen Kultur und Natur. Neue Konturen medizinischen Denkens. R.-M. E. Jacobi (Hrsg.) 97-118, Duncker & Humblot, Berlin

2000, Kimura, B.: Leib, Seele, Intersubjektivität. In: Kupke, Ch. (Hg): Zeit und Zeitlichkeit. Beiträge der Gesellschaft für Philosophie und Wissenschaften der Psyche. Band 2. Königshausen & Neumann, Würzburg

2002, Fuchs, T.: Zeit-Diagnosen. Philosophisch-Psychiatrische Essays. Die Graue Edition

2002, Jacobi, R.-M. E.: Neues Denken und neue Medizin. In: Evelyne Goodman-Thau (Hrsg.): Zeit und Welt. Denken zwischen Philosophie und Religion. Symposium zu Ehren von Reiner Wiehl. C. Winter, Heidelberg

2003, Cramer, F.: Rhythmus und Resonanz. Der Zeit- und Materiebegriff bei Viktor von Weizsäcker im Lichte neurer Entwicklungen. In: Jacobi, R.-M.E., Janz, D. (Hrsg): Zur Aktualität Viktor von Weizsäckers. Beiträge zur Medizinischen Anthropologie, Bd. 1, Königshausen & Neumann, Würzburg

2003, Grätzel, S.: Die Bedeutung der Utopie im anthropologischen Denken Viktor von Weizsäckers. Philosophisches Seminar, Johannes Gutenberg Universität, Mainz. http://www.philosophie.uni-mainz.de/graetzel/Bedeutung%20der%20Utopie.htm

2003, Link, Ch.: Die Einführung des Subjekts. In: Jacobi, R.-M.E., Janz, D. (Hrsg): Zur Aktualität Viktor von Weizsäckers. Beiträge zur Medizinischen Anthropologie, Bd. 1, Königshausen & Neumann, Würzburg

2003, Neuser, W.: Methodischer Neuplatonismus. Selbstorganisationstheorie und Gestaltkreis im Vergleich. In: Jacobi, R.-M.E., Janz, D. (Hrsg): Zur Aktualität Viktor von Weizsäckers. Beiträge zur Medizinischen Anthropologie, Bd. 1, Königshausen & Neumann, Würzburg

2003, Wiehl, R.: Form und Gestalt im ‚Gestaltkreis'. In: Jacobi, R.-M.E., Janz, D. (Hrsg): Zur Aktualität Viktor von Weizsäckers. Beiträge zur Medizinischen Anthropologie, Bd. 1, Königshausen & Neumann, Würzburg

2004, Wiedebach, H.: Die theologische Dimension der biologischen Gestalt. Grundfragen einer ‚pathischen' Urteilkraft. In: Merz-Benz, P.-U., Renz, U. (Hrsg.): Ethik oder Ästhetik? Zur Aktualität der neukantianischen Kulturphilosophie. Königshausen & Neumann, Würzburg

2007, Rinofner, S.: Projekt: Zentrum für Subjektivitätsforschung in der Medizin. Arbeitsgruppe für Ethik und Praktische Philosophie am Institut für Philosophie an der Geisteswissenschaftlichen Fakultät der Universität Graz
http://www-gewi.uni-graz.at/phil/subj.html

Dritter Teil

Rezensionen zum Gestaltkreis

12. Rezensionen

Zu Lebzeiten Viktor von WEIZSÄCKERs sind vier Auflagen (1940, 1943, 1947, 1950) des Gestaltkreises im Thieme Verlag erschienen. Im selben Verlag erschienen 1967 und 1968 zwei unveränderte Nachdrucke. 1973 veröffentlichte der Suhrkamp Verlag mit einem Vorwort von Rolf DENKER den Gestaltkreis im Taschenbuchformat.

Schließlich ist der GK 1997 als Band 4 der Gesammelten Schriften VvWs ebenfalls im Suhrkamp Verlag veröffentlicht worden.

1958 ist der GK von Michel FOUCAULT[1] ins Französische, 1962 von A. SERRATE[2] ins Spanische und 1975 von B. KIMURA und T. HAMANAKA[3] ins Japanische übersetzt worden.

Es liegen Rezensionen zu den ersten vier Auflagen und zu dem 1997 veröffentlichten Buch vor. Im Folgenden werden diese Buchbesprechungen genauer vorgestellt und analysiert.

12.1 Rezensionen zur 1. Auflage aus dem Jahr 1940

Die erste Auflage des Buches „Der Gestaltkreis. Theorie der Einheit von Wahrnehmen und Bewegen" von Viktor von WEIZSÄCKER erschien im Jahre 1940 im Georg Thieme Verlag in Leipzig; sie umfasste 179 Seiten und kostete gebunden 12 Reichsmark.

Zur ersten Auflage sind **23** Rezensionen erschienen – die meisten davon im Jahr 1940. **Neun** erschienen in nicht-medizinischen (davon ein Artikel aus einer Tageszeitung), **14** in medizinischen Zeitschriften: Letztere umfassen **sieben** Veröffentlichungen in

---

[1] Le Cycle de la Structure. Übers. V. M. Foucault, D. Rocher, Preface: H. Eye, Bibliothèque neuropsychiatrique de langue française, Desclée de Brouwer, Bruges (1958)
[2] El círculo de la forma. Teoría de la unidad de percepción y movimiento. Übers. v. A: Sarrate. Prólogo: A. A. Villar; filosofia, psicologica, pedagogia, Ed. Morata, Madrid (1962)
[3] Mit einem Nachwort von T. Hamanaka, Misuzu-Shobo, Tokio (1975)

Zeitschriften aus den Gebieten der Neurologie, der Psychiatrie und der Neurochirurgie und **sieben** aus allgemeinen klinisch/medizinischen Zeitschriften.

Fünf von den 23 Rezensionen stammen aus ausländischen Zeitschriften, davon **drei** aus der Schweiz, eine aus Italien und eine aus dem Englischsprachigen Raum.

12.1.1 Rezensionen aus den Gebieten der Neurologie, der Psychiatrie und der Neuro-chirurgie

A. AUERSPERGs Text[1] – erschienen in der „Deutschen Zeitschrift für Nervenheilkunde" (1), 1940 - übertrifft an Länge und Genauigkeit der inhaltlichen Auseinandersetzung die meisten anderen Buchbesprechungen, sodass er auch als eine Rezeption bezeichnet werden kann. AUERSPERG beginnt seinen Text mit einem auch noch heute oft gebrauchten Zitat aus dem Vorwort der ersten Auflage. Er sieht darin eine Begründung für „die Einstellung des Autors"[2] und für die Grundzüge seines Werkes:

> „Um Lebendes zu erforschen, muss man sich am Leben beteiligen. Man kann zwar den Versuch machen, Lebendes aus Nichtlebenden abzuleiten, aber dieses Unternehmen ist bisher misslungen. Man kann auch anstreben, das eigene Leben in der Wissenschaft zu verleugnen, aber dabei läuft eine Selbsttäuschung unter. Leben finden wir als Lebende vor; es entsteht nicht, sondern es ist schon da, es fängt nicht an, denn es hat schon angefangen. Am Anfang jeder Lebenswissenschaft steht nicht der Anfang des Lebens selbst, sondern die Wissenschaft hat mit dem Erwachen des Fragens mitten im Leben angefangen. Der Absprung der Wissenschaft vom Leben ähnelt also dem Erwachen aus dem Schlaf. Man soll daher nicht, wie so oft geschehen ist, mit dem unbelebten Stoff oder dem Toten anfangen. Das Leben entsteht nicht aus dem Toten."[3]

---

[1] geschrieben in Wien. Auersperg war von Herbst 1933 bis November 1935 wissenschaftlicher Assistent an der von VvW geleiteten Neurologischen Abteilung der Medizinischen Klinik in Heidelberg. Zum Werk und Lebenslauf Auerspergs vgl: Sack, M.: Alfred Prinz Auersperg (1899 - 1968). Von der Neuropathologie zur Phänomenologie – ein Beitrag zur Geschichte der Heidelberger Schule. Beiträge zur anthropologischen Medizin, Bd. 4, Königshausen & Neumann, Würzburg 2004
[2] (1), S. 194
[3] Weizsäcker, V.v.: Der Gestaltkreis. GS 4. S. 83

Ausgehend von diesem Zitat stellt AUERSPERG die folgenden zentralen Begriffe des GK vor: Die Selbstbewegung, das Leistungsprinzip versus dem Leitungsprinzip, Kohärenz, Prolepsis, biologischer Akt, Identität des Wahrnehmungsgegenstandes. Im Besonderen beschreibt AUERSPERG den Funktionswandel. In Zusammenhang mit der Gegenüberstellung des biologischen Zeitbegriff mit dem physikalischen Zeitbegriff, geht AUERSPERG auf VvWs Kritik des Begriffes der *Gestalt* ein, indem er sagt, dass „der Versuch, die lebendige Ordnung durch unklar vermittelnde Begriffe wie die der Gestalt doch letztlich der physikalischen Ordnung zu verbinden, abgelehnt wird."[1]

In Hinblick auf die Beziehung des GK zu den exakten Naturwissenschaften schreibt AUERSPERG:

„Durch die Beziehung zu den exakten Wissenschaften ist der Gestaltkreisforschung eine Methode an die Hand gegeben, welche es ihr ermöglicht, den genetisch historischen Ansatz in ein Gebiet vorzutreiben, welches nur das Experiment aufschließen kann. Der Vorwurf der docta ignorantia[2] kann den Gestaltkreis nicht treffen."[3]

Das Besondere im GK, das aber zugleich auch eine Schwierigkeit für den Leser darstellt, sieht AUERSPERG darin, „dass in der Darstellung des Gestaltkreises der ganze weite Forschungsweg des Autors mitenthalten ist, welcher ihn von dem zunächst im Sinne der Erregungsforschung gedeuteten Funktionswandel über den dynamischen Gestaltkreis zum genetischen Gestaltkreis geführt hat."[4]

Der Psychiater V. E. von GEBSATTEL – damaliger Leiter der Kuranstalten Westend in Berlin - schreibt in der Zeitschrift *Der Nervenarzt*[5] (3), 1940:

„Was der Verf. anstrebt, ist, philosophisch gesehen, eine Bewegungslehre des Lebens. Eine solche ist in Ansätzen enthalten in Forschungen von

---

[1] (1), S. 195
[2] docta ignorantia: Hauptwerk des Nikolaus von Kues und zugleich Motiv seines ganzen Denkens: der Mensch könne mit seinem begrifflichen Wissen nicht die Unendlichkeit Gottes erfassen, aber auch in irdischen Dingen, sobald es ein Mehr oder Weniger gibt, nichts Genaues wissen. Vgl. auch: Weizsäcker, V.v.: Begegnungen und Entscheidungen.GS 1. S. 611.
[3] (1), S. 197
[4] (1), S. 198
[5] Viktor von Weizsäcker und V.E. von Gebsattel waren zu diesem Zeitpunkt Mitglieder des Beirates dieser Monatszeitschrift.

Ludwig KLAGES und vor allem in dem Werk von E. STRAUS, Vom Sinn der Sinne."[1]

Bei den Ausformulierungen VvWs zu den *Bedingungen der Wahrnehmung*, speziell bei dem Satz, dass diese „nicht als fabrikatartiges Bild, sondern selbst als eine Tätigkeit des Werdens"[2] aufgefasst werden müssen, fühlt sich GEBSATTEL an STRAUS erinnert und schreibt: „Wer denkt hier nicht an STRAUS. Der Ref."[3] Dieser Satz enthält möglicherweise eine kritische Anspielung GEBSATTELs darauf, dass VvW STRAUS nicht zitiert.

GEBSATTEL bietet, vergleichbar den Rezensionen von AUERSPERG und VOGEL, eine detaillierte Übersicht über die wichtigsten Inhalte des GK. Wie es VvW selbst im Vorwort der ersten Auflage schreibt, so attestiert auch GEBSATTEL dem GK „den Charakter eines Entwurfes"[4], der „trotz erheblicher Anspannung der begrifflichen Energie (...) keineswegs den Boden minutiöser Erfahrungsanalyse verliert."[5]

„Die Einheit von Ich und Umwelt ist als dynamische Form des Gestaltkreises zu verstehen, oder überhaupt nicht. Überall werden die neuen Einsichten durch eine phänomenlogische Analyse des *Erlebnisses* gewonnen. Man muss das Ergebnis, dass ‚die Erscheinung ein Äquivalent der Bewegung' sein kann, als wichtige Orientierungsmarke der neuen Lebenslehre buchen. Mit der Einführung des Subjekts in die Lebenslehre Ernst gemacht zu haben, erweist sich als in seinem Konsequenzen noch gar nicht abzuschätzende Verdienst der hier angewendeten Methode, wobei die Bestimmtheit zu betonen ist, mit der die Existenz des Lebewesens als eine pathische begriffen wird. Mit einem Ausblick auf das Leiden, den Tod, die Krise, die Wiedergeburt, endet der bedeutsame Entwurf, indem er andeutungsweise die Bewegungslehre in einen höheren Zusammenhang einstellt. Durch Handhabung der Kategorien des Komplementären gewinnt die Annäherung an die gesetzlichen Ordnungen

---

[1] (3), S. 463
[2] (3), S. 464
[3] (3), S. 464
[4] (3), S. 463
[5] (3), S. 465

des Lebensgeschehens ein bisher unerreichtes Maß von Zielsicherheit und Bestimmtheit."[1]

In der *Psychiatrisch-Neurologischen Wochenschrift* (4), 1940, zählt BRESLER in den Schlussworten seiner Rezension den GK, „zu den so oft unternommenen und mit mehr oder weniger dauerndem Erfolge durchgeführten kleinen und grossen Versuchen, von der Nervenanatomie und – physiologie, sogar – pathologie her zu einer physiologischen Psychologie und, letztens und als Krönung, Weltanschauung vorzudringen (…)."[2]

Entgegen VvWs Formulierung im Vorwort schreibt er weiter:

„Das Buch ist keine ‚lederne Epistel', wie der Verfasser allzu bescheiden befürchtet; doch gibt es naturgemäß nicht viele Menschen mit ausgesprochener Neigung zu solcher Lektüre (…), gerade heute, wo ernste und dringende nationale Fragen und Aufgaben wohl alle Geister beschäftigen und alle Gemüter bewegen. Aber v. WEIZSÄCKERs ‚Gestaltkreis' hat dauernden Wert und wird noch in fernster Zukunft davon glänzendes Zeugnis ablegen helfen, dass deutscher Forschergeist auch in schwerer Kriegszeit nicht die Nerven und die Ruhe für wertvolle Leistungen und hohe Ziele verloren hat."[3]

BRESLER bleibt es allerdings dem Leser seiner Rezension schuldig, auf welchem Wege er zu diesen positivem Schlussurteil gelangt ist. Er erweckt im weiteren Verlauf des Textes eher den Eindruck, sich nicht tiefergehend mit dem Inhalt des GK auseinander gesetzt zu haben.

Wie schon AUERSPERG, verwendet auch BRESLER den ersten Abschnitt des Vorwortes als Zitat; er zieht allerdings völlig gegenteilige Schlüsse daraus:

„Es scheint nicht, dass diese Sätze, mit denen das Vorwort beginnt, das Thema eigentlich kennzeichnen und als ein Neues im Voraus erkennen

---

[1] (3), S. 465
[2] (4), S. 89
[3] (4), S. 89

lassen. Dazu sind sie zu allgemein naturphilosophisch gehalten, und hier gibt es nichts Neues."[1]

BRESLER meint eher am Schluss des Buches, zu einem Verständnis, „was es mit dem Gestaltkreis auf sich hat"[2], gelangen zu können und findet auch eher den Schluss des Buchs „originell"[3]. Gleichzeitig meint er, dass „Gestaltenkreis wir schneller mit einem Sinn verbinden würden."[4]
Er zitiert den Schlussabschnitt des Buches, auf welchen sich seine Ableitungen beziehen:

„Die Folge der Gestalten ordnet sich zuletzt also doch, aber nicht in die Ordnung des zeitlichen Nacheinander, sondern in der Folge der Taten und der Erkenntnisse der Lebensstufen und Geschlechterfolgen als Wiederkunft. Ist so die Lebensordnung nicht der Geraden, sondern dem Kreise vergleichbar, so doch nicht der Linie des Kreises, sondern seiner Rückkehr in sich selbst. Die Gestalten folgen einander, aber die Gestalt aller Gestalten ist nicht ihre Konsequenz, sondern ihre Selbstbegegnung in ewiger Heimkehr zum Ursprung. Dies war der unbewusste Grund, den Namen des Gestaltkreises zu wählen. Er ist die in jeder Lebenserscheinung erscheinende Darstellung des Lebenskreises, ein Gestammel um das Sein." „(…) im endlosen Wandel des Werdens erscheint in ewiger Wiederkunft der beständige Ursprung: die Ruhe des Seins."[5]

Zu diesem Zitat schreibt BRESLER ironisch-skeptisch:

„ ‚Die Ruhe des Seins' – das klingt poetisch, romantisch, oder nach urtiefem Ruhebedürfnis; von ihr hat noch kein Lebender etwas verspürt, kein Wiederauferstandener etwas berichtet."[6]

---

[1] (4), S. 88
[2] (4), S. 88
[3] (4), S. 88
[4] (4), S. 88
[5] Weizsäcker, V.v.: Der Gestaltkreis. GS 4. S. 321
[6] (4), S. 88

Weiter verweist er darauf, dass es einen Abschnitt über die Pathologie des Nervenssystems gäbe und füllt dann den Grossteil seines Textes mit einer nach Überschriften aus dem GK gegliederten langen Aufzählung von zentralen und weniger zentralen Begriffen.

Der Psychologe H. KUNZ[1] aus Basel verzichtet in seinem Beitrag im Schweizer *Zentralblatt für die gesamte Neurologie und Psychiatrie* (8), 1940, auf eine inhaltliche Darstellung völlig, da der GK erstens zu „konzentriert" geschrieben sei, um ihn in ein paar Sätzen zusammenzufassen; und zweitens „die faszinierende Eigentümlichkeit der Betrachtungsweise" VvWs bei einer Übersetzung in die übliche Terminologie verloren ginge. So betont KUNZ, dass nur ein Selbststudium dieser schwer lesbaren Lektüre einen Zugang zum GK eröffnet.

Außerdem sei die einschlägige psychologische Literatur nicht genügend oder gar nicht zitiert worden. So werde PALAGYI „zu schnell abgelehnt" und KLAGES und STRAUS fänden überhaupt keine Erwähnung, die aber „in einer Untersuchung über die Einheit von Wahrnehmen und Bewegung und Wahrnehmung nicht fehlen dürften".

Der Nervenarzt J.H. SCHULTZ aus Berlin leitet seine im *Zentralblatt für Psychotherapie* (22), 1942, erschienene Rezension wie folgt ein:

„Bei diesem Werke eines echt schwäbischen Gelehrten klingen unwillkürlich die Titelworte der lyrischen Gänge des Tübinger Philosophen Theodor HAERING an ‚Der Mond braust durch das Neckartal': sinnendes Betrachten philosophischer Schulung, psychologisch unmittelbare Einfühlung und sorgsames naturwissenschaftliches Handwerk vereinigen sich zu einer in der heutigen deutschen Wissenschaft einzigartigen Synthese; Probleme um die v. WEIZSÄCKER sich seit Jahrzehnten bemüht, finden hier eine großartige Zusammenschau, die auf nichts Geringeres gerichtet ist, als auf die untrennbare Einheitlichkeit des Lebens, dargetan an der ‚Einheit von Wahrnehmen und Bewegen', also an einem Gegenstand, der von naiver Betrachtung über neurophysiologische experimentelle, klinische und

---

[1] Hat auch die Pathosophie sehr kritisch besprochen: Kunz, H.: Viktor von Weizsäcker: Pathosophie. (1957)

psychologische Verfahren hinaus auch erkenntnistheoretisches Rüstzeug erfordert."[1]

Die folgenden neun Seiten der unfangreichen Rezension stellen eine sachliche Inhaltsangabe dar, die sich an den fünf Kapitel des GK orientiert. Der Text stellt eine Sammlung von den wichtigsten Sätzen aus dem GK dar, so dass die Gestaltkreistheorie fast ausschließlich mit Worten VvWs wiedergegeben wird. SCHULTZ verweist sogar an den wichtigen Stellen auf die jeweiligen Literaturangaben VvWs. Aufgrund der weiten Übereinstimmung der Rezension mit dem Ursprungstext wird hier auf eine weitere Darstellung verzichtet.

Die Rezension in der Zeitschrift *Journal of nervous and mental diseases*[2] (17), 1941, beginnt mit einem Zitat aus dem Vorwort:

„The beginning of every science about life should not be about the beginning of life itself. Science has started in the course of life with the awakening of asking questions. Therefore one should not start with lifeless matter, as for instance, by enumerating the chemical elements as found in the organisms."[3]

Das Thema des Buches, das seine Bespiele aus dem Bereich der Physiologie und Neuropathologie nehme, sei – so der Rezensent sich an die Vorgabe VvWs aus dem Vorwort haltend – „life is: birth and death."
Im weiteren Verlauf der Rezension konzentriert sich der Autor vor allem auf VvWs Erläuterungen und Beispiele aus den ersten zwei Kapitel des GK zu den Begriffen der *Selbstbewegung* (auto-mobility) und *Selbstwahrnehmung*. Dabei erläutert er auch den Begriff der *Kohärenz*:

„An optic contact is established for instance when an individual is changing his posture to keep the image of a butterfly on his retina. This connection or contact the author calls ‚coherence'. The continuity of this ‚coherence' can be studied by the ‚railway nystagmus'. The coherence

---

[1] (22), S. 111
[2] Vom Rezensenten sind nur die Anfangsbuchstaben seines Namen bekannt: L. K.
[3] Weizsäcker, V.v.: Der Gestaltkreis. GS 4. S. 83

becomes continually interrupted but re-established as objects vanish and others appear. Neuro-physiology deals with the connection between motion and perception, termed ‚senso-mobility'. From it arises the conception of space."

Zuletzt stellt der Rezensent noch die Überschriften der weiteren Kapitel des GK vor und bemerkt dabei, dass das fünfte Kapitel von dem Verhältnis Subjekt-Objekt handle, welches Gestaltkreis genannt werde.

Die Rezension endet mit dem Satz:

„Where it enters the realms of philosophy it is not easy reading even for one versatile in the German language, but it is well worth the struggle."

SPROCKHOFF – ein Mitarbeiter VvWs - würdigt im *Zentralblatt für Neurochirurgie* (5), 1940, den GK, als ein Werk, das grundsätzlich sei, da es zum Verständnis von Wahrnehmen und Bewegen lebender Organismen beitrage.[1] Im VvWs Ansatz sieht er „das Subjekt wieder in die biologische Forschung eingeführt."[2]
Des Weiteren schätzt SPROCKHOFF VvWs Buch als einen Beitrag zur Zusammenführung des Wissens aus den Einzelwissenschaften:

„Mit dem Ausbau der Wissenschaftszweige ließ die Vielheit des entstehenden Einzelwissens oftmals den naturphilosophischen Boden von dem aus die Fragestellung erfolgte, in Vergessenheit geraten. Der Neugewinnung großer Gesichtspunkte unter Verarbeitung des Einzelwissens dient v. WEIZSÄCKERs Werk. Ein solches Unternehmen, das die Revision der Grundlagen der bisherigen Forschung verlangt, kann begriffliche Erörterungen ungewohnter Art nicht ersparen. Die deuterische Umarbeitung der Fülle der Einzelerfahrungen der Sinnesphysiologie, Neurophysiologie und – pathologie führt aber zu einer Lehre, die umfassend ist und deren theoretischer Ansatz empirisch

---

[1] (5), S. 111
[2] (5), S. 112

bewährt und gefordert ist. Mit ihr sind Wege für die zukünftige Forschung gewiesen."[1]

An die Zunft der Neurochirurgen gewandt, schreibt er weiter:

„Wahrscheinlich bietet die Lektüre dem neurologisch und philosophisch nicht beschlagenen Leser anfänglich einige Schwierigkeiten. Wenn das Buch in neurochirurgischem Kreise trotzdem eine Besprechung erfährt, so abgesehen vom Gebot des Tages deswegen, weil das Buch inhaltlich in den Grundzügen dem Chirurgen nahe liegen dürfte, dem in seiner Tätigkeit die Verknüpfung von Erkennen und Handeln in besonderem Masse Gegenstand täglicher Erfahrung ist."[2]

12.1.2 Rezensionen aus allgemeinen klinisch/medizinischen Zeitschriften

R. SIEBECK - zu diesem Zeitpunkt Direktor der Inneren Klinik der Charité[3] - ordnet in der *Deutschen Medizinischen Wochenschrift* (6), 1940, zunächst das Werk VvWs in einen geschichtlichen Kontext ein und bescheinigt dem GK, die Reflexlehre und den Vitalismus überwunden zu haben. Auf VvWs Lehrer KRIES und KREHL hinweisend schreibt SIEBECK weiter, dass die WEIZÄCKERISCHEN Ergebnisse aus der Experimentalforschung und seine Folgerungen „aus dem ärztlichen Erlebnis im Zusammensein mit dem Kranken"[4] zu einem neuen Verständnis der Wirklichkeit geführt hätten. Damit solle aber „der Besitz klassischer Wissenschaft nicht verdorben, sondern neu erworben werden."[5] Wie die Existenzphilosophie HEIDEGGERs oder *die neue Physik* (vgl. Kapitel 6) - VvW selbst kommt auf diese Analogien im GK zu sprechen – so solle der GK auch, auf „neue Auffassungen und Aufgaben im Gemeinschaftsleben"[6] hinweisen und den Boden für neues Wachstum lockern.

---

[1] (5), S. 112
[2] (5), S. 112
[3] ab 1941 wieder in Heidelberg, wo er 1945 für VvW ein Lehrstuhl für „Allgemeine klinische Medizin" einrichtete.
[4] (6), S. 243
[5] (6), S. 243
[6] (6), S. 243

„Wenn wir heute einsehen, dass aus Organfunktionen, aus einfachen Kausalzusammenhängen nicht das Leben, aus Bakterien und einzelnen Schäden nicht die Krankheit verstanden werden kann, so behält doch die Kenntnis der Einzelzusammenhänge ihren rechtmäßigen Wert für unsere Zugriffe an die Natur, für unsere Heilmaßnahmen. Aber durch die neue Theorie, durch das zusammenfassende Wissen soll – im Behandeln wie im Beforschen – das einzelne immer an den rechten Ort gestellt werden, soll zu neuen Fragen, vor allem aber zu einer neuen Haltung, zu einer neuen wissenschaftlichen Gesinnung der Weg bereitet werden."[1]

Weiter schreibt SIEBECK zum biologischen Akt und direkt zum GK:

„Im biologischen Akt handelt es sich stets um eine produktive, immer wieder neue Begegnung des Menschen mit der Umwelt, die wohl als Möglichkeit, nicht aber als Notwendigkeit vorherbestimmt ist. Die biologische Leistung wird als Ordnung der Relation Ich:Umwelt verstanden. Unter verschiedenen Möglichkeiten entscheidet die ‚Zuwendung' – das Prinzip der Biologie wird in das Erlebnis verlegt - , das ‚Subjekt' wird eingeführt. Das Bemühen, die objektive und subjektive Seite der Natur als Ordnung zu begreifen, soll durch den Begriff des ‚Gestaltkreises' ausgedrückt werden."[2]

Die Einführung des Subjekts werde ganz unabweisbar, so SIEBECK, „wo der Arzt ‚Krisen' im Leben seiner Kranken erkennt, die als Überwältigung des Ichs, als Unterbrechung des geregelten Lebensablaufs erlebt werden und zugleich objektiv etwa als Kollaps oder Schwindel in Erscheinung treten."[3]

„Wenn erkannt wird, dass das ‚Objekt' des Arztes ein ‚Subjekt' ist, ergibt sich die Notwendigkeit mehr ‚biographischen' Verständnisses in der Medizin, wird Krankheit als ein Stück Lebensgeschichte erfasst."[4]

---

[1] (6), S. 243
[2] (6), S. 242
[3] (6), S. 242
[4] (6), S. 243

K. BALTHASAR aus Berlin würdigt in der *Klinischen Wochenschrift* (10), 1940, VvWs „Theorie der Konsensomobilität" und dessen Begriffe des Leistungsprinzips und Funktionswandels. Als sehr lesenswert findet BALTHASAR VvWs Beispiele aus der Pathologie des Nervensystems, die darauf hinwiesen, „dass es im Organischen weder eine geradlinige Kausalität gäbe noch die Richtungsgemeinschaft des psychophysischen Parallelismus, sondern alles hier von allem abhängig und mitbestimmt sei."

„Das ist es auch, was der dem Buch verliehene Titel ‚Gestaltkreis' besagen soll, wobei wir uns jedoch gleich darüber klar werden wollen, dass es sich bei diesem von v.W. geprägten Wort lediglich um ein *Bild*, nicht jedoch um einen ausgereiften und systemfähigen Begriff handelt, der etwa bei einer programmatischen Gegenüberstellung zum mechanischen Kausalismus und zum psychophysischen Parallelismus, wie sie der Verfasser hier versucht, ernstlich ins Treffen geführt werden könnte."

Bereits durch diese Aussage wird die anfangs ausgesprochene Wertschätzung relativiert und gerät im Verlauf des Textes immer mehr in den Hintergrund. So schreibt BALTHASAR weiter:

„Dass der besprochene Versuch sich so in den ersten Fühlern schon erschöpft, nimmt nicht wunder, wie überhaupt die ganze Darstellung bei v.W. im Aporetischen verbleibt, was nicht nur die Berichterstattung, sondern das Verständnis überhaupt äußerst erschwert. Vielleicht hat v.W. absichtlich von einer wirklich systematischen Betrachtung abgesehen, etwa um den erfahrungswissenschaftlichen Ausgang um so deutlicher hervortreten zu lassen. Aber auch die Tatsachen werden bei ihm in so extrem ganzheitlicher Schau geboten, dass der Eindruck nicht unterdrückt werden kann, dass der Autor wohl ein philosophisches Werk erstrebte, aber über erste Ansätze nicht hinausgelangte. Denn wahrhaft philosophische Betrachtungen lassen allen bloßen Standpunkten, dem ganzheitlichen sowohl wie dem diskriminierenden, dem organischen und dem mechanischen, dem klassischen und dem romantischen usw., volle

Gerechtigkeit widerfahren, indem sie alle an ihrem Ort und in ihren Grenzen gesehen werden."

In dem folgenden Zitat werden nicht nur auch deutliche Missverständnisse bei BALTHASAR offenkundig, sondern Behauptungen unbegründet im Raum stehen gelassen:

„Durch die vorerst lediglich perspektivische und improvisierende Betrachtungsweise des Verfassers dagegen kann es geschehen, dass in dem vorliegenden Buch von einer ‚Antilogik' in der Wahrnehmung gesprochen wird, als wäre die Logik etwas, was nur einen bestimmten exklusiven Geltungsbereiche besäße, dass v. W. dem Organischen eine Subjektbestimmtheit zuerkennt, und diese zur Objektivität des Anorganischen in Gegensatz stellt, als ob auch letztere nicht als ein Subjektgeschehen erfassbar wäre (Idealismus), dass er ziemlich am Ende des Buches schließlich dieselben Kategorien, die er zuvor dem organischen Geschehen beimisst, plötzlich auch dem Werden überhaupt zuschreibt, ohne auch nur anzudeuten oder zu bemerken, welcher große Sprung damit getan ist, wie v.W. überhaupt recht unbedenklich längst bekannte und zwar im ganz spezifischen Sinn gebrauchte Begriffe ziemlich bedenkenlos zur Darstellung seiner eigenen sehr subjektivistischen Lehre verwendet."

Letztlich widmet BALTHASAR seine Kritik den Auswirkungen des GK auf die klassische Neurologie. Hat er noch anfangs VvWs Bespiele aus der Pathologie des Nervensystems gewürdigt und die Begriffe des Funktionswandels und des Leistungsprinzips richtig beschrieben, so äußert er sich nun wie folgt:

„Was schließlich die vom Verfasser so bekämpfte klassische Neurologie angeht, ist zu sagen, dass sie längst die Argumente der spekulativen Neuerer zur Kenntnis nahm, ohne dass sie sich deshalb hätte wesentlich zu reformieren brauchen (…). Scheint schon die Zeit jetzt romantischen Bestrebungen nicht gerade günstig, so ist offenbar von jeher das Schicksal *aller* Ganzheitsbewegungen gewesen, dass die exakte Forschung einfach über sie hinweggeht, und in der Klinik werden wir von ihnen wohl erst recht keine Umwälzungen erwarten dürfen."

In der Zeitschrift *Hippokrates* (2), 1940, schreibt P. VOGEL zu der Zeit Professor für Neurologie an der zur Charité gehörenden Hansaklinik in Berlin ausdrücklich an die Zunft der Ärzte: „(...) dieses Buch gehe die Ärzte an, wenn sie den Anspruch erheben, Erforscher und Dienende des Lebendigen zu sein."[1]
Wie schon AUERSPERG würdigt auch VOGEL den Überblick des Buches über die allgemeine Neuropathologie:

> „In kritischer Besinnung und immer neuer Stellung des Fragens lässt es uns die Fragwürdigkeit erst gewahr werden, die die Voraussetzungen der Neuropathologie und darüber hinaus der ganzen Biologie eigentlich umgibt."[2]

VOGEL greift auch das zentrale Motto des GK auf – *Die Einführung des Subjektes in die Medizin* - und sieht darin den „Weg zu einer Wandlung der Grundlagen, zu jener ‚konservativen Revolution' der Medizin und Biologie, deren Kommen v. W. einmal als den Glauben der Schüler KREHLs bezeichnet habe."[3] Ähnliche Bemühungen sind nach VOGELs Auffassung in Naturphilosophie, Sinnesphysiologie, Psychophysik und Gestaltpsychologie bisher gescheitert, im Entwurf des GK aber bestehe die Möglichkeit, „durch die Einführung des Subjekts neue Ordnungen des Lebendigen zu finden, die seine Wandelbarkeit, seine Einmaligkeit und sein krisenhaftes Werden umgreifen."[4]

Wie auch AUERSPERG besonders solche Aspekte und Begriffe des GK hervorhebt, an deren Beschreibung er maßgeblich mitbeteiligt war, so schreibt VOGEL wohl unter anderem auf seine Schwindelversuche hinweisend:

> „Es ist von tiefer Bedeutung, dass diese Konzeption entstand aus dem ‚sinnlichen Zweifel' des Schwindels, dem Urbild auch der geistigen

---

[1] (2), S. 436
[2] (2), S. 436
[3] (2), S. 435
[4] (2), S. 435

Krisen. So gewinnt sie die Kraft, wie ein entscheidender Schritt auf dem Wege zur Therapie zu wirken."[1]

In der *Schweizer Medizinischen Wochenschrift* (9), 1941, wirbt der Basler Neurologe R. BING in einem sehr kurzen Text für den Gestaltkreis, als ein „neues weltanschauliches System" begründendes Werk. Er hebt besonders VvWs „grundlegende Ausführungen über Funktionswandel, Leistungsabbau, Ataxien, Agnosien" hervor.

Die weiteren Beiträge aus allgemeinen klinisch/medizinischen Zeitschriften, und zwar die Buchbesprechungen von W. KURTH aus Berlin in *Die Medizinische Welt*, von dem Neurologen DEMME aus Hamburg in *Medizinische Klinik* und von dem Internisten ZIEHEN aus München in der *Münchener medizinischen Wochenschrift* stellen ebenfalls kurze Texte dar, die lediglich positiv darauf hinweisen wollen, dass ein wichtiges Buch unter dem Titel Gestaltkreis erschienen ist. Diese Beiträge haben nicht den Anspruch, den Inhalt des Buches ausführlich wiederzugeben, sondern nur mit einigen Zitaten aus dem GK Neugier und Interesse des Lesers zu wecken.
Übereinstimmungen finden sich in der Wertschätzung für die Einführung der Begriffe der Leistung, und des Funktionswandels.
Trotz der Kürze und Oberflächlichkeit der Beiträge lässt sich ein Missverständnis in KURTHs Text aufzeigen. Dieser schreibt, dass „der klinische Begriff des Funktionswandels, von CHARCOT geschaffen, von HEAD weitergeleitet und schließlich von WEIZSÄCKER ausgebaut und analysiert (...)" worden sei. Der Begriff des Funktionswandels geht aber allein auf VvW zurück.

12.1.3 Rezensionen aus nicht-medizinischen Zeitschriften

Diese Zeitschriften umfassen zum einen drei Beiträge aus biologischen Fachbereichen von THIENEMANN in „Archiv für Hydrobiologie" (20), von FISCHER in „Bericht über die gesamte Biologie"(11) und von v. PHILIPSBORN in „Bioklimatische Beiblätter der meteorologischen Zeitschrift"(12).

---

[1] (2), S. 436

Zum Zweiten liefert H. ANDRÉ (aus Braunsberg – Ostpreußen) einen Beitrag aus der Philosophie in der „Deutschen Literaturzeitung" (19).

Bis auf ANDRÉs Besprechung des GK, stellen alle anderen Beiträge kurze Texte dar, die auf das Erscheinen, die Wichtigkeit und Neuartigkeit des GK aufmerksam machen wollen, aber aufgrund der Kürze kaum eine Aussage über die inhaltliche Auseinandersetzung des Rezensenten mit dem GK erlauben.
Das Neue des Buches sehen diese Beiträge vor allem in der Überwindung des kausalen Denkens in der Biologie durch die Einführung des Begriffes *Biologischer Akt*.
V. PHILIPSBORN spricht in seinem Beitrag die Hoffnung aus, dass „sich biologisch geschulte Klimatologen finden mögen, die diese revolutionären Gedanken in unserem Wissensgebiet anwenden."
FISCHER bezeichnet den GK als „schwierig nicht nur in den neuen Ideen", sondern auch im Stile der dem Verfasser eigenartigen Ausdrucksformen." Als anfangs hinderlich für das Verständnis, sieht FISCHER „auch die zum Teil neuartige Terminologie", die – wie VvW es selbst sagt – „noch nicht so eindeutig sei, wie man wünschen müsste, was aber im Wesen des Entwurfes liege."
Einen Hinweis für THIENEMANNs Gründlichkeit der Auseinadersetzung mit dem GK gibt einmal die fünfzeilige Kürze seines Textes und zum Zweiten die Bezeichnung VvW als einen „Heidelberger Pathologen".

ANDRÉs Buchbesprechung des GK erschien 1942 in der „Deutschen Literaturzeitung" (20) in dem Abschnitt für Bücher aus der Philosophie. ANDRÉ bezeichnet den GK als „überaus problemträchtig und aufschlussreich". Er erläutert besonders drei Themenbereiche aus dem GK, die seiner Meinung nach, „auch den Nichtmediziner und Biologen und überhaupt jeden philosophisch nur irgendwie eingestellten Leser sofort im Innersten packen dürften."
Erstens beschäftigt er sich mit dem „intentionalen Charakter der Wahrnehmung". Diesen beschreibt er auch mit Zitaten aus dem GK wie folgt:

„Wenn wir empirisch philosophierend mit dem Wahrnehmungsakt uns beschäftigen, um aufschlussreiche Problemstellungen zu seiner experimentellen Erforschung zu gewinnen, so gelingt uns dies nur unter dem Gesichtspunkt des Subjektseins des Wahrnehmenden, der einem Stück Umwelt aktuell sich zuwendet. Der intentionale Charakter der Wahrnehmung tritt dann besonders heraus, dass ein Gegenstand in der Wahrnehmung als ein derselbiger gegenwärtig bleibt, trotzdem sich Veränderungen an ihm abspielen; wobei charakteristisch ist, dass diese Veränderungen ‚nicht ernst genommen werden' (…). Die Konservierung der Selbigkeit ist eben daran gebunden, dass eine Bestimmung geopfert werden kann. Die Einheit zwischen Subjekt und Objekt in der Wahrnehmung, die Kohärenz, wie Weizsäcker sagt, wird zwar in Bezug auf diese Bestimmung zerrissen, aber in Bezug auf eine andere Bestimmung jedes Mal wieder aufgebaut. Wahrnehmung und sich mit dem Objekt in Kontakt setzende Selbstbewegung, um dadurch die Kohärenz zu erhalten, bedingen sich gegenseitig."

Zur Verdeutlichung führt er das *Drehtürprinzip* an:

„Ich kann im Wahrnehmen die es ermöglichende Bewegung und kann im Bewegen die es bedingende Vorstellung nicht vollziehen (…). Es ist so, dass, wenn ich durch eine Drehtüre gehe, ich das Innere des Hauses nur sehe, wenn ich hereingehe, und dass ich nur, wenn ich herausgehe, es nicht mehr sehe (…). Die Wahrnehmung muss nicht als ein fabrikatartiges Bild, sondern selbst als eine Tätigkeit im Werden aufgefasst werden, und sie ist nicht subjektives Endprodukt, sondern geschehene Begegnung von Ich und Umwelt."

Als „von weittragendstger Bedeutung" beschreibt ANDRÉ zum Zweiten VvWs Ergebnisse „über die Determination räumlicher Ordnungen in der Wahrnehmung". Gegen den Apriorismus KANTs habe er gezeigt, dass die raum-zeitlichen Ordnungen nicht „bloße Determinierungen oder Eintragungen in einen vorgegebenen (leeren) Raum bzw. ebensolche Zeit" darstellten, sondern dass Raum und Zeit an den Dingen entstünden. In diesem Ergebnis VvWs spiegelt sich ANDRÉs Auffassung nach „die ganze Krise des ‚okzidentalen Rationalismus', in der wir uns gerade befänden!"

Als dritten Punkt erläutert ANDRÉ die Ergebnisse zum WEIZÄCKERschen Begriff der *Nomophilie*, ohne allerdings den Begriff selbst zu verwenden. Dazu zitiert er aus dem GK:

„So zeigt z.B. ein Versuch, dass das Auge das wahrnimmt, was die Astronomie als Planeten- und Mondbewegung errechnet hat, nämlich das Kreisen eine Körpers um einen anderen, obwohl dieser andere dabei einfache gradlinige Hin- und Herbewegung ausführt, die aber nicht gesehen wird. Wir sehen anschaulich, was der Astronom errechnet hat. Die Wahrnehmung benimmt sich, als sei eine Welt vorauszusetzen, die nur aus zwei Körpern im leeren Raum besteht, welche dem Gesetz der Massenanziehung gehorchen. Das Auge sieht, was physikalisch möglich wäre."[1]

Das Objektiv-Mögliche beziehe sich zunächst, so ANDRÉ, „nur auf die physikalische Ordnung und lasse andere Ordnungen, wie etwa die morphologische oder die ontologische außer Betracht, ohne aber eine solche mögliche Erweiterung auszuschließen."[2]

„Wie nahe liegend auch der Bezug auf sinnvoll-morphologische Ordnungen ist, zeigt der Versuch von STRATTON. Er trug ständig Gläser, die das optische Bild im Auge noch einmal umkehrten und sah eine Zeit lang alles auf dem Kopfe stehen, bis sich plötzlich das Bild wiederum umkehrte. Nun ist aber die Gegensatzführung zwischen Oben-Unten, Rechts-Links, Vorn-Hinten, Peripher-Zentral für morphologische Ordnungen eine sinnbegründend-grundlegende, und die Frage, ob es ein bloß relatives oder ein absolutes Oben und Unten gibt, reicht über die Morphologie hinaus bis ins ontologische Gebiet hinein."

Daran anschließend stellt ANDRÉ die Frage „wie sich die empirisch-philosophische Wahrnehmungslehre zur genuin philosophischen Erkenntnislehre verhält." Dazu schreibt er:

---

[1] Weizsäcker, V.v.: Der Gestaltkreis. GS 4. S. 92 und 330
[2] Schon im GK (später ausführlicher in der Pathosophie) entwickelt VvW die pathischen Kategorien und stellt diese der ontologischen Ordnung als Kritik gegenüber, sodass ANDRÉ an diesem Punkt irrt.

„v. WEIZSÄCKER ist der Überzeugung, dass die Formulierung: ‚wir können (normal) keine objektiv <u>unmöglichen</u> Wahrnehmungen haben', die andere Formulierung: ‚wir können keine objektiv <u>falschen</u> Wahrnehmungen' wissenschaftlich ausschließen müsse, weil das Urteil ‚falsch' in der letzten Formulierung einen unmöglichen Vergleich zur Grundlage haben müsste, der das Subjektive und Objektive wie zwei gleichberechtigte Objekte nebeneinander stellt."

Dazu meint ANDRÉ, dass „ein solcher Vergleich nicht nötig sei, da Wahrnehmen und Erkennen sich per se auf Seiendes, sei es nun der Wirklichkeit oder der Möglichkeit nach Seiendes, richteten."

„In der optischen Wahrnehmung z.B. entsteht kein neues mit dem Objekt vergleichbares ‚Ding' im Wahrnehmungsraum, sondern es wird das ‚Seh'-bare gesehen, wie im Erkenntnisakt das Einseh-bare ein-gesehen wird. Über die objektive Möglichkeit oder Wirklichkeit des Geschehen aber entscheidet endgültig das Einsehen."

Wolfgang METZGER – der damals führende Gestalttheoretiker/Gestaltpsychologe - äußert sich gleich zweimal kritisch über den Ansatz des Gestaltkreises.
In der „Zeitschrift für Psychologie" (16), 1941, würdigt er zunächst den GK, indem er dessen Hauptwert in der Vermittlung des Leistungsprinzips sieht.

„Zwei Grundanliegen der heutigen Psychophysik bilden die treibenden Kräfte dieses Buches. Das erste ist die Fülle der Beobachtungen, die die Anpassungs- und Umstellungsfähigkeit des leib-seelischen Organismus, die Zielgerichtetheit seines Reagierens und Verhaltens und im Zusammenhang damit die Vieldeutigkeit jeder Reizmannigfaltigkeit dartun, wodurch die herkömmlich Annahme, dass die Ordnung und Zweckmäßigkeit des Verhaltens allein auf den festen (vorgegebenen oder erworbenen) Leitungsbahnen im Nervensystem beruhe, endgültig unhaltbar geworden ist; in der Vermittlung solcher, zum Teil neuer und höchst eindrucksvoller Beobachtungen liegt der Hauptwert des Buches."

Das zweite „Grundanliegen der heutigen Psychophysik" und somit des Gestaltkreises sieht METZGER im „scheinbar unauflöslichen Widerspruch zwischen unseren Kenntnissen über die physikalischen und physiologischen Grundlagen aller Sinnestätigkeit und dem ebenso zwingenden Zeugnis der unmittelbaren Anschauung."

„Nach jenen nämlich müsste die gesamte Anschauungswelt ihren Ort im Innern haben, während nach diesem wir uns inmitten der Anschauungswelt befinden. Für die empiristisch-rationalistische Psychologie seit DESCARTES ist kennzeichnend der Verzicht auf das Zeugnis der Anschauung zugunsten der physikalisch-physiologischen Erkenntnisse. Die Annahme der nachträglichen ‚exzentrischen Projektion' des zunächst innen Befindlichen ist nur ein fauler Kompromiss, in dem der Vorrang der physikalisch-physiologischen Ansicht als selbstverständlich vorausgesetzt ist. Für die augenblicklich bei uns stattfindende Ablösung von dieser Art der Psychologie ist nun kennzeichnend die Neigung, in die entgegengesetzte Einseitigkeit zu verfallen und die physikalisch-physiologischen Erkenntnisse einfach zugunsten der unmittelbaren Anschauung zu entwerten. Mit größter Unbekümmertheit geschieht dies in den verschiedensten Verlautbarungen der philosophischen Anthropologie (…)."

Diese Einseitigkeit zu „bestimmten Grundbehauptungen der philosophischen Dogmatik unserer Zeit" wirft er auch der Gestaltkreistheorie vor. Zudem nehme VvW im GK „eine Anzahl fruchtbarer Gedanken wieder auf, die, wenn auch unter etwas anderer Bezeichnung, vor allem in Wolfgang KÖHLERs (Lehrer von METZGER) längst nicht genügend bekannten Beiträgen zur Gestalttheorie[1] in vorbildlich klarer und scharfer Weise entwickelt worden seien."

„So kommt es, dass, bei Lichte betrachtet, die ‚Gestaltkreistheorie' – im Gegensatz zur Gestalttheorie, für die der Kreisvorgang nur einen

---

[1] Köhler W.: Gestaltprobleme und Anfänge einer Gestalttheorie. (1923)
Köhler W.: Zum Problem der Regulation. (1927)
Köhler W.: Ein altes Scheinproblem. Naturwissenschaften (1929)
Metzger, W.: Zur anschaulichen Repräsentation von Rotationsvorgängen und ihrer Deutung durch Gestaltkreislehre und Gestalttheorie. (1940)

Sonderfall freien Kräftespiels im Gestaltzusammenhang bedeutet – einfach doch wieder nur durch die Vogel-Strauss-Politik des Unberücksichtigtlassens der einen von zwei einander scheinbar widersprechenden Befundgruppen weiter zu kommen sucht, also in Wirklichkeit den Verzicht auf die Lösung des Gesamtproblems fordert."

In dem sehr kurzen Beitrag in der Zeitschrift „Die Umschau - Wochenschrift über die Fortschritte in Wissenschaft und Technik" (18), 1941 „freut" sich METZGER über den Widerspruch, zu dem der Gestaltkreis im Theoretischen herausfordert, „denn wissenschaftliche Theorie kann überhaupt nur im lebendigen Streit der Meinungen gedeihen". Er lobt VvWs „mit Umsicht gepaarten Wagemut, der auch etwas sich zu behaupten erkühnt, was möglicherweise in zehn Jahren überholt sein könnte."

In VvWs „Wagemut" sieht METZGERs die Rechtfertigung, um wie folgt fortzufahren:

„Freilich entsteht auf diese Weise alles andere als ein Lehrbuch für Anfänger und Laien, denen nicht eigene wissenschaftliche Beschäftigung es ermöglicht, selbstständig Stellung zu nehmen, nachzuprüfen, wie eng oder wie lose Beobachtung und theoretische Folgerung zusammenhängen, und zu unterscheiden, ob im Augenblick ein Befund oder eine Vermutung vorgetragen wird."

W.R. CORTI (19), 1942, wirbt in der „Schweizer Hochschulzeitung", durch einige Aphorismen aus dem GK von 1933 und 1940 ergänzt, für „ein ungemein aufschließendes Werk", das sich im Besonderen für „die Phänomenanalyse des Handelns aufdränge", die „nachweislich in einem bedeutenden Ausmaß vernachlässigt worden sei".

Dazu zitiert er aus dem GK

„Dass dieselben Forscher nicht ebenso leidenschaftlich fragen, wie man auf die Welt wirken, *wie man richtig handeln könne*, ist dann nicht paradox, wenn man sich klarmacht, dass die neuzeitliche Wissenschaft seit dem 16. Jahrhundert allgemein als Sensualismus gelten muss."

In seinem kurzen Text hebt CORTI besonders die Begriffe der Kohärenz und des biologischen Aktes hervor.

12.1.4 Rezensionen aus Tageszeitungen

Unter dem Titel *Der Mensch ist kein Ding. Zu dem Buche eines Naturforscher* hat der Politologe Dolf STERNBERGER eine besonders umfangreiche Rezension in der *Frankfurter Allgemeinen Zeitung* verfasst, (13), 1940.
STERNBERGER beginnt seine Rezension mit dem vielfach zitierten Satz „Um Lebendes zu erforschen, muss man sich am Leben beteiligen"[1], und fährt fort, dass „in der Tat das ganze Buch nichts anderes sei als die Ausführung dieser Maxime." *Die Einführung des Subjekts in die Biologie* bezeichnet STERNBERGER als „nur eine schärfere Artikulation derselben Maxime".

> „(...) Viktor von WEIZSÄCKER, Professor der Neurologie in Heidelberg, erforscht Lebendes, nämlich die lebendige Wahrnehmung und die lebendige Bewegung in ihrer wechselseitigen Verschränkung und Zusammengehörigkeit, und er tut es, indem er sich am Leben beteiligt, dass heißt, indem er nicht das Leben aus Elementen erst aufzukonstruieren versucht, sondern indem er als Fragender und Forschender eben die Situationen, Erfahrungen, Handlungen und Leiden, in denen wir uns ja immer schon finden, weil sie unser Leben oder unsere Existenz ausmachen, aufklärt oder auslegt mit all derjenigen Umsicht, Zartheit und Energie, mit all der Fülle der Empirie und dem Mut zur Theorie, mit der Vornehmheit im Umgang mit den Gelehrten der Vergangenheit wie auch mit den Zeitgenossen, aber auch der Kühnheit gründlicher Revision, ja Umwälzung des Überkommenen, welche - das muss man sans gêne aussprechen – den bedeutenden, den großen Forscher auszeichnen."

STERNBERGER charakterisiert den GK als ein Buch, „das, nach der überlieferten Einteilung der wissenschaftlichen Disziplinen betrachtet, auf den ersten Blick in die Physiologie und Psychologie zu gehören scheint, bei näherem Zusehen vielfache Gegenstände in der Pathologie des Nervensystems findet, nach eigenem Ausspruch aber auch Grundfragen der allgemeinen Biologie aufzuklären strebt, und in dem endlich auch so eminent philosophische Begriffe wie Freiheit und Notwendigkeit, Zeit

---

[1] Weizsäcker, V.v.: Der Gestaltkreis. GS 4. S. 83

und Raum, Subjektivität und Objektivität nicht bloß vorkommen, sondern jeweils gründlich geprüft oder verifiziert werden."
Die Einführung des Subjekts in die Biologie „bedeute eine Revision der wissenschaftlichen Erbschaft des neunzehnten Jahrhunderts, insofern sie mit der Analyse namentlich der Sinneswahrnehmung und des körperlichen Bewegungsablaufs, das ist also mit einem guten Teil des Lebens, des menschlichen Daseins und Befindens, der Orientierung, des Tuns und Leidens in der Welt zu tun hat." STERNBERGER verdeutlicht ausführlich am Beispiel der Überwindung des dualistischen Reiz-Empfindung-Schemas der Physiologie die *Einführung des Subjekts in die Biologie*.

„Und eben dieser ‚äußerliche Dualismus' ist es vor allem, den WEIZSÄCKERs Theorie – er hat ihr den Namen einer Theorie des ‚Gestaltkreises' gegeben – (…) zu überwinden bestimmt ist. (Es ist die gleiche Aufgabe, die er schon früher im eigentlichen Felde der Medizin hinsichtlich der Lehre von der Krankheitsentstehung, vorab in seinen ‚Studien zur Pathogenese', zu lösen bemüht war, wo er mit Entschiedenheit wie kein anderer Forscher eben auch das Subjekt, hier also den Kranken, Erkrankten oder Gesundenden, in die Krankheitslehre eingeführt, an die Stelle der bloß objektiven, zu behandelnden Krankheit gesetzt hat, - den Kranken selber an die Stelle des ‚Krankenmaterials'). Die Gleichsetzung von ‚psychisch' und ‚subjektiv', so heißt es einmal in seinem Buch, muss nun aufgegeben werden, denn das ganze Wesen ist Subjekt, selbst da, wo es sich ganz bewusstlos, ja wo es sich sozusagen seelenlos verhält."

Dazu zitiert STERNBERGER aus dem GK:

„Wir merken das Subjekt erst richtig, wenn es in der Krise zu verschwinden droht"
„Die Einheit des Subjekts ist erst konstituiert in seiner unablässigen Wiederherstellung über die Unstetigkeiten und Krisen hinweg."[1]

---

[1] Ebd., S. 301

Die Kritik der Sinnesphysiologie durch VvWs Gestaltkreistheorie sieht STERNBERGER in der „für die naturwissenschaftliche Konvention erstaunlichen These" zugespitzt:

„Das Sehen ist überhaupt nicht ein Produkt der Nerventätigkeit (der Ton liegt hier auf dem Wort ‚Produkt.' In Wahrheit ist es ja schon die einfache Aussage, dass ‚ich sehe', welche eine solche Erklärung Lügen straft, die den Vorgang nimmt, als ob er gleichsam niemand etwas anginge, als ob eben der Mensch wahrhaftig ein Ding wäre."

VvW schreibt dazu im GK:

„ (…) dass das Sehen überhaupt nicht als ein Produkt der Nerventätigkeit, sondern als eine Ordnung der Vergegenwärtigung von Dingen und Vorgängen der Umwelt durch ein Subjekt zu verstehen ist und dass nun die Ordnung als unter gewissen Bedingungen des Organs stehend betrachtet werden kann."

STERNBERGER kommentiert dieses Zitat VvWs:

„Und das ist zweifellos eine ‚Erklärung', sogar eine naturwissenschaftliche (freilich auch, notwendigerweise, philosophische) Erklärung, aber nicht der dinglichen Wirkung aus der dinglichen Ursache, sondern des Vorgangs aus seinem Ursprung, der nicht irgendwo ‚dahinter' steht, sondern in ihm selber gegeben ist."

Das Revolutionäre dieser Gedanken, dass der Mensch offenbar eine Sache sehe, aber dies nicht selber eine Sache sei, führt, so STERNBERGER, „zu neuartigen Bestimmungen, von denen vielleicht die wesentliche darin ausgedrückt sei, dass die Wahrnehmungswelt des Menschen eine ‚Kunstwelt' sei. Dies dürfe aber nicht subjektivistisch verstanden werden, „als ob die Welt ‚meine Vorstellung' sei, als ob wir im eigenen Traumprodukt gefangen lebten." Im „dialektischen Widerspiel" habe VvW formuliert:

„Das, was erscheint, ist die Wirklichkeit selbst, das, was die Kunst zeigt, ist die Wahrheit selbst."[1]

Dieses „dialektische Widerspiel" führt STERNBERGER noch weiter aus:

„Der Mensch ist kein Ding. Aber seine Subjektivität fängt auch nicht erst da an, wo er Akte aus freier Wahl vollzieht – im Begriff der ‚willkürlichen Bewegung', sagt WEIZSÄCKER, ist das enfant terrible der Physiologie untergebracht worden, es schien nämlich Abläufe zu geben, wo die selbsttätige Kausalität durch Freiheit unterbrochen wurde - , sondern seine ‚Freiheit' (…) ist schon in dem, was notwendig vor sich geht, und seine Notwendigkeit umgekehrt umfasst auch noch den Spielraum seiner freien Willkür. Nur in solcher Dialektik von Freiheit und Notwendigkeit lässt sich die Subjektivität des Menschen auffassen oder ausdrücken. Keine fromme Lebensart über die Bedeutung der Persönlichkeit, keine wohlige Versicherung, dass ‚selbstverständlich' die seelischen Einflüsse nicht zu unterschätzen seien neben den physischen oder sogar auch vor diesen – all dergleichen ist nichts nutze, solange nicht jene Dialektik den ganzen Lebensbereich erfasst hat, solange nicht jene Revolution vollzogen wird, die WEIZSÄCKER mit dem einfachen, gleichwohl selber schon dialektischen Satze im Beginn bezeichnet hat: Um Lebendes zu erforschen, muss man sich am Leben beteiligen."

---

[1] Ebd., S. 214

12.1.5 Literatur: Rezensionen zur 1. Auflage aus dem Jahr 1940

1940, **Auersperg, A.:** von Weizsäcker, Viktor: Der Gestaltkreis. Theorie der Einheit von Wahrnehmen und Bewegen. Deutsche Zeitschrift für Nervenheilkunde 151, 194-8

1940, **Balthasar, K.:** Der Gestaltkreis. Theorie der Einheit von Wahrnehmen und Bewegen. Klinische Wochenschrift 19, 698

1940, **Bing, R.:** Der Gestaltkreis. Theorie der Einheit von Wahrnehmen und Bewegen. Schweizer Medizinische Wochenschrift 21, 535

1940, **Bresler:** Der Gestaltkreis. Theorie der Einheit von Wahrnehmen und Bewegen. Psychiatrisch - Neurologische Wochenschrift 42, 88-9

1940, **Demme:** Der Gestaltkreis. Theorie der Einheit von Wahrnehmen und Bewegen. Medizinische Klinik 36, 1231

1940, **Fischer, M. H.:** Der Gestaltkreis. Theorie der Einheit von Wahrnehmen und Bewegen. Berichte über die gesamte Physiologie und experimentelle Pharmakologie 121, 96

1940, **Gebsattel, V. E. v.:** Der Gestaltkreis. Theorie der Einheit von Wahrnehmen und Bewegen. Der Nervenarzt 13, 463-5

1940, **Kunz:** Der Gestaltkreis. Theorie der Einheit von Wahrnehmen und Bewegen. Zentralblatt für die gesamte Neurologie und Psychiatrie 96, 640

1940, **Philipsborn E. v.:** Der Gestaltkreis. Theorie der Einheit von Wahrnehmen und Bewegen. Bioklimatische Beiblätter der meteorologischen Zeitschrift, 7, 146

1940, **Siebeck, R.:** Der Gestaltkreis. Theorie der Einheit von Wahrnehmen und Bewegen. Deutsche Medizinische Wochenschrift 66, 242-3

1940, **Sprockhoff, H.:** V.v. Weizsäcker, Der Gestaltkreis. Theorie der Einheit von Wahrnehmen und Bewegen. Zentralblatt für Neurochirurgie 5, 111-2

1940, **Sternberger, D.:** Der Mensch ist kein Ding. Zum Buche eines Naturforschers. Frankfurter Zeitung. 07.05.1940

1940, **Vogel, P.:** Der Gestaltkreis. Theorie der Einheit von Wahrnehmen und Bewegen. Hippokrates 11, 435-6

1941, **Fabro, C.:** Der Gestaltkreis. Theorie der Einheit von Wahrnehmen und Bewegen. Rivista di filosofia, neo-scolastica 33, 107-8

1941, **Kurth, W.:** Der Gestaltkreis. Theorie der Einheit von Wahrnehmen und Bewegen. Die Medizinische Welt 14, 1256

1941, **Metzger, W.:** Der Gestaltkreis. Theorie der Einheit von Wahrnehmen und Bewegen. Zeitschrift für Psychologie 151, 248-9

1941, NN: Der Gestaltkreis. Journal of nervous and mental diseases 93, 264-5

1942, André, H.: Der Gestaltkreis. Theorie der Einheit von Wahrnehmen und Bewegen. Deutsche Literatur-Zeitung 63, 485-88

1942, Corti, W.R.: Der Gestaltkreis. Theorie der Einheit von Wahrnehmen und Bewegen. Schweizer Hochschulzeitung 16, 216

1942, Metzger, W.: Der Gestaltkreis. Theorie der Einheit von Wahrnehmen und Bewegen. Die Umschau - Wochenschrift über die Fortschritte in Wissenschaft und Technik. 46, 78

1942, Schultz, J. H.: Der Gestaltkreis. Theorie der Einheit von Wahrnehmen und Bewegen. Zentralblatt für Psychotherapie XIV, 111-9

1942, Thienemann: Der Gestaltkreis. Theorie der Einheit von Wahrnehmen und Bewegen. Archiv für Hydrobiologie B 39, 368

1943, Ziehen, V.: Der Gestaltkreis. Theorie der Einheit von Wahrnehmen und Bewegen. Münchner Medizinische Wochenschrift 90, 27

12.2 Rezensionen zur 2. Auflage aus dem Jahr 1943

Die zweite unveränderte[1] Auflage des Buches „Der Gestaltkreis. Theorie der Einheit von Wahrnehmen und Bewegen" von Viktor von WEIZSÄCKER erschien im Jahre 1943 im Georg Thieme Verlag in Leipzig; sie umfasste 181 Seiten und kostete gebunden RM 11,70.

Zur zweiten Auflage sind **drei** Rezensionen erschienen. Ein Text wurde von dem ehemaligen Mitarbeiter und seit 1941 Nachfolger auf dem Lehrstuhl in Heidelberg Paul VOGEL verfasst und ist in der *Deutschen Zeitschrift für Nervenheilkunde* (2) erschienen. Wie schon zur ersten Auflage hat R. BING auch zur zweiten Auflage eine Rezension in der *Schweizer medizinischen Wochenschrift* (1), 1943, veröffentlicht.

Die dritte Rezension stammt von J.H. SCHULTZ und findet sich in der Zeitschrift *Medizinische Welt* (3), 1944.

Da es sich bei der Rezension von SCHULTZ nur um einen sehr kurzen Text handelt – seine Rezension zu ersten Auflage war sehr umfangreich - wird er hier in voller Länge zitiert:

> „Unter den Forschern, die um eine Einheitsbetrachtung des Lebens ringen, nimmt V.v. WEIZSÄCKER in Deutschland einen der ersten Plätze ein; sein grundlegendes, physiologische, psychologische, neuropathologische und philosophische Gesichtspunkte vereinigendes Werk ‚Der Gestaltkreis', den Nachweis erbringend, dass Wahrnehmung immer eine Bewegung, Bewegung immer auch Wahrnehmung ist, da der lebendige Aktionsvollzug stets Gesamtgeschehen bedeutet, liegt in zweiter nur durch Zusätze und Hinweise ergänzter Auflage vor. Jedem denkenden Biologen ist dieses Werk unentbehrlich."

P. VOGELs Rezension (1944) der zweiten Auflage ist auch nicht so umfangreich wie seine Rezension zur ersten Auflage. Um eine lebendige und prägnante Darstellung des Inhaltes des GK zu erhalten, verweist VOGEL auf die Rezension der ersten Auflage von A. AUERSPERG (1940).

VOGEL äußert die Hoffung, dass wenn eine theoretisches Buch wie der GK „in diesen Jahren des Krieges in zweiter Auflage erscheinen kann, so sei dies wohl ein Zeichen

---

[1] Nur um einige Anmerkungen und ein kurzes neues Vorwort verändert.

dafür, dass auch ‚unter den Waffen' die Diskussion um biologische und medizinische Grundfragen nicht verstummt sei, sondern dass sie sich anschicke, neue Teilnehmer zu gewinnen." Die Sache VvWs sei „in Zustimmung und Widerspruch zum Thema geworden", obwohl zu deren Verständnis „besondere Schwierigkeiten zu überwinden seien". Diese lägen einerseits „in der Natur der Sache ebenso wie in der Darstellung." VvWs Anliegen charakterisiert VOGEL darin, zu prüfen, „ob nicht bei der Leistung eine andere Forschungsart das fertig bringe, was der physiologischen Theorie der Funktionen misslinge."

„Hat es der Kliniker nicht immerfort mit der Beurteilung der Leistungsfähigkeit von Kranken und deren Organen zu tun, und genügt dazu die Kenntnis und Analyse der Funktionen, wie sie die Physiologie ihm bietet?" Der ‚Gestaltkreis' gibt die Antwort, dass die Organe Leistungen ermöglichen, dass aber deren Verwirklichung sich stets in einer Begegnung des Subjekts mit seiner Aufgabe vollzieht, der die Organfunktionen dienen. In dieser Wendung spricht sich die Einführung des Subjekts in die Biologie und Pathologie aus. Sie liegt ‚der anderen Forschungsart' zugrunde, um deren begriffliches und methodisches Rüstzeug sich dieses Buch bemüht."

Literatur: Rezensionen zur 2. Auflage aus dem Jahr 1943

1943, Bing, R.: Der Gestaltkreis. Schweiz med. Wochenschrift 24, 1420

1944, Schultz, J. H.: Der Gestaltkreis. Theorie der Einheit von Wahrnehmen und Bewegen. Medizinische Welt 18, 275

1944, Vogel, P.: Viktor von Weizsäcker: Der Gestaltkreis. II. Aufl. Deutsche Zeitschrift für Nervenheilkunde 156, 303

12.3 Rezensionen zur 3. Auflage aus dem Jahr 1947

Die dritte unveränderte[1] Auflage des Buches „Der Gestaltkreis. Theorie der Einheit von Wahrnehmen und Bewegen" von Viktor von WEIZSÄCKER erschien im Jahre 1947 im Georg Thieme Verlag in Stuttgart; sie umfasste 207 Seiten und kostete gebunden RM 14.

Zur dritten Auflage liegen **fünf** Rezensionen vor. Vier Texte sind in allgemeinen klinisch/medizinischen Zeitschriften erschienen, zwei davon im Ausland (Schweiz, Englischsprachiger Raum). Eine Rezension stammt aus dem *Philosophischen Jahrbuch*.

12.3.1 Rezensionen aus allgemeinen klinisch/medizinischen Zeitschriften

Wie schon zu den zwei Auflagen zuvor, so schreibt P. VOGEL auch zur dritten Auflage des GK eine Rezension. In der *Deutschen Medizinischen Wochenschrift* (1), 1948, spricht VOGEL den „denkenden Arzt" an, der durch die schwierige Lektüre des GK „in der Wissenschaft vom Lebendigen einen bedeutsamen Schritt" nach vorne tun werde.

Der GK gehöre zu den wichtigen Büchern unseres Schrifttums, „die in bedächtigem Gange, aber mit der nachhaltigsten Wirkung die Grundlagen unseres neuropathologischen Denkens und unserer klinischen Anschauung erschütterten und verwandelten." „Was einmal wie Vorblick ausgesehen habe, sei inzwischen Stufe und Station geworden", zitiert VOGEL aus dem veränderten Vorwort zur dritten Auflage. Vom Spezialgebiet der Klinik und des Experiments leite der GK hin „zu den Kernfragen einer medizinischen Lehre vom Menschen." In der medizinischen Lehre vom Menschen begegne VvWs Anliegen den gegenwärtigen philosophischen Fragen; mit dem Hinweis im Vorwort auf den Philosophen J.P. SARTRE sei auch der „geistige Horizont" des WEIZSÄCKERschen Anliegens bestimmt.

K. SALLER beginnt seine in der Zeitschrift *Hippokrates* (2), 1948, veröffentlichte Rezension mit einem Zitat aus dem GK:

---

[1] Nur um einige Anmerkungen und ein kurzes neues Vorwort verändert.

„Die biologische Erscheinung erklärt sich nicht aus einer ihr zugrunde liegenden kausalen Reihe von Funktionen, aus denen die Erscheinung stammt; sondern sie ist Bestandteil eines in sich geschlossenen Aktes (…). Jeder Akt ist, als Gestaltkreis begriffen, kein Glied in einer Kette, sondern gegenüber dem Vorher eine Verwandlung zum Nachher, eine Revolution."

Der Grossteil der weiteren Rezension stellt eine Sammlung von aneinander gefügten Sätzen aus verschiedenen Stellen des GK. Der Gestaltkreis - so SALLER -, sei ein Bemühen, „die subjektive und objektive Seite der Natur nicht nur willkürlich und beinahe unverantwortlich zu mischen, sondern als Ordnung zu begreifen. An Stelle des irgendwie nur äußerlichen Dualismus von Psyche und Physis werde im biologischen Akt, der als Gestaltkreis verstanden werde, das Beispiel einer echten und innerlichen Einheit gegeben; der äußerlich-substantielle Dualismus von Psyche und Physis werde durch den polar gegebenen Unitarismus von Subjekt und Objekt ersetzt. Ein Ich begegne seiner Umwelt; die Absetzung des Ich gegen seine Umwelt sei wesentlich für jeden Akt. Die verschiedenen Gestalten ordnen sich nicht in der Ordnung des Zeitlichen nacheinander, sondern in der Folge der Taten und der Erkenntnisse, der Lebensstufen und der Geschlechterfolgen als Wiederkunft.[1] Dabei sei niemals die Gestalt selbst analysierbar und mit der Sache angemessenen Methoden feststellbar, sondern immer nur die Grenzen ihres Erscheinens oder Verschwindens, also die Bedingungen ihres formalen, nicht ihres inhaltlichen Prinzips.[2] "
Zuletzt merkt SALLER an, dass die schwer zu lesende „Theorie von Wahrnehmen und Bewegen" auch die krankhaften Störungen des Nervensystems miteinbeziehe.

„Trotz der im Vorwort enthaltenen Huldigung an J.P. SARTRE" - so C. HAFFTER in der *Schweizer Medizinischen Wochenschrift* (3), 1948, – lasse sich der GK „nicht eindeutig einer aktuellen Strömung zuordnen, was gerade seinen „großen Vorzug" ausmache.

„Dass sich WEIZSÄCKER nicht, wie der Philosoph ‚vom Gestrüpp empirischer Forschung freihalten' kann, macht gerade den Wert des

---

[1] Zu diesem Satz siehe auch Originaltext: Weizsäcker, V.v.: Der Gestaltkreis. GS 4. S. 321
[2] Ebd., S. 113

Buches aus und gibt ihm jene Realitätsnähe, jene begriffliche Unvoreingenommenheit, die eine notwendige Voraussetzung neuer Erkenntnisse ist."

Auf der Grundlage „exakter physiologischer und pathophysiologischer Beobachtung oder experimenteller Fragestellung" werde die ursprüngliche biologische Einheit von Wahrnehmung und Bewegung gezeigt, für die VvW den Ausdruck des Gestaltkreises gewählt habe. Allerdings verschreibe sich VvW damit nicht der Gestaltpsychologie, sondern stehe ihrer Theorie vielmehr kritisch gegenüber.
Den Begriff des *biologischen Aktes* beschreibt HAFFTER mit den Gedanken und den Beispielen aus dem GK wie folgt:

„Die Akteinheit, die u.a. im Funktionswandel zutage tritt; die Qualifizierung des Quantitativen und die Qualitätssprünge (das Pferd steigert seine Geschwindigkeit nicht stetig-quantitativ, sondern durch quantitative Änderung der Gangart, Trab, Galopp); im menschlichen Verhalten schließlich wird die Aufhebung einer stabilen Form und der Übergang zu einer neuen als Krise, als Wandlung erlebt. Damit gelangt W. zu dem, was er im Vorwort[1] als seine eigentliche Absicht bezeichnet, zur Einführung des Subjektes in die Biologie."

Die einzige vorliegende Englischsprachige Rezension (4) umfasst zwei DIN A4 Seiten und wurde von G. BOOTH[2] verfasst. In der Zeitschrift Psychosomatic Medicine betont der Verfasser die grundlegende Bedeutung des GK „for the development of psychosomatic theory on account of its critical analysis of the role of causal and material conditions in physiology."

„The concept of this book offers a solution for one of the theoretical difficulties which have been hampering the progress of psychosomatic research. So far the somatic side has been studied and described in the quantitative terms of classical physics and chemistry, the psychologic side

---

[1] Hier ist das Vorwort der ersten Auflage gemeint. Weizsäcker, V.v.: Der Gestaltkreis. GS 4. S. 83
[2] G. Booth ist identisch mit Gotthard Cohen,; ein ehemaliger Mitarbeiter VvWs, der mit Hilfe VvWs in die USA emigriert ist und nach dem Krieg mit VvW wieder Kontakt aufgenommen hat, wie Briefe belegen, die in Weizsäckers Archiv im medizinischen Institut der Universität Bonn zeigen.

in terms which are partly materialistic (libido, repression, fixation, sublimation), partly biologic (sex, aggression), partly cultural (e.g. adjustment, love, hostility, domination). The result is that ‚events are alternately described as subjective, as objective, as physically conditioned or produced, as psychologically influenced or ordered. Things, so to speak, change back and forth, and since they do not always give up their names, enormous difficulties of terminology and communication arise.'[1] "

Im weiteren Verlauf des Textes erläutert BOOTH ausführlich und anhand von Zitaten zentrale Begriffe und Gedanken der Gestaltkreistheorie: Leitungs- und Leistungsprinzip, Kohärenz, „principle of possiblity" (Möglichkeitssatz der Wahrnehmung), „principle of the revolving door" (Drehtürprinzip), Prolepsis, Drehstuhlversuche.
Er beleuchtet vor allem die Folgen dieser neuen Gedanken und Begriffe für das physikalische Konzept von Raum und Zeit.

„The theory of Gestaltkreis is based on quantitative studies of perception and motility which have been pursued on the laboratories of v. WEIZSÄCKER. It was found, independently from similar earlier developments in physics, that in biology, too, experimentation with smallest quantities proves space and time not to be independent variables. Space and time are subject to transformations into each other."

BOOTH weist auf die folgenden Parallelen zwischen VvWs neuen Konzept von Raum und Zeit und anderen Entwicklungen hin:

„The new concepts of space and time appear of particular interest for the following reason which is not mentioned in the book. All the data were obtained in exact experimentation with unselected individuals, but they bear striking characteristics of phenomena which so far have been treated as ‚psychic' and associated with selected individuals. Thus the principle of coincidence in the Gestaltkreis agrees with what JUNG described as the principle of synchronicity which plays in oriental thinking the role

---

[1] Weizsäcker, V.v.: Der Gestaltkreis. GS 4. S. 274

causality plays in western thinking. Prolepsis has a formal resemblance with the phenomenon of precognition in dreams, as described by DUNNE. The specific coherence between subject and object gives general physiology background to the theory of paranoia proposed by EHRENWALD.

Despite its revolutionary dealings with the concepts of classical physiology the present work seems to be obscure partly because it confines itself explicitly to the time-space concept of the conscious mind and of classical physics. In the opinion of this reviewer it would be an advantage for communication if biology would use the ten-dimensional concept of the world as developed in modern physics. This was brought to the attention of psychiatry first by P. JORDAN, the physicist (*Positivistic remarks on parapsychological phenomena.* Zentralblatt für Psychotherapie, 9,3.1936). Such extra dimensions are implied in such remarks of v. WEIZSÄCKER as ‚the specific quality of the perception includes a transsensual sphere which cannot be derived from (conscious) perception'[1] or: ‚The physical conditions are only one of the various elements on which biologic phenomena are based'[2]."

Im letzen Abschnitt unterstreicht BOOTH die *Einführung des Subjekts* in das physiologische Denken als das Hauptanliegen VvWs und sieht ihre philosophischen Implikationen in der Nähe des Existentialismus von SARTRE.

„As in politics this scientific existentialism emphasizes action. V. WEIZSÄCKER criticizes the static character of classical science which had resulted from the sensualism of the era."

Dazu zitiert er aus dem GK:

„The task of sciences is not to explain phenomena, but to create realities in a connection of man and nature. (...)

---

[1] Ebd., S. 238
[2] Ebd., S. 239

An emancipated century has excluded creation from the sciences as a dangerous idea. It was classical physics which inhibited biologic indeterminism. One cannot have two contradictory concepts of nature simultaneously. Now biology can start to elaborate methodically and logically its indeterminism. It appears that it is not a milder, but even a more severe law than determinism."[1]

---

[1] Ebd., S. 272 und S. 275

12.3.2 Rezensionen aus nicht-medizinischen Zeitschriften

A. BULITTAs Rezension ist 1949 im *Philosophischen Jahrbuch* erschienen. Aus dem Vorwort zur ersten Auflage zitierend schreibt BULITTA „Tod sei nicht der Gegensatz zum Leben (...), Geburt und Tod, das sei eigentlich das gesetzte Thema"[1] des Gestaltkreises.

In dem nicht „leicht zugänglichen Werk" gründeten die Erkenntnisse VvWs auf den Ergebnissen von Joh. STEIN, Paul VOGEL und Prinz AUERSPERG zur Physiologie und Pathologie des Nervensystems. Besonders beeindruckt zeigt sich BULITTA von „der Folgerichtigkeit der Darstellung in der Einführung des Subjektes in das Biologische."

Des Weiteren geht BULITTA auf die Begriffe des *Funktionswandels* und der *Leistung* ein:

> „WEIZSÄCKER spricht von den zwei Gruppen der positiven Veränderung im Nervensystem, von dem Funktionswandel im Ausbreitungs- oder Versorgungsgebiet des Nervs und von der Veränderung der Leistung im nicht betroffenen Nachbargebiet des lädierten Nervs. Jeder Kliniker dürfte aus den nun folgenden Überlegungen ‚zur Pathologie der Druckempfindung', über die pathologischen Verhältnisse und die ‚Ataxien' viele Anregungen und Nutzen ziehen."

BULITTA würdigt WEIZSÄCKERs „hohe Wissenschaftlichkeit" seiner Erwägungen und hebt zustimmend besonders die folgende Aussage aus dem GK hervor:

> „Wo der Biologe sich darauf beschränken möchte, die Erscheinungen nur zu beschreiben und nicht zu erklären, da hat die Biologie noch nicht begonnen."[2]

Abschließend schreibt BULITTA:

---

[1] Ebd., S. 83
[2] Ebd., S. 313

„Die Verhaftung an den Geist J.P. SARTREs, dann fort über HEGEL bis zu HEIDERGGER kann aufschlussreich werden für viele Mediziner und ihre philosophische Orientierung. Um wie viel besser wäre es um die ethische Wertung der Ärztepersönlichkeit bestellt, wenn es einmal möglich werden sollte, dass die Medizinstudenten ex officio in den ersten Semestern Grundvorlesungen aus der Philosophie nachweisen müssten. Unwillkürlich führt das Werk WEIZSÄCKERs zu dieser ernsten Reflexion."

12.3.3 Literatur: Rezensionen zur 3. Auflage aus dem Jahr 1943

1948, Haffter, C.: Der Gestaltkreis. Theorie der Einheit von Wahrnehmen und Bewegen. Schweizer Medizinische Wochenschrift 29, 727

1948, Saller, K.: Weizsäcker, Viktor von: Der Gestaltkreis. Hippokrates 2

1948, Vogel, P.: Viktor von Weizsäcker: Der Gestaltkreis. III. Aufl. Deutsche Medizinische Wochenschrift 13/16

1949, Bulitta, A.: Weizsäcker, Viktor von: Der Gestaltkreis. Theorie von Wahrnehmen und Bewegen. 3. Auflage. Philosophisches Jahrbuch 59, 123

Booth, G.: Der Gestaltkreis (The Circle of Form Genesis) ed. 3. Weizsäcker, Viktor von, Psychosomat. Med. 11, 129-31

12.4 Rezensionen zur 4. Auflage aus dem Jahr 1950

Die vierte Auflage des Buches „Der Gestaltkreis. Theorie der Einheit von Wahrnehmen und Bewegen" von Viktor von WEIZSÄCKER erschien im Jahre 1950 im Georg Thieme Verlag in Stuttgart; sie umfasste 203 Seiten und kostete DM 19,50. Sie war wieder wie die vorigen unverändert, enthielt aber ein ausführliches Vorwort (12 Seiten), das nach Rainer-M. E. JACOBI einen „verständnisleitenden Charakter"[1] hat.

Zur vierten Auflage sind **27** Rezensionen erschienen. **Zwei** erschienen in Tageszeitungen, **25** in medizinischen Zeitschriften: Letztere umfassen **acht** Veröffentlichungen in Zeitschriften aus den Gebieten der Neurologie und der Psychiatrie und **17** aus allgemeinen klinisch/medizinischen Zeitschriften.
15 von den **27** Rezensionen stammen aus ausländischen Zeitschriften, davon **vier** aus Italien, jeweils **zwei** aus der Schweiz, Frankreich und aus dem Englischsprachigen Raum, und jeweils eine aus Dänemark, Österreich, Belgien, Griechenland, Holland.

12.4.1 Rezensionen aus den Gebieten der Neurologie und der Psychiatrie

Die umfassendste Rezension stammt von dem Psychiater E. WIESENHÜTTER in dem *Jahrbuch für Psychologie und Psychotherapie,* 1956, (27); sie stellt eine sachliche sich streng am Text orientierende Inhaltsangabe dar. Da WIESENHÜTTER ganze Passagen aus dem GK wörtlich übernimmt, handelt es sich bei seinem elfseitigen Text im Grunde um eine Sammlung von Textstellen. Nur ganz selten setzt er einzelne Sätze in Anführungszeichen, sodass der Leser seines Textes, der den GK vorher nicht gelesen hat, sich dessen nicht gewahr wird, dass er eine verkürzte Form des Gestaltkreises vor sich hat.
Lediglich die Einleitung stellt einen von dem wörtlichen Text des Gestaltkreises unabhängigen Abschnitt dar. WIESENHÜTTER betont zu Anfang seines Textes, dass es VvW „beim Gestaltkreisgedanken" um „die Einführung des Subjekts in Wissenschaft und Biologie" gehe. Wie viele Rezensenten zitiert auch WIESENHÜTTER dann die ersten Sätze des Vorwortes zur ersten Auflage.

---
[1] Jacobi R.-M., E.: Leben im Zwischen. (1997) S. 98

WIESENHÜTTER zieht außerdem eine Parallele zwischen moderner Physik und dem Unternehmen VvWs, „das davon unabhängig durchgeführt wurde."

„Bei der Untersuchung der das Atom zusammensetzenden kleinsten ‚Teilchen', z.B. der Elektronen, sieht sich der Physiker gezwungen, verschiedene Versuchsanordnungen zu treffen, je nachdem ob er das eine Mal diese Teilchen als Korpuskel, also mit den Eigenschaften Ausdehnung, Gewicht usw., erscheinen lassen will, oder als Energiequant, also raumlose Kraft. Beides schließt sich nach den Gesetzen der Makrophysik aus, insofern es einen und denselben Gegenstand treffen soll. In der Mikrophysik ist das Gegensätzliche doch das Identische. Aber ganz nach dem Willen und der Versuchsanordnung des Physikers erscheint es so oder so. Damit ist heute die ‚Einführung des Subjekts' in die Physik eine nicht mehr wegzudenkende Tatsache geworden und hat die Alleinherrschaft der sogenannten Objektivität beseitigt."

Im weiteren Verlauf der referatartigen Rezension richtet sich WIESENHÜTTER nach den fünf großen Kapiteln des GK und stellt die zentralen Aspekte dieser Kapitel dar. Aufgrund der weiten Übereinstimmung der Rezension mit dem Ursprungstext kann hier auf die weitere Darstellung verzichtet werden.

Eine umfassende Besprechung des Gestaltkreises erschien 1951 im *Der Nervenarzt* (1) und wurde von Werner WAGNER[1] verfasst.

Einleitend macht WAGNER auf die Aktualität des GK aufmerksam; er beschreibt anschaulich das Befremden und zugleich die Anerkennung, die das Buch VvWs bei seinen Lesern auslöse.

„Es gibt, wenn auch nicht häufig, Bücher, die, ohne ihren Inhalt, an dem viele etwas auszusetzen gehabt haben, zu verändern, mit der Zeit an Aktualität gewinnen, weil die gegebenen Zeitumstände sich seit ihrem Erscheinen geändert haben. Es sind das Bücher, die, wie man sagt, ihrer

---

[1] Prof. W. Wagner, aus dem klinischen Institut der Deutschen Forschungsanstalt für Psychiatrie (Max-Planck-Institut) München.
In der *Medizinischen Monatsschrift* vom 12, 1950 (siehe Anhang: (2)) hat WAGNER ebenfalls eine Rezension verfasst, die in stark gekürzter Form die Gedanken der hier vorgestellten Rezension aus dem *Nervenarzt* wiedergibt.

Zeit voraus, besser gesagt, wohl bestimmten in ihrer Zeit dominierenden Anschauungen entgegen gewesen sind. Zu diesen Büchern gehört auch das merkwürdige, an tiefen Gedanken, an überraschenden neuen Beobachtungen und an dunklen, ja unklaren Stellen so reiche Buch ‚Der Gestaltkreis' Viktor von WEIZSÄCKERs. Schon sein Untertitel ‚Theorie der Einheit von Wahrnehmen und Bewegen' birgt die Gefahr eher von seinem eigentlichen Grundgehalt abzulenken, als auf das, worauf es dem Autor ankommt, auf eine neuartige, philosophische, d.h. der Wahrheit in neuer Weise zugetane Haltung hinzuweisen."[1]

Im Folgenden charakterisiert WAGNER eine dem GK zugeneigte Leserschaft:

„Während nun auf der einen Seite kritische Haltung und Befremden den Ausführungen des Autors gegenüber überwogen haben, hat man auf der anderen Seite aus Kreisen, die dem konsequenten, wissenschaftlichen Rationalismus nicht grün sind, immer wieder den Namen v. WEIZSÄCKERs nennen gehört. Man wird hier insbesondere enthusiasmiert von dem Postulat, es müsse das Subjekt wieder in die Biologie, in das Experiment, in die Neurophysiologie und in die Klinik eingeführt werden. Man hat gemeint, sich damit auf eine Autorität berufen zu können, welche dem strengen wissenschaftlichen Empirismus ebenfalls abgeneigt sei. Diese Meinung ist in Kreisen entstanden, die so gern das die Köpfe verwirrende SHAKESPEARE'sche Wort von den Dingen zwischen Himmel und Erde, von denen sich unsere Schulweisheit nichts träumen lasse, im Munde führen und die, sofern sie sich zu der betriebsamen Gilde der Wissenschaftler rechnen, gegenwärtig unter der Fahne mit der angelsächsischen Aufschrift ‚Psychosomatic' sich scharen. Jedoch, man ist in diesen Kreisen, wie ich glaube, meist weiter, als man meint, davon entfernt, im Geist der Intentionen des Autors (…) tätig zu sein."[2]

---

[1] (1), S. 26
[2] (1), S. 26

Im weiteren Verlauf seines Textes beschreibt WAGNER, was unter der *Einführung des Subjekts,* dem *Drehtürprinzip* und der *Kohärenz* zu verstehen ist und konzentriert außerdem seine Ausführungen auf das, was im GK „gegen den Vitalismus, den Widerpart des Mechanismus und über die drohende Auflösung des Subjekts in der ‚Krise' (...) vorgebracht werde"[1] WAGNER geht kurz auf die Nähe VvWs zur Philosophie SARTREs und zur Entwicklungen in der Physik ein und grenzt VvWs Ausführungen gegen DESCARTES ab. VvW habe „die Verteidigung individuellen Lebens"[2] „auf dem Felde der Neurophysiologie im naturwissenschaftlichen Experiment in Bearbeitung genommen (...)"[3], etwas, „was vom Denkerischen her von den Philosophen und vom Künstler (...) bereits in Angriff genommen worden sei."[4] „Auf diese Weise sei es auch auf einem äußerst sachlichen Gebiet durch das empirische Konsequentbleiben zu einem Durchbruch im Bereiche der Geisteswissenschaften, in die ‚medizinische Anthropologie' gekommen."[5] VvWs Ergebnisse bezeichnet WAGNER als ein „Menschliches Lebewesen-Umwelt, das zusammen ein unstabiles, bewegliches System bilde, für das der Autor die Bezeichnung Gestaltkreis eingeführt habe."[6]

„Auf diese Art vollzieht sich v. WEIZSÄCKERs Rückkehr von der biologischen Objektivität zur Aktualität des Subjekts. Diese Rückkehr jedoch ist keine Rückkehr zum kommunikationslosen Subjekt von der Art des kartesischen, das der Gemütsbewegungen bar von der Welt der Werte nichts weiß und daher den Anspruch erheben konnte, über die clairté in den sicheren Besitz der Wahrheit zu kommen. Sie bedeutet auch keine Rückkehr zur idealistischen Psychosomatik, obgleich diese für viele als der Port erscheint, den es nach all den Stürmen nun anzusteuern gelte. Das kartesische Subjekt hatte bei aller Einsamkeit etwas Souveränes, während die moderne menschliche Existenz, mit der wir uns durch v. WEIZSÄCKER nun auch auf neurophysiologischem Feld konfrontiert sehen, sich durch die Welt schlägt, indem ihr in der Begegnung mit dieser Welt alles Mögliche, meist mehr Unerwartetes als Erwartetes zustößt."[7]

---

[1] (1), S. 26
[2] (1), S. 26
[3] (1), S. 26
[4] (1), S. 26
[5] (1), S. 26
[6] (1), S. 27
[7] (1), S. 27

Über den Begriff der *Kohärenz* als einen Wahrnehmungsakt, der Ordnungen zwischen Menschen und Umwelt erzeuge, erläutert WAGNER wie VvW das „seiner Selbst viel weniger sicheres Subjekt"[1] konzipiere. Er weist außerdem darauf hin, dass VvW den Wahrnehmungsakt nicht als ein „fertiges Fabrikat"[2] ansehe, sondern als eine „ ‚Fertigkeit im Werden '"[3], eine „ ‚geschehene Bewegung von Ich und Du' "[4]. In diesem Zusammenhang schreibt WAGNER:

„Auch die Sinneswahrnehmung ist eine Improvisation - NIETZSCHE hätte Interpretation gesagt – und manchmal verhält diese Interpretation sich als ‚unbewusster Geist'. Der Autor meint damit, es drücke sich darin die Existenzweise des Lebewesens aus, welches zu ‚pathischen' Wahrnehmungen kommt, Wahrnehmungen, die, indem sie geschehen, dem Menschen zustoßen (…)."[5]

Die einzige weitere Rezension aus dem Bereich der Neurologie und Psychiatrie, die in Deutschland verfasst wurde, stammt von dem Psychiater und Gestaltpsychologen Klaus CONRAD (3), 1951, aus Homburg. CONRAD ist davon überzeugt, dass der GK „zu den bedeutsamsten Werken dieses Jahrhunderts gezählt werden werde, wenn man nach 50 Jahren die geistige Produktion dieses Jahrhunderts überblicken werde." CONRADs Besprechung des GK umfasst eine DIN A5 Seite und besteht zum größten Teil aus Zitaten, die dem Vorwort zur vierten Auflage des GK entnommen sind. Zum Vorwort selbst schreibt CONRAD, dass dieses „von vielleicht größerer Bedeutung als dasjenige der vorhergehenden sei, weil hier der Verf. einiges über den wissenschaftlichen Charakter des als Gestaltkreis Bezeichneten sage (…)."
Aus dem Vorwort zitiert CONRAD die erste Hälfte der ersten Seite, auf der VvW den Vorteil des Begriffes des GK erläutert. Des Weiteren weist er auf die Ergebnisse zur *Nomophilie*[6] hin, die VvW im Vorwort und unter Hinweis auf CHRISTIAN

---

[1] (1), S. 28
[2] (1), S. 28
[3] (1), S. 28
[4] (1), S. 28
[5] (1), S. 28
[6] Zur Nomophilie schreibt VvW im Vorwort: „(…) im Dunkelraum bewegte Lichtpunkte werden vom sehenden Auge abweichend von der objektiven Bahn so bewegt gesehen, wie sie sich einzeln und zueinander bewegen müssten, wenn sie von irgendeinem mechanischen oder astronomischen Gesetz beherrscht wären. Das sehende Auge benimmt sich also, als ob es dieses Gesetz kennte, man kann in allegorischer Weise formulieren: als ob es ein Mathematiker oder Physiker wäre."
Weizsäcker, V.v.: Der Gestaltkreis. GS 4. S. 92

beschreibt. Auf diese Ergebnisse hat WAGNER in seiner Rezension ebenfalls hingewiesen. Wie WAGNER so weist auch CONRAD auf die von VvW im Vorwort angesprochene Nähe seines Entwurfes zur Existentialphilosophie besonders J.P. SARTREs[1] hin.
CONRAD zitiert des Weiteren aus dem Vorwort VvWs Aussagen zur Untersuchung der Hirnpathologie[2] und zum Funktionswandel[3] und erläutert den wissenschaftlichen Charakter des GK wie folgt:

„ (...) dass er weder als Biologie, noch als Psychophysik, noch als Naturphilosophie zu bezeichnen wäre, vielmehr Ansätze aus jedem dieser Gebiete weiterführe, eine bestimmte Art von Experimentalforschungslehre und damit auch eine pathologisch-medizinische Forschung zu unterstützen und zu begründen versuche. Wissenschaft gelte hier nicht als ‚objektive Erkenntnis' schlechthin, sondern gelte ‚als eine redliche Art des Umganges von Subjekten mit Objekten'. Die Begegnung, der Umgang wird also zum Kernbegriff der Wissenschaft erhoben."[4]

Letztlich ist es CONRAD wichtig hervorzuheben, dass VvW in Zusammenhang mit der Rolle der Gestaltkreistheorie in der klinischen Pathologie FREUDs Psychoanalyse nennt.[5] CONRAD schreibt dazu:

„Die Scheidung der Seele in einen bewussten und unbewussten Teil, später der Gegensatz von Ich und Es sind verwandt mit dem Dualismus und der gegenseitigen Verborgenheit im biologischen Akt. Der Verf. erhofft sich von der Hinzunahme des Körperlichen zur psychoanalytischen Psychologie eine wesentliche Ergänzung, bei der vielleicht ein neues Drittes entstehen könnte."[6]

Alle fünf weiteren Rezensionen aus den Bereichen der Neurologie und der Psychiatrie sind im Ausland erschienen. Eine stammt aus den USA, eine aus Belgien (8) und drei

---

[1] Ebd., S. 100
[2] Ebd., S. 92
[3] Ebd., S. 93
[4] Ebd., S. 96
[5] Ebd., S. 97
[6] Ebd., S. 97

sehr kurze Rezensionen aus Italien[1]. Es liegt gegenwärtig die Übersetzung der Englischsprachigen Rezension vor.

In der US amerikanischen Zeitschrift *The Psychiatric Quarterly* (7) nennt ein unbekannter Autor in dem nur sehr kurzem Text den Gestaltkreis eine „thorough discussion of theoretical neurology" und einen „most important concept". Weiter schreibt der Autor:

„Perhaps, if completely accepted in theoretical implications, it would do away with the dualism of psyche and soma in the interpretation of human behavior."

---

[1] Ferrio, C.: Weizsäcker, Viktor von: der Gestaltkreis. (1951)
Levi-Bianchini, M.: Weizsäcker, Viktor von: der Gestaltkreis. (1951)
Levi-Bianchini, M.: Weizsäcker, Viktor von: der Gestaltkreis. (1951)

12.4.2 Rezensionen aus allgemeinen klinisch/medizinischen Zeitschriften

Fast alle hier untergeordneten Rezensionen stellen sehr kurze, ca. eine halbe DIN A5 umfassende Beiträge dar.

In der Zeitschrift *Medizinische Klinik* (9), 1952, schreibt BACHMANN aus München über den GK, dass dieses Buch „richtungsweisend für die Lebenswissenschaft" sei, da es „eine Reihe von Grundbegriffen zu klären versuche, die sich für die Vertiefung und Neuordnung eines Wissens vom Lebendigen als ungemein fruchtbar erwiesen hätten." Dabei erwähnt er die Begriffe des *Funktionswandels*, der *Selbstbewegung* und den Begriff des „zweck- und sinnhaften" Leistungsprinzips im Gegensatz zum Leistungsprinzip[1] der Reflexologie.

„Da lebendige, zweckhafte Bewegung nur in notwendiger Bezogenheit auf Wahrnehmungen möglich ist, folgt, dass die Einheit von Wahrnehmen und Bewegen die Zuordnung von Organismus und Umwelt konstituiert. Diese im biologischen Akt gegebene Wechselbeziehung von Wahrnehmung und Bewegung (die nicht als Kausalbeziehung denkbar ist) wird als Gestaltkreis begriffen, womit also die Struktur gemeint ist, die ein biologischer Akt bekommt, wenn man das Subjekt in ihn einbezieht. Mit diesem Denkansatz ist die Voraussetzung für eine adäquate begriffliche Bewältigung der Lebenserscheinungen gegeben, nicht im Widerspruch sondern in sinnvoller Zuordnung zur naturwissenschaftlichen Kausalforschung, deren Objekt ja durch Eliminierung der Sinnhaftigkeit alles Lebendigen bestimmt ist."

In der *Deutschen Medizinischen Wochenschrift* (10), 1951, geht FLÜGEL ausschließlich auf das Vorwort ein, insbesondere die darin von VvW hervorgehobenen neuen Forschungsergebnisse seit Erscheinen der ersten Auflage des GK.
Im Sinne VvWs betont FLÜGEL, dass „die neueren Ergebnisse des Studiums der sogenannten willkürlichen Bewegungen mit besonderer Deutlichkeit gezeigt hätten, dass beim *Funktionswandel* es nicht nur die Reaktionsweise der nervösen Substanz sei, sondern die Beziehung zur Umwelt, die sich verwandle. Das eigentlich zu

---

[1] Wahrscheinlich ein Schreibfehler, denn es müsste sinngemäß Leitungsprinzip heißen.

Untersuchende sei die Ich-Umwelt-Beziehung."[1] In diesem Zusammenhang weist er auf die Ergebnisse zur optischen Wahrnehmung und zur Orientierung im Raum als gute Beispiele für die „sensomotorische Verschränkung in der Leistung."[2]

FLÜGEL erwähnt die von CHRISTIAN gemachte Beobachtung, „dass Hirnverletzte eine erhöhte Fähigkeit hätten, beim Schwarz - Weiß - Flimmern Farben zu sehen"[3] und dass es sich unter anderem daraus habe erkennen lassen, „dass auch die Qualitäten der Empfindung am Gestaltkreis teilnehmen und bald als Subjektiv und bald als Objektiv genommen werden müssten." [4]

FLÜGEL unterstreicht weiterhin VvWs Beschreibung des wissenschaftlichen Charakters des GK als eine „Weiterführung von Ansätzen aus Biologie, Psychophysik und Naturphilosophie"[5] und „als einen redlichen Umgang von Subjekten mit Objekten"[6]. Nicht die objektive Erkenntnis, sondern „die Begegnung, der Umgang sei zum Kernbegriff der Wissenschaft erhoben."[7]

Letztlich greift FLÜGEL VvWs Hinweis bezüglich der Verbindung des GK mit der Psychoanalyse FREUDs auf:

„Verf. meint, dass die Gestaltkreistheorie in der klinischen Pathologie und der ärztlichen Handlung und Berufsausübung sich in einer Ausdehnung psychologischer Prinzipien auf das somatopsychische Ganze des Menschen auswirken wird. Die Psychoanalyse FREUDs war ein Bindeglied. Die naturwissenschaftliche Medizin und die (psychoanalytische) Psychologie werden sich ergänzen und zu einer einheitlichen Medizin zusammenschmelzen, wobei etwas Neues, Drittes entsteht." [8]

In der Zeitschrift *Ärztliche Forschung* (11), 1951, ist die kürzeste aller hier besprochenen Rezensionen erschienen. Darin spricht B. RAMRATH von einer „fundamentalen Bedeutung" des GK „für die Wende der Medizin" und dass es ob

---

[1] Weizsäcker, V.v.: Der Gestaltkreis. GS 4. S. 89
[2] Ebd., S. 91
[3] Ebd., S. 93
[4] Ebd., S. 94
[5] Ebd., S. 94
[6] Ebd., S. 96
[7] Ebd., S. 96
[8] Ebd., S. 97

dieser großen Bedeutung nicht bekannt genug sei. Formulierungen wie „der Gestaltkreis sei der Inbegriff des Wandelns und Werdens"[1], „die Ich-Umwelt Beziehung gelte es zu untersuchen"[2] oder „der Gestaltkreis trete an die Stelle des naturwissenschaftlichen Weltbildes"[3] sind aus dem neuen Vorwort zur vierten Auflage entnommen.

WYRSCH, (28), 1950, schreibt zur ersten Auflage des GK, dass diese „zumindest außerhalb des damaligen deutschen Reiches viel Aufsehen erregt hätte." Zur heutigen vierten Auflage seien inzwischen zahlreiche Arbeiten verfasst worden, „um die Ansichten WEIZSÄCKERs an Einzelerscheinungen zu überprüfen." Das Hauptziel des Buches sieht WYRSCH in der Überwindung der Spaltung von Objekt und Subjekt, „weil sie ja im wirklichen Leben auch nicht da sei, sondern von der Forschung bloß vorweggenommen werde, um das Forschungsobjekt zu isolieren und dadurch bequemer zugänglich zu machen." VvW überwindet jene Spaltung, indem er „Wahrnehmen und Bewegen, Funktion und Leistung, Physiologie und Psychisches, das Individuum und seine Welt im Gestaltkreis zu verschränken verstanden habe." Die Gestaltkreislehre – so der Rezensent - lasse „die frühere Psychophysik und den seinerzeitigen Vitalismus weit hinter sich (…)."

In der Zeitschrift *Naturheilpraxis* (22), 1950, schreibt ein Rezensent[4] in einem kurzen Text, dass das Erscheinen des GK in vierter unveränderter Auflage – „lediglich ergänzt durch eine kurze kritische Einführung" – „die weit vorausschauende Konzeption der Arbeit beweise, die auch jetzt noch einige Jahre der kommenden Entwicklung vorwegnehmen dürfte!"
Der Referent fasst den Inhalt des GK wie folgt zusammen:

„Der Begriff des ‚Gestaltkreises' zielt auf eine ‚Theorie der Einheit von Wahrnehmen und Bewegen'. Grundsätzlich wichtig dabei ist die Wiedereinführung des Subjektes in Biologie und Medizin (Psychosomatik) sowie der Nachweis, dass jeder biologische Akt zugleich aus Wahrnehmung und Bewegung, also aus Subjektivem und Objektivem

---

[1] Ebd., S. 86
[2] Ebd., S. 89
[3] Ebd., S. 99
[4] Identität unbekannt

besteht. Damit ist der alte Dualismus von Körper und Seele aufgehoben, aber nicht zugunsten eines platten Monismus, sondern ‚einer echten innerlichen Einheit', die eine Sinnfindung auf höherer geistiger Stufe nicht ausschließt."

Er empfiehlt das Buch denjenigen, die „nach einer tieferen, wenn auch schwierigen Ausdeutung sinnesphysiologischer Probleme suchen würden."

Clemens E. BENDA aus Boston spricht in der Zeitschrift *Die Medizinische* (12), 1952, von einem „wertvollem Dokument der Übergangsperiode von einer wissenschaftlichen Ära hinüber in ein neueres Verstehen des Menschen als ein Lebewesen, in dem Körper und Seele nicht von einander getrennt werden könnten." Gleichzeitig merkt er aber an, dass „manche Argumente v. WEIZSÄCKERs nicht mehr dieselbe Bedeutung hätten, wie eine Generation früher, und einige seiner Gedankengänge weitaus mehr Allgemeingut geworden seien, als der Verfasser anzunehmen scheine." Deshalb freuten sich besonders die Mitglieder älterer Generationen über die Neuauflage des Buches, „das viele Jahre nicht erhältlich gewesen sei" und das „besonders dem in exakter Neurologie und Neuropsychiatrie bewanderten Forscher außergewöhnliche Anregungen biete." Für die jüngere Generation sei das Buch aber schwer zu verstehen, „da viele Voraussetzungen auf einer Auseinandersetzung mit der alten Neurologie des vorigen naturwissenschaftlichen Jahrhunderts und des Beginn des 20. Jahrhunderts beruhten, Gedanken, die heute nicht mehr so verbreitet seien."

Die Englischsprachige Rezension von Clemens E. BENDA in der Zeitschrift *Psychosomatic Medicine* (13) gleicht inhaltlich im Wesentlichen seiner Deutschen. Allerdings weist er hier auf das „wertvolle Vorwort" hin, das eine Verbindung des GK zu neueren Forschungsergebnissen herstelle. Er merkt außerdem an, dass die früheren Ausgaben des GK im Ausland „praktisch unbekannt" gewesen wären. Die Bedeutung des Begriffes *Gestaltkreis* übersetzt BENDA ins Englische wie folgt:

„It is not easy for the American reader to understand von WEIZSÄCKERs ideas; they evolve from somewhat typical German scientific situation of the end of the last and the beginning of this century. Even the German word ‚Gestaltkreis' is a new creation, about even a

German reader has to think before he can grasp its meaning. (...) The word ‚gestalt' as a scientific term, common in the form of gestalt psychology, refers to biological and psychological patterns of reactions. The term ‚kreis' or circle, means, in this connection, that any biological patterns such as simple reflexes or conditioned reflexes or higher intergrated reaction types are not absolutely fixed but depend on previous experiences and are patterned anew under different conditions. We have, therefore, a kind of circular movement, a spiral of patterns which differ on different levels of integration."

Obwohl BENDA die Ausführungen VvWs gerade zur Neuropathologie für besonders interessant erachtet, hätte er sich dazu „genauere Daten" gewünscht und weniger Philosophie.

„It is the strange mixture of science and philosophy which characterizes von WEIZSÄCKERs contribution to modern science. Those, who admire and venerate his sincerity accept his way as a unique combination of science and speculative thinking. Those, however, who are of a more realistic nature are likely to reject this mixture because of its lack of clearness."

E. STRAUS bezeichnet in der Schweizer Zeitschrift *Ars Medici* (14), 1951, den GK „im besten Sinne als ein grenzwissenschaftliches Werk," das sich „an den Grenzen der Neurologie, Biologie, Physiologie, Psychologie und Philosophie" bewege. Für jeden von ihnen sei es interessant, zugleich müsse sich aber auch jeder von ihnen wie ein Laie fühlen, was die von VvW selbst im Vorwort erwähnte „gewisse Unnahbarkeit"[1] des GK mit sich bringe.

Inhaltlich fasst STRAUS den GK wie folgt zusammen:

„Der Inhalt des Werkes entspricht vollkommen dem Titel selbst: es will eine experimentell-naturwissenschaftliche wie auch medizinisch-klinisch begründete und philosophisch weiter ausgebaute Einheit zwischen den Wahrnehmungs- und Bewegungsvorgängen im Menschen darlegen,

---

[1] Weizsäcker, V.v.: Der Gestaltkreis. GS 4. S. 87

wobei der Autor stufenweise den Dualismus zwischen Körper und Seele überbrückt sehen will, so ‚dass man kein Grenzpunkte oder Grenzflächen feststellen kann, an denen das Organische aufhört und das äußere Physikalische anfängt'."

Den Begriff des Gestaltkreises selbst sieht STRAUS aus dem Sprachgebrauch der Gestaltpsychologie entnommen, die gegenwärtig zunehmend auch die Verschränkung von Wahrnehmen und Bewegen registriere.
Sich auf die letzten zwei Absätze im Vorwort beziehend erfasst STRAUS „die Neigungen des Autors" als solche, die auf eine neue medizinische Anthropologie hinausgingen, die allerdings noch nicht reif sei.[1]

„Ihre philosophische Begründung findet diese Anthropologie in der Existenzphilosophie, wie sie von Martin HEIDEGGER dargelegt, vor allem aber von Jean-Paul SARTRE (L'Etre et le neant, Paris 1943) weiter entwickelt worden ist. Deshalb wird man auch gegen seine Gedankengänge dieselben Einwände und Bedenken erheben müssen, die bekanntlich vielerseits eben gegen SARTRE gemacht werden."[2]

A. KIELHOLZ[3] unterstreicht in der *Schweizerischen Medizinischen Wochenschrift* (15), 1950, dass „wenn ein Buch über ein scheinbar rein theoretisches Thema in so bewegten Zeiten – der Autor vollendete den Entwurf des Werkes Nov. 1939 – vier Auflagen erlebe, so seien wir wohl berechtigt, ihm eine größere Bedeutung zuzumessen." Er umschreibt den GK als eine „Einführung des Subjekts in die Biologie", die auf die philosophische Grundlage von HEGEL zu FREUD, HEIDEGGER und SARTRE Bezug nehme. Neben dem Verweis auf die Psychoanalyse und auf den Indeterminismus der modernen Physik als Bundesgenossen, erwähnt KIELHOLZ die „Beispiele aus der Psychologie und Pathologie des Nervensystems", an denen der GK - „ein Symbol des Lebens bis hoch in die alten Mythen hinauf" - veranschaulicht werde.
Im letzten Abschnitt, den er mit dem oft verwendeten Zitat aus dem Vorwort der ersten Auflage beginnt, erweckt KIEHLHOLZ' Rezension den Eindruck, als wolle er

---
[1] Ebd., S. 100
[2] Ebd., S. 100
[3] aus Aarau, Schweiz.

den GK als einen „Wegweiser" der Kulturgeschichte würdigen, der in der gegenwärtigen Krise Halt gebe:

„ ,Um Lebendes zu erforschen, muss man sich am Leben beteiligen'[1]. Das Subjekt ist kein fester Begriff, sondern muss unablässig erworben werden. Immer in Zeiten der Krise, wie wir sie heute durchleben, steigert sich das Bedürfnis, durch Besinnung auf die Entstehung unseres heutigen Wissens und durch Rückgriff auf die alte Weisheit am Beginn unserer Kultur bei den unübertrefflichen Griechen sich Halt und Schutz zu verschaffen. Das besinnliche Buch WEIZSÄCKERs darf als wertvoller Wegweiser dazu empfohlen werden."

Auch H. HOFF betont in der *Wiener klinischen Wochenschritt* (16), 1952, die sowohl für die Natur- wie Geisteswissenschaft befruchtende Stellung des im „Gedankengang und Diktion schwierigen" Gestaltkreises, der „charakteristisch und wegweisend für das Streben einer Zeit sei." Das Anliegen des GK sei die Einführung des Subjekts, die anhand der Einheit von Wahrnehmen und Bewegen dargestellt werde. Kurz erläutert HOFF die Begriffe des *biologischen Aktes,* der *Kohärenz* und des *Funktionswandels* und verweist in diesem Zusammenhang auf VvWs Beschreibungen zur Ataxie und Agnosie. Diese Beispiele dienten dazu, um „die unbefriedigenden Deutungsmöglichkeiten der bisherigen Psychologie und Physiologie" aufzuzeigen, wobei „die Bedingungen der Wahrnehmung an den Grenzen dieser Leistung untersucht würden". HOFFs Auffassung nach geht VvW aber bei den Bedingungen der Bewegung zu weit:

„Bei den Bedingungen der Bewegung ergibt sich, dass sie über eine Reihe gesetzmäßiger Umformungen entsteht. Ihr Formgesetz besteht in der Konstanz des Formwandels. Hier allerdings scheint dem Referenten das Bedürfnis des Autors nach einer ungewöhnlichen und neuen Erklärung weitgehend untersuchter und in ihren Bedingungen bekannter biologischer Phänomene etwas zu weit gegangen. Die Genese der Bewegungsformen von Organismen, die ihrer Wechselwirkung von

---

[1] Zitat aus dem Vorwort der ersten Auflage. Weizsäcker, V.v.: Der Gestaltkreis. GS 4. S. 83

Organismus und Umwelt und ihrer Beziehung zur Wahrnehmung kein ‚früher' und ‚später' kennt, wird als ‚Gestaltkreis' bezeichnet."

Zuletzt unterstreicht HOFF VvWs Aussage, dass der GK „als ein Versuch zu einer neuen medizinischen Anthropologie"[1] anzusehen sei. HOFF schreibt dazu, dass niemand, „der am Menschen und an der Wissenschaft interessiert sei", an dieser Anthropologie vorbeigehen könne.

In der griechischen[2] Zeitschrift *Aktines* (17), 1951, schreibt ein Rezensent[3] über den GK, dass darin „im Gegensatz zu den herkömmlichen Auffassungen von der statischen Stellung von Zelle und Organ in Raum und Zeit, (...) die Funktionen organischer Systeme dynamischer verstanden würden."

„Diese dynamische Betrachtungsweise geht aus vom anfänglichen Reiz der Zelle, welche das Leben gibt, und ist eng verbunden mit dem Subjekt. Das Subjekt bestimmt letztlich die Gestalt, die durch eine bestimmte Reaktion im objektiven Kosmos angenommen wird."

Durch Wahrnehmen und Bewegen „schaffe das Subjekt einen Rhythmus, indem es sich in die Umgebung einordne, und biete so das Bild einer zyklischen Lebensform, die sich ständig wiederhole. Reiz - Subjekt – Erleiden der Bewegung (Tod) – neuer Reiz usw. Die höheren psychischen Funktionen hätten ihre eigene Bewegung, welche Raum und Zeit überwänden."

Der Rezensent weist außerdem auf VvWs Beispiele aus der Neuropathologie hin, die ebenso auf die „dynamische Anpassung" von lebenden Zellen hinwiesen. „Notwendigkeit und Unbeweglichkeit würden aufgehoben", „in der Dialektik zwischen Freiheit und Notwendigkeit beim lebenden Menschen überwiege die Freiheit." Auf der Grundlage des „Gestaltkreises des Lebens" suche das Subjekt die Einheit, „die anfängliche Quelle der Schöpfung". Auch dieser Rezensent weist letztlich daraufhin, dass der GK ein „wertvolles Forschungsmaterial für den Zweig der medizinischen Anthropologie" biete.

---

[1] Siehe auch Originaltext: Weizsäcker, V. v.: Der Gestaltkreis. GS 4. S. 100
[2] Für die Übersetzung danke ich der Theologin Gerondissa Diodora aus dem Heilig-Kreuz-Kloster in Theben.
[3] Identität nicht bekannt

Von den Rezensionen in den Zeitschriften aus Italien, Holland, Dänemark und Frankreich liegen noch keine Übersetzungen vor. [1]

---

[1] NN: Der Gestaltkreis, par Weizsäcker, Viktor von (4e édition). Médecine et Hygiène 192/15.4.1951
Meyrat, G.: Viktor von Weizsäcker: La vie n´est pas un mécanisme.
Dovicchi, S.: Weizsäcker - Der Gestaltkreis. (1951)
Rijnberk, G. van: Weizsäcker, Viktor von, Der Gestaltkreis. (1950)
Brüel, O.: Weizsäcker, Viktor von: Der Gestaltkreis. (1951)

12.4.3 Rezensionen aus Tageszeitungen

Justus STRELLER stellt in den Mittelpunkt seiner ausführlichen Rezension *Das Subjekt in der Biologie* in *Der Neuen Zeitung, Deutschland* (23), 1953, besonders die Analyse der Bewegung im Gestaltkreis.
Zunächst erwähnt er, was DERWORTs „Regel der konstanten Figurzeit" bedeute und auf welchem Wege er dazu gekommen sei.

„ (...) die ‚Regel der konstanten Figurzeit' (...) besagt, dass die Gesamtdauer einer biologischen Bewegung sich nicht aus Geschwindigkeit und Figurgröße ergibt, wie es etwa bei einer Zeichenmaschine der Fall wäre, sondern dass die Geschwindigkeit der Bewegung aus Figurgröße und Gesamtdauer abzuleiten ist, wobei diese Gesamtdauer im Hinblick auf die zu zeichnende Figur vom Subjekt festgesetzt wird."

Ähnliches sei beim freien Wurf nach einem Ziel beobachtet worden – womit STRELLER auf die Arbeit „Vom Wertbewusstsein im Tun"[1] von P. CHRISTIAN hinweist: „Die Flugbahn sei nicht etwa beliebig, sondern der Abwurf erfolge in einem solchen Höhenwinkel, dass die aufzuwendende Energie ein Minimum sei."
An diese Ergebnisse der Bewegungsanalyse der Mitarbeiter VvWs sieht STRELLER ein philosophisches Problem geknüpft, nämlich „wie könne etwas Nichtseiendes (nämlich die noch nicht vollendete Bewegungsfigur) etwas Seiendes (nämlich die zum Vollzug der Figur benutzte Bewegungsgeschwindigkeit) ‚verursachen' oder – da nach üblichem Sprach- und Denkgebrauch eine Ursache immer *vor* der Wirkung liege – veranlassen?" Im Gestaltkreis habe VvW auf dieses Problem nicht mit einer dem „fragwürdigen Vitalismus" nahen Teleologie geantwortet, sondern die organische Bewegung als eine *vorsätzliche Bewegung* aufgefasst, „bei der erst der Vollzug entscheide, wie sie ausfalle." *Vorsätzliche Bewegung* bedeute nach VvW, so STRELLER, dass sie sich „als unbewusster Geist" verhalte, „oder dass das aktuelle Geschehen sich im Bereich des Biologischen nach dem Effekt richte und zwar diesen Effekt ‚vorwegnehmend', unter Mitwirkung einer *Prolepsis*." Unter Prolepsis verstehe VvW – dazu zitiert STRELLER aus dem Anhang des Gestaltkreises:

---

[1] Siehe Literaturverzeichnis

„Die Vorwegnahme eines Erfolges durch eine ihn erzielende Bewegung, Wahrnehmung oder einen Akt, der den Erfolg nicht als mögliche Wirkung enthält, sondern ihn wirklich erzielt."[1]

Dazu schreibt STRELLER:

„Man erkennt leicht, was für eine sorgenvolle Angelegenheit diese Prolepsis ist, selbst wenn man, um die Sache zu vereinfachen, die unklaren Worte ‚oder einen Akt' sowie die gedankliche Missgeburt eines ‚ungewissen Geistes' auf sich beruhen lässt. Dann haben wir immer noch eine ‚Bewegung', die einen Erfolg vorwegnimmt, den sie mit Sicherheit erzielt. Es handelt sich also nicht mehr um das gute alte Potenz-Akt-Verhältnis, sondern um etwas erheblich Bedeutungsvolleres."

Es bleibt aber für STRELLER die problematische Frage bestehen, „wie eine beginnende Bewegung wissen könne, dass sie einen bestimmten Erfolg erzielen werde." An dieser Stelle sieht er auch die VvW erwähnte Verbindung seines Werkes zu J.P. SARTREs *L'Etre et le Néant*. Denn „SARTRE lehre in der Tat, dass das Nichts das Seiende nicht nur bestimmen könne, sondern grundsätzlich bestimme."

„Denn der Mensch besteht aus Freiheit und gestaltet sich selbst durch die freie Wahl seiner Ziele. Jedes Ziel ist ein (noch) Nicht-Daseiendes, hat aber trotzdem die Wirkung, dass die Dinge sich in Hilfsmittel für oder in Hemmnisse gegen die Errichtung dieses Zieles verwandeln, das heißt, zur ‚Welt' des sein Ziel wählenden Menschen werden."

VvW, dessen GK vor SARTREs Werk (1943) erschienen sei, beantworte jene Frage mit einer Theorie der Einheit von Wahrnehmen und Bewegen. Durch diese Einheit – Gestaltkreis genannt - „komme die Bewegung zu Bewusstsein und könne nun überhaupt etwas ‚wissen'."
Allerdings stimmten die Aussagen VvWs über den GK nicht überein, da er ihn auch so beschreibt, dass das Wahrnehmen und das Bewegen einander vertretbare Zustände in

---

[1] Weizsäcker, V.v.: Der Gestaltkreis. GS 4. S. 337

jedem biologischen Akte seien". Zwei Dinge aber, die eine Einheit bildeten, könnten sich nicht gegenseitig vertreten.

Jenseits von diesem Widerspruch betont STRELLER die Fruchtbarkeit der Gestaltkreistheorie für die „wichtige Einsicht, dass die Bewegung jeweils ein bestimmtes Verhältnis von Raum zu Zeit forme, also nicht nur eine Raumfigur unabhängig von der Zeit, und dass deshalb das Außerachtlassen der Entstehungszeit eines biologischen Aktes „so gut wie eine Fälschung sei:"

> „ ‚Die Bewegung des Organismus bewegt sich nicht in Raum und Zeit, sondern der Organismus bewegt den Raum mit der Zeit', er entfaltet den Raum – wie SARTRE sagt – von seinem Platze aus, er strukturiert ihn - wie HEIDEGGER sagt – durch die Raumbestimmungen, hier, dort, hinten, vorn, nahe, fern, größer und so weiter."

Zuletzt erwähnt STRELLER noch kurz, das auch „die schon so oft postulierte ursprüngliche Einheit von Ich und Umwelt sich im Gestaltkreis gut unterbringen ließe." Auch im Sinne von SARTRE sei die Subjet-Objekt-Spaltung „erst das Ergebnis des Nachdenkens; ursprünglich sei der Mensch Mensch-in-Situation; Mensch und Situation seien eine Ganzheit."

Im seinem letzten Anschnitt – gespickt mit Zitaten aus dem GK – schafft es STRELLER deutlich zu machen, wie VvW ausgehend von Experimenten – an dieser Stelle zur *vorsätzlichen Bewegung* – zu grundsätzlichen theologisch-philosophischen Aussagen gelangt respektive wie die experimentellen Ergebnisse diesen Aussagen entsprechen. So wie die lebendige Bewegung sich in Experimenten als eine vorsätzliche, das ganze Ziel erst im Vollzug preisgebende darstellt, so handelt bei VvW der Mensch immer auf einem *Grund*, der verborgen bleibt:

> „Die Wissenschaft Biologie macht die Erfahrung, dass alles Lebende sich ‚in einer Bestimmung' befindet, deren Grund selbst nicht Gegenstand einer Naturwissenschaft werden kann. Ein biologischer Akt ist kein Glied in einer Kette, keine Ziffer in einer Reihe, sondern gegenüber Vorher eine Wandlung zum Nachher, eine *revolutio*. Wo eine Bewegung erfolgt, erfolgt auch ein biologischer Akt, in welchem die Bewegung zugleich

getan und wahrgenommen wird. Das Subjekt ‚ist' auch in der Bewegung."

In der *Westdeutschen Allgemeinen* (26), 1950, ist von einem unbekannten Rezensenten ein kurzer Text erschienen, in dem es VvW - „Heidelberger Arzt und Naturforscher" - bescheinigt wird, sich sehr gut im „Zwischenbereich von Biologie und Pathologie" auszukennen. Der Gestaltkreis gehöre zu „den gründlichsten Analysen der modernen Lebensforschung. Im GK folge VvW „seiner Fährte der Ganzheitslehre auf dem Gebiet der Neurologie und untersuche die Beziehungen von Wahrnehmen und Bewegen auf dem Hintergrund der Kritik der mechanistischen Theorien, insbesondere der Reflexlehre." Wie die moderne Physik, so führe auch VvW das Subjekt in das Experiment ein und „versuche sodann die außerordentlich verschlungenen Verhältnisse des Lebenskreises Subjekt-Objekt-Umwelt zu deuten."

„Der Gestaltkreis hat hierbei mehr Symboldeutung als dass er rationell erfassbarer Begriffsinhalt ist. Er bezeichnet eine höhere Ordnung des Miteinader- und Aufeinanderwirkens verschiedener biologischer, d.h. physiologischer und psychologischer Kräfte. Damit gewinnt WEIZSÄCKER zugleich einen philosophischen Ausgangspunkt für das unendliche Gespräch vom Leben."

12.4.4 Literatur: Rezensionen zur 4. Auflage aus dem Jahr 1950

1950, Kielholz, A.: Der Gestaltkreis. Theorie von Wahrnehmen und Bewegen. Von Viktor von Weizsäcker. 4. Auflage Schweizerische Medizinische Wochenschrift, 80, 1371

1950, L. v. B.: Weizsäcker, Viktor von: Der Gestaltkreis. Acta Neurogica et Psychiatrica Belgica 8

1950, NN: Viktor von Weizsäcker: Der Gestaltkreis. Naturheilpraxis 3/10.10.1950

1950, NN: Viktor von Weizsäcker: "Der Gestaltkreis". Westdeutsche Allgemeine III, 258/4.11.1950

1950, Rijnberk, G. van: Weizsäcker, Viktor von, Der Gestaltkreis. Theorie von Wahrnehmen und Bewegen. Nederlandsch Tijdschrift voor Geneeskunde 39

1950, Wagner, W.: Der Gestaltkreis. Von Prof. Dr. Viktor von Weizsäcker. Medizinische Monatsschrift 12

1951, Brüel, O.: Weizsäcker, Viktor von: Der Gestaltkreis. Theorie von Wahrnehmen und Bewegen. Nordisk Medicin 45, 743

1951, Conrad, K.: Viktor von Weizsäcker: Der Gestaltkreis. Theorie von Wahrnehmen und Bewegen. 4. Auflage. Zentralblatt für die gesamte Neurologie und Psychiatrie 112, 318

1951, Dovicchi, S.: Weizsäcker - Der Gestaltkreis. Theorie von Wahrnehmen und Bewegen. Rivista Italiana d´Igiene 4/5

1951, Ferrio, C.: Weizsäcker, Viktor von: der Gestaltkreis. Theorie von Wahrnehmen und Bewegen. Note e Reviste di Psichiatria 1

1951, Flügel: Weizsäcker, Viktor von: Der Gestaltkreis. 4. Aufl. Deutsche Medizinische Wochenschrift 76, 4

1951, Levi-Bianchini, M.: Weizsäcker, Viktor von: der Gestaltkreis. Theorie von Wahrnehmen und Bewegen. Sistema Nervosa Fasc. 6

1951, Levi-Bianchini, M.: Weizsäcker, Viktor von: der Gestaltkreis. Theorie von Wahrnehmen und Bewegen. Ressegna di Studi psichiatrici XL, 1, 1951

1951, NN: Viktor von Weizsäcker, Der Gestaltkreis. (griechisch) Aktines 120

1951, NN: Der Gestaltkreis, par Weizsäcker, Viktor von (4e édition). Médecine et Hygiène 192/15.4.1951

1951, Ramrath, B.: Weizsäcker, Viktor von: Der Gestaltkreis. Ärztliche Forschung 5, II, 68

1951, Straus, E.: Prof. Dr. V. v. Weizsäcker, Heidelberg, Der Gestaltkreis. Theorie von Wahrnehmen und Bewegen. 4. Aufl. Ars Medici 41, 12

1951, Wagner, W.: Paraphrase zum Gestaltkreis. Der Nervenarzt 22, 26-8

1952, Bachmann: Weizsäcker, Viktor von: Der Gestaltkreis. Theorie der Einheit von Wahrnehmen und Bewegen. Medizinische Klinik 13, 421-2

1952, Benda, C. E.: Weizsäcker, Viktor von: Der Gestaltkreis. Die Medizinische, 6, 197

1952, Benda, C. E.: Der Gestaltkreis (Ed. 4). Viktor von Weizsäcker. Psychosomatic Medicine Nov/Dec

1952, Hoff, H.: Weizsäcker, Viktor von: Der Gestaltkreis. Theorie von Wahrnehmen und Bewegen. 4. Auflage. Wiener Klinische Wochenschrift 64, 3

1952, NN: Der Gestaltkreis. Theorie von Wahrnehmen und Bewegen. Fourth edition. (The Gestalt Circle. Theory of the Unity of Perception and Motion.) The Psychiatric Quarterly, April

1953, Streller, J.: Das Subjekt in der Biologie. Die Bedeutung der Gestaltkreislehre Viktor von Weizsäckers. Die Neue Zeitung, Deutschland, 9/186

1953, Wyrsch, J.: Der Gestaltkreis. Theoretische Einheit von Wahrnehmen und Bewegen. Zeitschrift unbekannt.

1956, Wiesenhütter, E.: Jahrbuch für Psychologie, Psychotherapie und medizinische Anthropologie 4, 163-73

Meyrat, G.: Viktor von Weizsäcker: La vie n´est pas un mécanisme.

12.5 Der Gestaltkreis in den Gesammelten Schriften, 1997

Im Rahmen der seit 1986 von Peter ACHILLES, Dieter JANZ, Martin SCHRENK und Carl Friedrich von WEIZSÄCKER unter der Mitarbeit von Mechthilde KÜTEMEYER, Wilhelm RIMPAU und Walter SCHINDLER herausgegebenen *Gesammelten Schriften* Viktor von WEIZSÄCKERs ist 1997 der Gestaltkreis in neuer Edition[1] erschienenen.

Das besondere dieser Neuedition sei, so Rainer-M. E. Jacobi in der Zeitschrift *Ethik in der Medizin*[2], dass es sich dabei „um eine Zusammenstellung mit allen jenen Texten WEIZSÄCKERs handle, die als unmittelbare Vorarbeiten oder aber als Vertiefungen und Ergänzungen seiner Gestaltkreislehre gelten dürften."

Zum Gestaltkreis selbst schreibt JACOBI:

„Schon die frühen neurologischen und sinnesphysiologischen Experimente, aus denen WEIZSÄCKER die Begrifflichkeit seiner Gestaltkreislehre entwickelte, lassen erkennen, dass der hiermit verbundene Anspruch weit über die aktuellen medizinischen Fragestellungen hinausreichte. Von Anbeginn galt sein Bemühen einer neuen Grundlegung der Biologie als ‚Wissenschaft von den Lebenserscheinungen'."

Dabei ginge es VvW aber nicht darum, ein „neues System der Biologie" zu formulieren, sondern „vor allem um das Verstehen der Wirklichkeit der Wahrnehmung", die durch „die Einheit von Subjekt und Objekt, von Psyche und Physis von Sensorik und Motorik" charakterisiert sei. Diese Einheit entziehe sich aber „einer begrifflich eindeutigen Beschreibung." Sie stelle eine „phänomenlogische Eigenheit der Sinneswahrnehmung dar", die VvW mit dem Begriff der *Antilogik* beschreibe. Mit dem Begriff der *Antilogik* meint VvW, „dass wir im Sinnlichen logisch Widersprechendes im Erlebnis einer Anschauung zu vollziehen vermögen würden."

---

[1] Weizsäcker, V.v.: Der Gestaltkreis. GS 4
[2] Jacobi, R.-M., E.: Viktor von Weizsäckers Hauptwerk "Der Gestaltkreis" in den "Gesammelten Schriften". (1997)

„Das sinnliche Erlebnis als ‚biologischer Akt' wird ihm zum elementaren Datum einer angemessenen Rede vom Lebendigen, womit sich zugleich die erkenntnistheoretische Intention verbindet: Denn ‚ebenso wie sich in den Antinomien KANTs das Unvermögen ausdrückte, die Natur als ein Ganzes in Verstandeskategorien zu denken, so erweist sich in der Aufdeckung der Antilogik der Phänomene das Unvermögen, in Verstandeskategorien zu denken (zu messen, zu konstruieren, zu deduzieren usw.)'[1]."

Gemäß der Gestaltkreislehre ließe sich jedes Wahrnehmungsgeschehen und weitergefasst jeder biologischer Akt nur erforschen, „wenn man dessen biologische Eigentümlichkeit, nämlich Akt eines erlebenden ‚Subjektes' zu sein, nicht nur methodisch berücksichtige, sondern auch in den Konsequenzen für die Theoriebildung bedenke."

Es ist aber auch wichtig für JACOBI zu betonen, dass „bei aller metabiologischen und erkenntnistheoretischen Bedeutung" des Gestaltkreises dessen „ursprünglicher Ausgangspunkt" nicht vergessen werden dürfte, nämlich die „ärztliche Ursituation der Begegnung mit dem kranken Menschen." Das Besondere dieser Situation, die auch einen Akt aus Wahrnehmen und Bewegen darstelle, ergebe sich aus ihrer „Nicht-Intentionalität".

„Nicht um Bewirkung geht es, sondern um Ermöglichung. Das hiermit verbundene Ethos zeigt sich darin, dass ‚der Arzt selbst den Kanon seiner Haltungen gemeinsam mit dem Kranken einer Umgestaltung preisgibt.' Insofern begründet die Lehre vom Gestaltkreis auch eine ‚Anthropologie der Gegenseitigkeit'."

Letztlich äußert JACOBI die Hoffnung, dass der häufig zitierte Satz „Um Lebendes zu erforschen, muss man sich am Leben beteiligen"[2], „angesichts der Entwicklungen in Medizin und Molekularbiologie eine neue Nachdenklichkeit zu befördern helfe."

---

[1] Jacobi, R.-M. E.: Leben im Zwischen. (1997)
[2] Weizsäcker, V.v.: Der Gestaltkreis. GS 4. S. 83

12.6 Zusammenfassung der Rezensionen

12.6.1 Zusammenfassung der Rezensionen zur 1. Auflage

Von den sieben recht umfangreichen Rezensionen (drei umfassten mehrere DIN A4 Seiten) aus den Gebieten der Neurologie, der Psychiatrie und der Neurochirurgie äußern sich letztlich alle sieben positiv über den Gestaltkreis (davon zwei Mitarbeiter VvWs). Folgende Begriffe werden besonders hervorgehoben: viermal die Kohärenz, dreimal das Leistungsprinzip, der Funktionswandel, der biologische Akt und die Einführung des Subjekts. Außerdem wird zweimal der Begriff der Selbstbewegung und jeweils einmal die Begriffe Antilogik, Komplementarität, Prolepsis und der biologischen Zeitbegriff positiv erwähnt. Einmal weist V.E. GEBSATTEL[1] daraufhin, dass „die Einheit von Ich und Umwelt als dynamische Form des Gestaltkreises zu verstehen sei, oder überhaupt nicht." Der Nervenarzt J.H. SCHULTZ[2] schätzt besonders die in der „heutigen deutschen Wissenschaft einzigartige Synthese", zu der sich „sinnendes Betrachten philosophischer Schulung, psychologisch unmittelbare Einfühlung und sorgsames naturwissenschaftliches Handwerk vereinigen." H. SPROCKHOFFs[3] Aussage weist in eine ähnliche Richtung, wenn er anmerkt, dass im GK das Wissen aus den Einzelwissenschaften zusammengeführt werde.

Sechs Rezensenten charakterisieren den GK als ein schwer zu lesbares Werk; dazu schreibt BRESLER[4] zum Beispiel, dass „der GK zwar „keine ‚lederne Epistel' sei, wie der Verfasser allzu bescheiden befürchtet; doch gäbe es naturgemäß nicht viele Menschen mit ausgesprochener Neigung zu solcher Lektüre (…), gerade heute, wo ernste und dringende nationale Fragen und Aufgaben wohl alle Geister beschäftigten und alle Gemüter bewegten." In Gegensatz zu A. AUERSPERG, der in den ersten Sätzen des Vorwortes eine Begründung für „die Einstellung des Autors"[5] und für die Grundzüge seines Werkes sieht, schreibt BRESLER, „es scheine nicht, dass diese Sätze, mit denen das Vorwort beginnt, das Thema eigentlich kennzeichnen und als ein neues im Voraus erkennen lassen. Dazu seien sie zu allgemein naturphilosophisch gehalten, und hier gebe es nichts Neues."[6]

---

[1] Gebsattel, V. E. v.: Der Gestaltkreis. (1940)
[2] Schultz, J. H.: Der Gestaltkreis. (1942)
[3] Sprockhoff, H.: V.v. Weizsäcker, Der Gestaltkreis. (1940)
[4] Bresler: Der Gestaltkreis. (1940)
[5] Auersperg, A.: von Weizsäcker, Viktor: Der Gestaltkreis. (1940) S. 194
[6] Bresler: Der Gestaltkreis. (1940) S. 88

Zwei Rezensenten kritisieren des Weiteren, dass VvW L. KLAGES und E. STRAUS nicht zitiert habe.

Sechs von sieben Rezensionen aus den allgemeinen klinisch/medizinischen Zeitschriften ziehen ein positives Resümee (davon ein Mitarbeiter VvWs). Dabei werden das Leistungsprinzip sechsmal, der Funktionswandel fünfmal, der biologische Akt viermal, die Einführung des Subjekts viermal, die Kohärenz und VvWs biologischer Raum- und Zeitbegriff jeweils einmal besonders hervorgehoben.

K. BALTHASAR betrachtet zwar die Begriffe des Funktionswandels und das Leistungsprinzip positiv, wirft VvW aber auch Spekulation, Subjektivismus und Systemmangel vor, der sich in dem Begriff der Antilogik widerspiegle. Von einem Missverständnis seitens BALTHASARs zeugt seine kritische Anmerkung, VvW hätte eine „Ganzheitsbestimmtheit im nervösen Geschehen"[1] im Sinn, um sich nicht an empirische Ergebnisse halten zu müssen.

R. SIEBECK schreibt, dass der GK wie die Existenzphilosophie HEIDEGGERs oder *die neue Physik* auf „neue Auffassungen und Aufgaben im Gemeinschaftsleben" hinweisen und den Boden für neues Wachstum lockern solle. Besonders wichtig sind aber die folgenden Sätze SIEBECKs, da er hier den Begriff der Krise und als einziger Rezensent den Begriff des Biographischen erwähnt:

„Die Einführung des Subjekts (...) wird ganz unabweisbar, wo der Arzt ‚Krisen' im Leben seiner Kranken erkennt, die als Überwältigung des Ichs, als Unterbrechung des geregelten Lebensablaufs erlebt werden und zugleich objektiv etwa als Kollaps oder Schwindel in Erscheinung treten."
„Wenn erkannt wird, dass das ‚Objekt' des Arztes ein ‚Subjekt' ist, ergibt sich die Notwendigkeit mehr ‚biographischen' Verständnisses in der Medizin, wird Krankheit als ein Stück Lebensgeschichte erfasst."[2]

Von den hier sieben bearbeiteten Rezensionen aus nicht-medizinischen Zeitschriften würdigen fünf den Gestaltkreis, der an zwei Stellen als besonders schwer zu lesbares Werk bezeichnet wird. Aus dem Bereich der Biologie werden die Begriffe der Biologische Akt, die Einführung des Subjekts und der Raum-Zeitbegriff

---

[1] Balthasar, K.: Der Gestaltkreis. (1940)
[2] Siebeck, R.: Der Gestaltkreis. (1940)

hervorgehoben. W.R. CORTI streicht in der Schweizer Hochschulzeitung besonders den Begriff der Kohärenz und die Beschreibung des Biologischen Aktes hervor.[1]
Der Beitrag aus der Philosophie[2] würdigt besonders VvWs Beschreibung des intentionalen Charakters der Wahrnehmung, die Begriffe der Kohärenz und der Selbstbewegung und das Drehtürprinzip, um die gegenseitige Verborgenheit von Wahrnehmen und Bewegen zu erläutern. Des Weiteren wird VvWs Raum-Zeit-Begriff als von „weittragendster Bedeutung" bezeichnet, der gegen den Apriorismus KANTs „die ganze Krisis des okzidentalen Rationalismus" widerspiegle. In den Ausführungen zu VvWs Begriff der Nomophilie irrt H. ANDRE allerdings, indem er schreibt, VvW wolle damit nur die physikalische Ordnung berühren und die morphologische und ontologische außer Betracht lassen.[3] Geht es bei dem Begriff der Nomophilie zunächst vielleicht nur um den Wahrnehmungsakt, der sich nach der physikalische Ordnung richtet, so hat aber VvW im Gestaltkreis sich nicht nur mit ontologischen Fragen auseinandergesetzt, sondern der Ontologie seinem Begriff des Pathischen kritisch gegenübergestellt.

Der Gestaltpsychologe Wolfgang METZGER hat zwei kritisch-negative Rezensionen[4] zum GK verfasst, in denen er aber auch das Leistungsprinzip und die Überwindung des im Physikalismus verfangenen Cartesianismus würdigt (1941). Gleichzeitig wirft METZGER aber VvW vor, bei der Überwindung des Physikalismus in das andere Extrem zu verfallen, nämlich in die spekulative philosophische Anthropologie, anstatt auf physiologisch-experimenteller Grundlage zu bleiben.[5] Viele andere Rezensionen schätzen genau diese fruchtbare Symbiose von auf experimentell-physiologischer und naturphilosophischer Grundlage aufgebauter Wahrnehmungslehre VvWs.

Zudem nehme VvW im GK, so METZGER, „eine Anzahl fruchtbarer Gedanken wieder auf, die, wenn auch unter etwas anderer Bezeichnung, vor allem in Wolfgang KÖHLERs (Lehrer von METZGER) längst nicht genügend bekannten Beiträgen zur Gestalttheorie[6] in vorbildlich klarer und scharfer Weise entwickelt worden seien."

---

[1] Corti, W. R.: Der Gestaltkreis. (1942)
[2] André, H.: Der Gestaltkreis. (1942)
[3] Vgl. Weizsäcker, V.v.: Der Gestaltkreis. GS 4. S. 330/1 Anmerkung 8a
[4] Metzger, W.: Der Gestaltkreis. (1941)
Metzger, W.: Der Gestaltkreis. (1942)
[5] Vgl. dazu ENNENBACHs Auffassung in Kapitel 8
[6] Köhler W.: Gestaltprobleme und Anfänge einer Gestalttheorie. (1923)
Köhler W.: Zum Problem der Regulation. (1927)
Köhler W.: Ein altes Scheinproblem. (1929)
Metzger, W.: Zur anschaulichen Repräsentation von Rotationsvorgängen und ihrer Deutung durch Gestaltkreislehre und Gestalttheorie. (1940)

An dieser Stelle kann die wissenschaftliche Auseinandersetzung zwischen Gestalttheoretikern und den Vertretern der Gestaltkreistheorie nicht weiter ausgeführt werden. Es soll nur darauf hingewiesen werden, dass VvW sich an vielen Stellen im GK z.B. mit den Ergebnissen des Gestalttheoretikers KÖHLER beschäftigt hat. Über den Sehvorgang äußert sich VvW an einer Stelle im GK folgendermaßen:

„Bei vielen Forschern setzt sich das Bedürfnis durch, die nicht mehr eigentlich mechanistische Natur dieser Vorgänge zum Ausdruck zu bringen (...). An der Grenze oder jenseits des Grenze der noch immer physiologischen Deutung stehen dann die Wahrnehmungslehren, welche auf eine physiologische Geschlossenheit der Erklärung bewusst verzichten, wie teilweise die (...) Gestaltpsychologie (KÖHLER, GELB) oder die Gestaltkreislehre (...)."[1]

Die umfangreiche und hervorragende, da fast[2] alle entscheidenden Themen des GK mit sprachlicher Versiertheit berührende Rezension von Dolf STERNBERGER aus der *Frankfurter Allgemeinen Zeitung* wurde an entsprechender Stelle bereits ausführlich vorgestellt. STERNBERGER hebt im Besonderen die *Einführung des Subjekts in die Biologie* hervor und die damit verbundenen Überwindung des dualistischen Reiz-Empfindung-Schemas der klassischen Sinnesphysiologie.

12.6.2 Zusammenfassung der Rezensionen zur 2. Auflage

Die zwei kurzen zur zweiten Auflage vorliegenden Rezensionen werben für das grundlegende, unentbehrliche physiologische, psychologische, neuropathologische und philosophische Gesichtspunkte vereinigende Werk. (3) Der ehemalige Mitarbeiter und akademischer Nachfolger VvWs Paul VOGEL konstatiert, dass VvWs Werk, obwohl zu dessen Verständnis „besondere Schwierigkeiten zu überwinden seien", „in Zustimmung und Widerspruch zum Thema geworden sei". Er hebt besonders die Einführung des Subjekts hervor und schreibt, es sei der Zweck dieser Abhandlung zu

---

[1] Weizsäcker, V.v.: Der Gestaltkreis. GS 4. S. 207/8
[2] Die pathischen Kategorien kamen nicht zu Sprache.

prüfen, ob nicht bei der Leistung eine andere Forschungsart das fertig bringe, was der physiologischen Theorie der Funktionen misslinge." (2)

12.6.3 Zusammenfassung der Rezensionen zur 3. Auflage

Alle fünf zur dritten Auflage erschienen Rezensionen sind ausschließlich von positiver Art. Zwei Rezensionen weisen wieder auf die besondere Mühe und das schwierige Mitdenken hin, um sich dem Inhalt des GK nähern zu können. Die Rezensionen aus allgemeinen klinisch/medizinischen Zeitschriften erwähnen dreimal den biologischen Akt und einmal den Funktionswandel. Die Englischsprachige Rezension von G. BOOTH[1] hebt außerdem noch die Begriffe Leistungsprinzip, Kohärenz, „principle of possiblity" (Möglichkeitssatz der Wahrnehmung), „principle of the revolving door" (Drehtürprinzip), Prolepsis, Einführung des Subjekts, Indeterminismus und den Raum-Zeitbegriff besonders hervor. Des Weiteren sieht BOOTH die Gestaltkreistheorie als besonders wichtig für „the development of psychosomatic theory on account of its critical analysis of the role of causal and material conditions in physiology." Als das Hauptanliegen VvWs bezeichnet er die *Einführung des Subjekts* in das physiologische Denken und sieht ihre philosophischen Implikationen in der Nähe des Existentialismus von J.P. SARTRE. Auf die Nähe des GK zu SARTRE weist VvW selbst im Vorwort zu dritten Auflage hin. Weitere zwei medizinische Rezensionen[2] weisen auf die Nähe des GK zu dem Philosophen J.P. SARTRE hin, um den „geistigen Horizont" des WEIZSÄCKERschen Anliegens zu bestimmen. P. VOGEL schreibt außerdem, dass der GK zu den wichtigen Büchern unseres Schrifttums gehöre, „die in bedächtigem Gange, aber mit der nachhaltigsten Wirkung die Grundlagen unseres neuropathologischen Denkens und unserer klinischen Anschauung erschütterten und verwandelten."

K. SALLER[3] spricht von der Überwindung des äußerlichen Dualismus von Psyche und Physis im biologischen Akt, der als Gestaltkreis verstanden, das Beispiel einer echten und innerlichen Einheit darstelle; der äußerlich-substantielle Dualismus von

---

[1] Mitarbeiter VvWs. Booth, G.: Der Gestaltkreis (The Circle of Form Genesis) ed. 3. Weizsäcker, Viktor von. Zeitschrift unbekannt.
[2] Vogel, P.: Viktor von Weizsäcker: Der Gestaltkreis. (1948)
Hafter, C.: Der Gestaltkreis. (1948)
[3] Saller, K.: Weizsäcker, Viktor von: Der Gestaltkreis. (1948)

Psyche und Physis werde durch den polar gegebenen Unitarismus von Subjekt und Objekt ersetzt.

C. HAFFTER betont, dass auf der Grundlage „exakter physiologischer und pathophysiologischer Beobachtung oder experimenteller Fragestellung"[1] die ursprüngliche biologische Einheit von Wahrnehmung und Bewegung gezeigt werde. Er betont außerdem, der Ausdruck Gestaltkreis müsse von der Gestaltpsychologie abgegrenzt werden.

Die einzige nicht-medizinische, allerdings recht kurze Rezension[2] stammt aus dem philosophischen Bereich. Besonders beeindruckt zeigt sich Al. BULITTA, dem der Text auch nicht immer leicht zugänglich und verständlich ist, von „der Folgerichtigkeit der Darstellung in der Einführung des Subjektes in das Biologische." Des Weiteren geht BULITTA auf die Begriffe des Biologischen Aktes, des Funktionswandels und der Leistung ein. Er betont die „hohe Wissenschaftlichkeit" des Werkes und schreibt im letzten Abschnitt:

> „Die Verhaftung an den Geist J.P. SARTREs, dann fort über HEGEL bis zu HEIDEGGER[3] kann aufschlussreich werden für viele Mediziner und ihre philosophische Orientierung. Um wie viel besser wäre es um die ethische Wertung der Ärztepersönlichkeit bestellt, wenn es einmal möglich werden sollte, dass die Medizinstudenten ex officio in den ersten Semestern Grundvorlesungen aus der Philosophie nachweisen müssten. Unwillkürlich führt das Werk WEIZSÄCKERs zu dieser ernsten Reflexion."

12.6.4 Zusammenfassung der Rezensionen zur 4. Auflage

Alle vier Rezensionen aus den Gebieten der Neurologie und der Psychiatrie stellen den GK in einem positiven Licht dar. Die Rezension von dem Psychiater E. WIESENHÜTTER[4] stellt eine sachliche und besonders umfangreiche Inhaltsangabe dar; dabei wird kein Thema oder Begriff des GK in besonderer Weise hervorgehoben.

---

[1] Haffter, C.: Der Gestaltkreis. (1948)
[2] Bulitta, A.: Weizsäcker, Viktor von: Der Gestaltkreis. (1949)
[3] Auf die Nähe seines Werkes zu HEGEL und HEIDERGGER hat VvW ebenfalls im Vorwort der dritten Auflage hingewiesen.
[4] Wiesenhütter, E.: Der Gestaltkreis. (1956)

Allerdings betont WIESENHÜTTER, dass es VvW „beim Gestaltkreisgedanken" um „die Einführung des Subjekts in Wissenschaft und Biologie" gehe. Darin sieht er eine Parallele zwischen moderner Physik und dem Unternehmen VvWs, „das davon unabhängig durchgeführt wurde."

Auch die Rezension des Psychiaters Werner WAGNER[1] umfasst mehrere Seiten. Er unterstreicht darin im Besonderen die Begriffe: die Einführung des Subjekts, das Drehtürprinzip und die Kohärenz. Außerdem konzentriert er seine Ausführungen auf das, was im GK „gegen den Vitalismus, den Widerpart des Mechanismus und über die drohende Auflösung des Subjekts in der ‚Krise' (…) vorgebracht werde"[2] WAGNER geht kurz auf die Nähe VvWs zur Philosophie SARTREs und zur Entwicklungen in der Physik ein und grenzt VvWs Ausführungen gegen DESCARTES ab. VvW habe „die Verteidigung individuellen Lebens"[3] „auf dem Felde der Neurophysiologie im naturwissenschaftlichen Experiment in Bearbeitung genommen (…)"[4], etwas, „was vom Denkerischen her von den Philosophen und vom Künstler (…)bereits in Angriff genommen worden sei." [5] „Auf diese Weise sei es auch auf einem äußerst sachlichen Gebiet durch das empirische Konsequentbleiben zu einem Durchbruch im Bereiche der Geisteswissenschaften, in die ‚medizinische Anthropologie' gekommen

Für K. CONRAD ist besonders das Vorwort zur vierten Auflage wichtig, da dieses „von vielleicht größerer Bedeutung als dasjenige der vorhergehenden sei, weil hier der Verf. einiges über den wissenschaftlichen Charakter des als Gestaltkreis Bezeichneten sage."[6] Unter anderem zitiert er daraus:

> „Wissenschaft gelte hier nicht als ‚objektive Erkenntnis' schlechthin, sondern gelte ‚als eine redliche Art des Umganges von Subjekten mit Objekten'. Die Begegnung, der Umgang wird also zum Kernbegriff der Wissenschaft erhoben."[7]

---

[1] Prof. W. Wagner, aus dem klinischen Institut der Deutschen Forschungsanstalt für Psychiatrie (Max-Planck-Institut) München. Wagner, W.: Paraphrase zum Gestaltkreis. (1951)
In der *Medizinischen Monatsschrift* vom 12, 1950, hat WAGNER ebenfalls eine Rezension verfasst, die in stark gekürzter Form die Gedanken der hier vorgestellten Rezension aus dem *Nervenarzt* wiedergibt.
[2] Wagner, W.: Paraphrase zum Gestaltkreis. (1951) S. 26
[3] Ebd., S. 26
[4] Ebd., S. 26
[5] Ebd., S. 26
[6] Conrad, K.: Viktor von Weizsäcker: Der Gestaltkreis. (1951)
[7] Siehe Originaltext: Weizsäcker, V.v.: Der Gestaltkreis. GS 4. S. 96

CONRAD hebt die Begriffe der Nomophilie und des Funktionswandels besonders hervor und weist auf die Nähe des GK zur Existentialphilosophie J.P. SARTREs[1] hin. Letztlich ist es CONRAD wichtig hervorzuheben, dass VvW in Zusammenhang mit der Rolle der Gestaltkreistheorie in der klinischen Pathologie FREUDs Psychoanalyse nennt.[2]

In der US amerikanischen Zeitschrift *The Psychiatric Quarterly*[3] nennt ein unbekannter Autor in dem nur sehr kurzem Text den Gestaltkreis eine „thorough discussion of theoretical neurology" und einen „most important concept". Wenn diese Theorie vollständig akzeptiert würde, so der Autor, beseitigte sie den Körper-Seele Dualismus in der Analyse des menschlichen Verhaltens.

Fast alle Rezensionen aus allgemeinen klinisch/medizinischen Zeitschriften stellen sehr kurze Artikel dar. Alle 12 hier bearbeiteten Beiträge sehen den GK in einem positiven Licht, das durch sein Erscheinen in vierter Auflage nochmals bestätigt werde. Folgende Begriffe werden in besonderer Weise hervorgehoben: Jeweils dreimal der Funktionswandel, der biologische Akt und die Einführung des Subjekts, jeweils einmal die Selbstbewegung, das Leistungsprinzip, die Kohärenz, der Raum-Zeit-Begriff und der Indeterminismus. Dreimal wird der GK für die Überwindung der Leib-Seele Spaltung gewürdigt. Viermal wird darauf aufmerksam gemacht, dass der GK die Erforschung der Interaktion von Ich und Umwelt in den Vordergrund stelle. Fünf Rezensionen beschäftigen sich mit dem neuen Vorwort.
Der GK habe aufgezeigt, so BACHMANN, dass „lebendige, zweckhafte Bewegung nur in notwendiger Bezogenheit auf Wahrnehmungen möglich sei und deswegen die Einheit von Wahrnehmen und Bewegen die Zuordnung von Organismus und Umwelt konstituiere. Diese im biologischen Akt gegebene Wechselbeziehung von Wahrnehmung und Bewegung (die nicht als Kausalbeziehung denkbar sei) werde als Gestaltkreis begriffen, womit also die Struktur gemeint sei, die ein biologischer Akt bekomme, wenn man das Subjekt in ihn einbezieht."[4]

---

[1] Ebd., S. 100
[2] Ebd., S. 97
[3] NN: Der Gestaltkreis. Theorie von Wahrnehmen und Bewegen. Fourth edition. (The Gestalt Circle. Theory of the Unity of Perception and Motion.) The Psychiatric Quarterly, (April 1952)
[4] Bachmann: Weizsäcker, Viktor von: Der Gestaltkreis. (1952)

In der *Deutschen Medizinischen Wochenschrift*[1] geht FLÜGEL ausschließlich auf das Vorwort ein, insbesondere die darin von VvW hervorgehobenen neuen Forschungsergebnisse seit Erscheinen der ersten Auflage des GK. Mit besonderer Deutlichkeit hätten die Ergebnisse zu Willkürbewegungen gezeigt, dass sich beim *Funktionswandel* nicht nur die Reaktionsweise der nervösen Substanz, sondern auch die Beziehung zur Umwelt ändere.

Des Weiteren hebt FLÜGEL VvWs Beschreibung des wissenschaftlichen Charakters des GK hervor als eine „Weiterführung von Ansätzen aus Biologie, Psychophysik und Naturphilosophie"[2] und „als einen redlichen Umgang von Subjekten mit Objekten"[3]. Nicht die objektive Erkenntnis, sondern „die Begegnung, der Umgang sei zum Kernbegriff der Wissenschaft erhoben."[4]

J. WYRSCH sieht das Hauptziel des Buches in der Überwindung der Spaltung von Objekt und Subjekt, „weil sie ja im wirklichen Leben auch nicht da sei, sondern von der Forschung bloß vorweggenommen werde, um das Forschungsobjekt zu isolieren und dadurch bequemer zugänglich zu machen."[5] Die Gestaltkreislehre – so der Rezensent - lasse „die frühere Psychophysik und den seinerzeitigen Vitalismus weit hinter sich (…)."[6]

Clemens E. BENDA aus Boston spricht in der Zeitschrift *Die Medizinische*[7] von einem „wertvollem Dokument der Übergangsperiode von einer wissenschaftlichen Ära hinüber in ein neueres Verstehen des Menschen als ein Lebewesen, in dem Körper und Seele nicht von einander getrennt werden könnten." Gleichzeitig merkt er aber an, dass „manche Argumente v. WEIZSÄCKERs nicht mehr dieselbe Bedeutung hätten, wie eine Generation früher, und einige seiner Gedankengänge weitaus mehr Allgemeingut geworden seien, als der Verfasser anzunehmen scheine." Leider führt er nicht weiter aus, was er hier unter Allgemeingut versteht. In seiner Englischsprachigen Rezension in der Zeitschrift *Psychosomatic Medicine*[8] merkt er außerdem an, dass die früheren Ausgaben des GK im Ausland „praktisch unbekannt" gewesen wären. Obwohl BENDA die Ausführungen VvWs gerade zur

---

[1] Flügel: Weizsäcker, Viktor von: Der Gestaltkreis. (1951)
[2] Siehe auch Originaltext: Weizsäcker, V.v.: Der Gestaltkreis. GS 4. S. 94
[3] Ebd., S. 96
[4] Ebd., S. 96
[5] Wyrsch, J.: Der Gestaltkreis. (1950) Zeitschrift unbekannt.
[6] Ebd.
[7] Benda, C. E.: Weizsäcker, Viktor von: Der Gestaltkreis. (1952)
[8] Benda, C. E.: Der Gestaltkreis (Ed. 4). Viktor von Weizsäcker. Psychosomatic Medicine Nov/Dec 1952

Neuropathologie für besonders interessant erachtet, hätte er sich dazu „genauere Daten" gewünscht und weniger Philosophie.

„It is the strange mixture of science and philosophy which characterizes von WEIZSÄCKERs contribution to modern science. Those, who admire and venerate his sincerity accept his way as a unique combination of science and speculative thinking. Those, however, who are of a more realistic nature are likely to reject this mixture because of its lack of clearness."

E. STRAUS bezeichnet in der Schweizer Zeitschrift *Ars Medici*[1] den GK „im besten Sinne als ein grenzwissenschaftliches Werk," das sich „an den Grenzen der Neurologie, Biologie, Physiologie, Psychologie und Philosophie" bewege. Für jeden von ihnen sei es interessant, zugleich müsse sich aber auch jeder von ihnen wie ein Laie fühlen, was die von VvW selbst im Vorwort erwähnte „gewisse Unnahbarkeit"[2] des GK mit sich bringe. Der Inhalt des Werkes entspräche vollkommen dem Titel selbst: es will eine experimentell-naturwissenschaftliche wie auch medizinisch-klinisch begründete und philosophisch weiter ausgebaute Einheit zwischen den Wahrnehmungs- und Bewegungsvorgängen im Menschen darlegen, wobei der Autor stufenweise den Dualismus zwischen Körper und Seele überbrückt sehen will. In Gegensatz zu vielen anderen Rezensionen sieht STRAUS den Begriff des Gestaltkreises aus dem Sprachgebrauch der Gestaltpsychologie entnommen, die gegenwärtig zunehmend auch die Verschränkung von Wahrnehmen und Bewegen registriere. Sich auf die letzten zwei Absätze im Vorwort beziehend, erfasst STRAUS „die Neigungen des Autors" als welche, die auf eine neue medizinische Anthropologie hinausgingen, die allerdings noch nicht reif sei.[3] In ihrer philosophischen Begründung stehe diese medizinische Anthropologie HEIDEGGER und SARTRE nahe. Deshalb werde man auch gegen seine Gedankengänge dieselben Einwände und Bedenken erheben müssen, die bekanntlich vielerseits eben gegen SARTRE gemacht würden."[4] Auch H. HOFF betont in der *Wiener klinischen Wochenschrift*[5] die sowohl für die Natur- wie Geisteswissenschaft befruchtende Stellung des im „Gedankengang und

---

[1] Straus, E.: Prof. Dr. V. v. Weizsäcker, Heidelberg, Der Gestaltkreis. (1951)
[2] Siehe auch Originaltext: Weizsäcker, V.v.: Der Gestaltkreis. GS 4. S. 87
[3] Ebd., S. 100
[4] Ebd., S. 100
[5] Hoff, H.: Weizsäcker, Viktor von: Der Gestaltkreis. (1952)

Diktion schwierigen" Gestaltkreises. HOFFs Auffassung nach geht VvW aber bei den Bedingungen der Bewegung zu weit. Diese und die Anmerkung von E. STRAUS stellen die einzigen kritischen Gedanken dieses Unterkapitels dar:

"Bei den Bedingungen der Bewegung ergibt sich, dass sie über eine Reihe gesetzmäßiger Umformungen entsteht. Ihr Formgesetz besteht in der Konstanz des Formwandels. Hier allerdings scheint dem Referenten das Bedürfnis des Autors nach einer ungewöhnlichen und neuen Erklärung weitgehend untersuchter und in ihren Bedingungen bekannter biologischer Phänomene etwas zu weit gegangen. Die Genese der Bewegungsformen von Organismen, die ihrer Wechselwirkung von Organismus und Umwelt und ihrer Beziehung zur Wahrnehmung kein ,früher' und ,später' kennt, wird als ,Gestaltkreis' bezeichnet."[1]

Zuletzt unterstreicht HOFF VvWs Aussage, dass der GK "als ein Versuch zu einer neuen medizinischen Anthropologie"[2] anzusehen sei. HOFF schreibt dazu, dass niemand, "der am Menschen und an der Wissenschaft interessiert sei", an dieser Anthropologie vorbeigehen könne.

In der griechischen[3] Zeitschrift *Aktines*[4] schreibt ein Rezensent, dass durch die Gestaltkreistheorie "Notwendigkeit und Unbeweglichkeit aufgehoben würden" und "in der Dialektik zwischen Freiheit und Notwendigkeit beim lebenden Menschen die Freiheit überwiege." Die Funktionen organischer Systeme würden dynamisch verstanden und den Raum und die Zeit konstituieren

In den überwiegend positiven zwei Rezensionen aus Tageszeitungen hebt einmal Justus STRELLER[5] folgende Begriffe heraus: Prolepsis, Zeit-Raum-Begriff, biologischer Akt, Einheit von Ich und Umwelt/Überwindung Subjekt-Objekt Spaltung. STRELLER macht außerdem auf die Nähe VvWs zu SARTRE und HEIDEGGER nicht nur aufmerksam, sondern erarbeitet detailliert die Gemeinsamkeiten. Dass STRELLER in seiner Rezension die Analyse der Bewegung im Gestaltkreis in den Mittelpunkt stellt und dabei auf die Arbeiten von A. DERWORT und P. CHRISTIAN

---

[1] Ebd.
[2] Siehe auch Originaltext: Weizsäcker, V.v.: Der Gestaltkreis. GS 4. S. 100
[3] Für die Übersetzung danke ich der Theologin Gerondissa Diodora aus dem Heilig-Kreuz-Kloster in Theben.
[4] NN: Viktor von Weizsäcker, Der Gestaltkreis. (griechisch) Aktines 120, 1951
[5] Streller, J.: Das Subjekt in der Biologie. (1953)

hinweist, lässt darauf schließen, dass er sich eingehend mit dem Vorwort auseinandergesetzt hat. Die ausführliche und inhaltsreiche Rezension ist ausführlich an der entsprechenden Stelle vorgestellt worden. Deshalb sei hier nur noch daran erinnert, dass STRELLER sich nicht ganz festlegt, ob er mit VvWs Beschreibungen zum Begriff der Prolepsis ausschließlich einverstanden ist.

In der zweiten, sehr kurzen Rezension der *Westdeutschen Allgemeinen*[1] wird im Besonderen auf die Einführung des Subjekts und auch auf die Einheit von Ich und Umwelt hingewiesen. Wie die moderne Physik, so führe auch VvW das Subjekt in das Experiment ein und „versuche sodann die außerordentlich verschlungenen Verhältnisse des Lebenskreises Subjekt-Objekt-Umwelt zu deuten." Die Bezeichnung des GK als eine „Ganzheitslehre" lässt auf ein Missverständnis seitens des Verfassers schließen.

---

[1] NN: Viktor von Weizsäcker: "Der Gestaltkreis". Westdeutsche Allgemeine III, 258/4.11.1950

12.6.5 Vergleich der Rezensionen

Vergleicht man die Rezensionen der Nachkriegsauflagen mit den Rezensionen aus den Jahren 1943 und 1940 so fällt besonders auf, dass 17 ausländische Nachkriegsrezensionen aus verschiedenen Ländern sechs ausländischen Rezensionen der Kriegsjahre (davon drei aus der Schweiz) gegenüber stehen. Die Gesamtzahl der Rezensionen war dabei um sechs höher auf Seiten der Nachkriegsrezensionen (32:26). Was die Hervorhebung einzelner Themen und Begriffe angeht, so lassen sich keine besonders auffallenden Unterschiede feststellen.[1]; wobei noch einmal angemerkt werden soll, dass R. SIEBECK (1940) den heute so wichtigen und populären Begriff der *biographischen Medizin*[2] als einziger Rezensent beschrieben hat. Mehrmals wird der GK in beiden Fällen für die Überwindung die Reflexlehre, des Vitalismus und des Kausaldenkens gewürdigt und eine Parallele zu den Entwicklungen in der Physik gezogen. Außerdem werden VvWs Ausführungen aus der Neuropathologie geschätzt und immer wieder die Zusammenführung des Wissens aus den Einzelwissenschaften positiv erwähnt. So wie E. STRAUS (1951) sehen viele den GK „im besten Sinne als ein grenzwissenschaftliches Werk," das sich „an den Grenzen der Neurologie, Biologie, Physiologie, Psychologie und Philosophie" bewege. Für jeden von ihnen sei es interessant, zugleich müsse sich aber auch jeder von ihnen wie ein Laie fühlen, was die von VvW selbst im Vorwort erwähnte „gewisse Unnahbarkeit"[3] des GK mit sich bringe. Neben der inhaltlichen Unnahbarkeit, die auf der grenzwissenschaftlichen Stellung und der Tatsache beruht, „dass in der Darstellung des Gestaltkreises der ganze weite Forschungsweg des Autors mitenthalten sei" – wie hier A. AUERSPERG (1940) und andere Rezensenten betonen, wird in einer großen Anzahl der Rezensionen auf die zu überwindenden stilistischen Schwierigkeiten bei der Lektüre hingewiesen. Vor diesem Hintergrund ist wohl zu verstehen, dass die Befürworter der Gestaltkreistheorie von Anbeginn sich in der Position sehen, die „hohe Wissenschaftlichkeit" des GK zu betonen, wenn nicht sogar rechtfertigen zu müssen. Andererseits bildet nämlich gerade diese von vielen hochgeschätzte Stellung VvWs zwischen Naturwissenschaft und Philosophie ein immer wiederkehrendes Moment der Kritik: Ausschließlich von der naturwissenschaftlichen Seite ausgehend wird ihm

---

[1] Auch die kurze Rezension von R.-M. E. JACOBI von 1997 unterscheidet sich nicht in der Hervorhebung einzelner Begriffe oder Themen von den anderen Rezensionen.
[2] Ein Topos, den SIEBECK in seinem eigenen Werk „Medizin in Bewegung" (1953) aufgreift.
[3] Siehe auch Originaltext: Weizsäcker, V.v.: Der Gestaltkreis. GS 4. S. 87

mehrmals philosophische Spekulation vorgeworfen. Ungünstig für den GK war dabei auch, dass von Seiten, die auf die experimentelle Untermauerung ihrer theoretisch-philosophischen Darstellungen verzichteten, der GK wohl überwiegend positiv angenommen wurde – wie es zum Beispiel W. WAGNER (1951) formuliert.

Ein anderer mehrmals geäußerter Vorwurf ist der der unsystematischen Darstellung. Hier bietet der Vergleich der Nachkriegs- mit den Kriegsrezensionen insofern ein Ergebnis, als diese Kritik in der Heftigkeit aber auch in der Häufigkeit in den Nachkriegsjahre nachgelassen hat. Gleichzeitig hat aber hat die Länge der Rezensionen insgesamt deutlich abgenommen, was die Oberflächlichkeit der Betrachtungen unterstreicht.

Eine Gemeinsamkeit zwischen den Rezensionen zu ersten Auflage und zur vierten Auflage zeigt sich darin, dass die Rezensenten beiden Vorworten besonderes Augenmerk schenken. Während aus dem ersten Vorwort vor allem die ersten Sätze zitiert werden, hat das Vorwort zu vierten Auflage in mehrer Hinsicht seine Spuren in den Texten hinterlassen. Aufgrund dieses Vorwortes wird VvWs mehrfach in die Nähe von SARTRE und HEIDEGGER angesiedelt und zum ersten Mal im Rahmen von Gestaltkreisrezensionen mit der Begründung einer medizinischen Anthropologie in Verbindung gebracht. Da VvW in diesem Vorwort auf die Forschungsergebnisse seiner Mitarbeiter aufmerksam macht, wird in den Rezensionen auf diese verstärkt hingewiesen. (Vgl. Bewegungsanalyse von STRELLER, 1953)

Auch angeregt durch das Vorwort kommt der Begriff der *Nomophilie* mehrmals vor und es wird verstärkt darauf hingewiesen, dass der GK das Ich - Umwelt Verhältnis respektive die Subjekt - Objekt-Beziehung neu beschreibe, was sich unter anderen in der mehrfachen Verwendung des Zitates widerspiegelt, Wissenschaft gelte als „eine redliche Art des Umgangs von Subjekten mit Objekten."

Zuletzt verbleibt es anzumerken, dass keine der Rezensionen den Begriff des Pathischen aufgreift, der zwar in der Pathosophie mehr im Vordergrund steht als im GK, aber auch hier schon ausführlich erläutert wird.

13. Schluss und Zusammenfassung

Die vorliegende Untersuchung widmet sich dem Hauptwerk des Arztes und Philosophen Viktor von WEIZSÄCKER „Der Gestaltkreis. Theorie der Einheit von Wahrnehmen und Bewegen" (1940). Das Ziel dieser Untersuchung ist es, aufzuzeigen, in welchen Disziplinen der Gestaltkreis einen Niederschlag gefunden hat. Damit soll die Wirksamkeit der WEIZSÄCKERSCHEN Theorie auf das Denken auch in anderen Fächern als das der Medizin nachgewiesen werden.

Ausgehend von der Rezeptionsbibliographie, die Wilhelm RIMPAU zum Gesamtwerk WEIZSÄCKERs zusammengestellt hat, wird die den Gestaltkreis zitierende Literatur nach Themenschwerpunkten geordnet vorgestellt. Es zeigt sich dabei, dass die Gestaltkreistheorie besonders in den experimentellen, klinisch-therapeutischen und wissenschaftstheoretischen Grundlagen der Medizin rezipiert wurde. Der Gestaltkreis beeinflusste aber auch Philosophie und Theologie und fand Berücksichtigung in Physik, Sportwissenschaft und Pädagogik. Es konnte eine Analogie der Gestaltkreistheorie zu Entwicklungen in der Quantenphysik am Anfang des 20 Jahrhunderts aufgezeigt werden. Zudem wird deutlich, dass der Gestaltkreis als eines der ersten offenen Modelle zwar als solches eine Gemeinsamkeit mit der Kybernetik hat, insgesamt aber über den kybernetischen Regelkreis hinausgeht.

Die Beschreibung der Gestaltkreistheorie mit ihrer Konsequenz *der Einführung des Subjekts in die Biologie* kommt an Bedeutung EINSTEINs Relativitätstheorie und HEISENBERGs Unbestimmtheitsrelation gleich[1], indem sie die Verschränkung von Subjekt und Objekt und die Überwindung der Leib-Seele-Dichotomie begründet. Ihre Ergebnisse entnimmt die Gestaltkreistheorie einerseits der philosophischen Reflexion und der Erfahrung der Arzt-Patienten-Beziehung und andererseits – was das grundlegend Neue darstellt – der experimentellen Begründung der Einheit von Wahrnehmung und Bewegung.

Der Wissenschaftsbegriff des Gestaltkreises steht damit für das Paradigma des 20. Jahrhunderts, das M. DELBRUCK[2] gemäß EINSTEIN und HEISENBERG wie folgt formuliert:

---

[1] Vgl. Kapitel 6 und Wyss, D.: Vom Gestaltkreis zur Person. (1986)
[2] Delbruck, M.: Mind from Matter? (1986)

"Das zu Untersuchende ist untrennbar mit dem Forscher verbunden. Er entwickelt geistige Konzepte seiner Erfahrungen mit dem zu Untersuchenden, mit dem Ziel, sein Verständnis von dessen Verhalten zu fassen."

"Der Akt der Beobachtung ist ein einheitlicher Vorgang, an welchem unsere Wahl einen aktiven subjektiven Anteil hat (…) im Drama des Lebens spielen wir die Doppelrolle des Handelnden und des Beobachters! Wie merkwürdig..., dass diese Erkenntnis..., die den Denkkonzepten der Wissenschaft diametral gegenübersteht, uns von der Atomphysik aufgedrängt wird."[1]

Demgegenüber steht das überwundene Paradigma des 17. Jahrhunderts gemäß NEWTON und DESCARTES:

"Der Untersuchungsgegenstand existiert außerhalb und unabhängig vom Forscher, der dessen Eigenschaften und Verhaltensweisen entdeckt und charakterisiert."[2]

Für den klinisch tätigen Arzt bedeutet der Gestaltkreisbegriff die wissenschaftliche Grundlage dafür, dass er sich, um nicht unwissenschaftlich respektive auf der Grundlage des Paradigma aus dem 17. Jahrhundert zu handeln, bei der Erfassung des Patienten und seiner Krankheit immer auf zwei Ebenen bewegen muss: auf der analytisch-empirischen Ebene des Beobachters und der dialogischen des in Beziehung stehenden. George L. ENGEL hat diese Doppeltätigkeit des Arztes wie folgt beschrieben:

"Die beiden Ebenen enthalten ganz unterschiedliche Arten von Daten, und ihre Erhebung verwendet ganz unterschiedliche Mittel. Die Ebene der Beobachtung eignet sich für Phänomene, die mit den Sinnesorganen (oder ihren Verfeinerungen) erfasst werden können, z.B. Hautfarbe, manifestes Verhalten, Herzfrequenz oder der Bilirubinspiegel. Sie alle stellen Beispiele für die typische empirisch-analytische Datengewinnung dar, die

---

[1] Zitiert nach: Engel, G. L.: Wie lange noch muss sich die Wissenschaft der Medizin auf eine Weltanschauung aus dem 17. Jahrhundert stützen? (1996) S. 5
[2] Ebd., S. 5

oft genauer Messung und Beschreibung zugänglich ist, und wenn nötig ohne aktive Beteiligung des Patienten erhoben werden können. Im Gegensatz dazu benötigen wir eine Form der Datengewinnung, die Beziehung einschließt, wenn wir uns Erscheinungen widmen, die den spezifisch menschlichen Gebieten der gesprochenen Sprache, der Symbole, Gedanken und Gefühle angehören. (…) menschlich und empathisch sein, stellen nicht nur eine Voraussetzung für Mitgefühl dar, wie es uns medizinische Lehrer weismachen wollen, sondern es ist auch eine Voraussetzung für wissenschaftliches Vorgehen im klinischen Bereich."[1]

Zum Schluss soll der Text „Der Mensch ist kein Ding" (1940) von dem damaligen Leiter des Feuilletons der *Frankfurter Allgemeinen Zeitung* und Politologen Dolf STERNBERGER hier in Gänze abgebildet werden, da er in hervorragender Weise WEIZSÄCKERs Vorhaben im Gestaltkreis beschreibt:

„ ‚Um Lebendes zu erforschen, muss man sich am Leben beteiligen'. Das ist der erste Satz eines neuen Buches, das von der menschlichen Wahrnehmung und von der menschlichen Bewegung handelt, genauer: das eine Theorie der Einheit von Wahrnehmen und Bewegen entwirft, eines – Buches, das, nach der überlieferten Einteilung der wissenschaftlichen Disziplinen betrachtet, auf den ersten Blick in die Physiologie und Psychologie zu gehören scheint, bei näherem Zusehen vielfache Gegenstände in der Pathologie des Nervensystems findet, nach eigenem Ausspruch aber auch Grundfragen der allgemeinen Biologie aufzuklären strebt, und in dem endlich auch so eminent philosophische Begriffe wie Freiheit und Notwendigkeit, Zeit und Raum, Subjektivität und Objektivität nicht bloß vorkommen, sondern jeweils gründlich geprüft oder verifiziert werden. Die Verwirrung, in die solche andeutende Charakteristik den Leser stürzen muss, steht in einem offenbaren Gegensatz zu der Einfachheit und luziden Entschiedenheit jenes Satzes, mit dem das Buch beginnt, und der vorhin angeführt wurde. ‚Um Lebendes zu erforschen, muss man sich am Leben beteiligen'. In der Tat ist das ganze Buch nichts anderes als die Ausführung diese Maxime. Sein Autor, Viktor von Weizsäcker, Professor der Neurologie in Heidelberg, erforscht Lebendes, nämlich die Lebendige Wahrnehmung und die lebendige

---
[1] Ebd., S. 6-7

Bewegung in ihrer wechselseitigen Verschränkung und Zusammengehörigkeit, und er tut es, indem er sich am Leben beteiligt, das heißt, indem er nicht das Leben aus Elementen erst aufzukonstruieren versucht, sondern indem er als Fragender und Forschender eben die Situationen, Erfahrungen, Handlungen, Leiden, in denen wir uns ja schon immer finden, weil sie unser Leben oder unsere Existenz ausmachen, aufklärt oder auslegt mit all derjenigen Umsicht, Zartheit und Energie, mit all der Fülle der Empirie und dem Mut zur Theorie, mit der Vornehmheit im Umgang mit den Gelehrten der Vergangenheit wie auch mit den Zeitgenossen, aber auch der Kühnheit gründlicher Revision, ja Umwälzung des Überkommenen, welche - das muss man sans gêne aussprechen – den bedeutenden, den großen Forscher auszeichnen.

Wo auch fände man in der wissenschaftlichen Literatur so bald ein solches Vorwort, einen solchen zugleich lapidaren und anspruchslosen ersten Satz. Wo auch solche unmittelbar persönliche Redeweise wie hier: ‚Freilich scheint gerade das Stückchen Lebenswissenschaft, welches in diesem Buche versucht wird, von ausnehmend geringer praktischer Anwendbarkeit zu sein. Machen wir uns diesen Nachteil zunutze, indem wir eine ganze Anstrengung auf eine einzigen Punkt sammeln: die Einführung des Subjektes in die Biologie. Das ist meine Absicht.' ‚Das ist meine Absicht' – darin hört man den Ton der wirklichen, wirklichkeitsgetreuen Bescheidenheit, die die eigene Person nicht unterschlägt, nicht im entweder hochtrabenden oder furchtsamen ‚wir' verkapfelt, und man hört zugleich die gelassene Souveränität, die weiß, wohin sie führen will, nicht ais dogmatischen Eigensinn, sondern aus der Erkenntnis auch der Verwicklungen, die in der Sache beschlossen sind.

Die Einführung des Subjektes – das ist nur eine schärfere Artikulation derselben Maxime, die schon in jenem ersten Satz des Buches ausgesprochen war. Dieses große Vorhaben bedeutet eine Revision der wissenschaftlichen Erbschaft des neunzehnten Jahrhunderts, insofern sie mit der Analyse namentlich der Sinneswahrnehmung und des körperlichen Bewegungsablaufs, das ist also mit einem guten Teil des Lebens, des menschlichen Daseins und Befindens, der Orientierung, des Tuns und Leidens in der Welt zu tun hat. Das alles ist zweifellos Thema der Naturwissenschaft, aber es ist jetzt durchaus die Frage, ob Naturwissenschaft notwendig und ausschließlich nach dem Muster der ‚klassischen' Physik nach den Kategorien von Ursache und Wirkung und dies mit möglichst quantitativen, messenden Verfahren untersuchen muss. Für den Vorgang der Wahrnehmung etwa hat jene objektivierende Naturwissenschaft (als

‚Sinnesphysiologie') die Begriff von Reiz und Empfindung konzipiert, und sie hat vorausgesetzt, dass der Reiz, also etwas Physikalisches – ein bestimmter messbarer Druck, ein bestimmtes Maß von Helligkeit, von Gewicht oder dergleichen – die Ursache der Empfindung sei, die Ursache also von etwas Physischem, das nun seinerseits ebenfalls durch Messung in eigens dazu arrangierten Experimenten zum Reiz in Beziehung gesetzt wurde: so viel Reiz bewirkt so viel Empfindung. Das Vehikel solcher Wirkung war die nervöse Organisation und Substanz des Organismus, die derart zwischen dem äußeren Ding und dem inneren äquivalenten Eindruck in der Mitte lag und ihrerseits auf die Art oder den Mechanismus solcher Umsetzung hin untersucht werden musste. Die nervöse Organisation selber wiederum erschien dann (und erscheint noch immer) im Bilde eines Systems von Leistungsbahnen, die bei der Zentrale zusammenlaufen, umgekehrt aber auch von dort her benutz werden können, dies namentlich dem Zwecke der Bewegung. Es ist aber nun nicht bloß diese eigentümliche apparathafte Vorstellung mit alle ihren Schwierigkeiten, Reformen und hypothetischen Ergänzungen, die in Weizsäckers Buche geprüft und revidiert wird, sondern es sind ganz ebenso sehr auch die mannigfachen Aushilfen, die in Gestalt des Vitalprinzips oder eines dirigierenden bewussten oder unbewussten Willens im Laufe der Wissenschaftsgeschichte ergriffen worden sind, damit die Lücken und Leerstellen solchen Apparates ausgefüllt würden, das entwichene Leben ersetzt werde. Die Psyche, die zur sonst objektiv erforschbaren Physis noch hinzukommt, ist eine bloße Rekonstruktionsmaßnahme.

Und eben dieser ‚äußerliche Dualismus' ist es vor allem, den Weizsäckers Theorie – er hat ihr den Namen einer Theorie des ‚Gestaltkreises' gegeben, und darum heißt das Buch auch ‚Der Gestaltkreis' - zu überwinden bestimmt ist. (Es ist die gleich Aufgabe, die er schon früher im eigentlichen Felde der Medizin hinsichtlich der Lehre von der Krankheitsentstehung, vorab in seinen ‚Studien zur Pathogenese', zu lösen bemüht war, wo er mit Entschiedenheit wie kein anderer Forscher eben auch das Subjekt, hier also den Kranken, Erkrankten oder Gesundenden, in die Krankheitslehre eingeführt, an die Stelle der bloß objektiven, zu behandelnden Krankheit gesetzt hat, - den Kranken selber an die Stelle des ‚Krankenmaterials'.) Die Gleichsetzung von ‚psychisch' und ‚subjektiv', so heißt es einmal in seinem Buch, muss nun aufgegeben werden, denn das ganze Wesen ist Subjekt, selbst da, wo es sich ganz bewusstlos, ja wo es sich sozusagen seelenlos verhält. Wir merken das Subjekt erst richtig, wenn es in der Krise zu verschwinden droht.' Und: ‚Die Einheit des Subjekts ist erst konstituiert in seiner unablässigen Wiederherstellung über die Unstetigkeiten und Krisen hinweg.'

Um noch einmal auf die konkrete Analyse der Wahrnehmung zurückzukommen – es ist hier nicht möglich, irgend etwas mehr als Ahnung ebenso realistischen wie tiefsinnigen Kritik gerade der Sinnesphysiologie zu vermitteln - , so ergibt sich an ihrem Orte aus der Aufhellung der Schwierigkeiten, in die die bisherigen Theorien geführt haben, etwa die erstaunliche, für die naturwissenschaftliche Konvention erstaunliche These: Das Sehen ist überhaupt nicht ein Produkt der Nerventätigkeit (der Ton liegt hier auf dem Wort ‚Produkt'. In Wahrheit ist es ja schon die einfache Aussage, dass ‚ich sehe', welche eine solche Erklärung Lügen straft, die den Vorgang nimmt, als ob er gleichsam niemand etwas anginge, als ob eben der Mensch wahrhaftig ein Ding wäre. Weizsäcker formuliert darum so: ‚ ... dass das Sehen überhaupt nicht als ein Produkt der Nerventätigkeit, sondern als eine Ordnung der Vergegenwärtigung von Dingen und Vorgängen der Umwelt durch ein Subjekt zu verstehen ist und dass nun die Ordnung als unter gewissen Bedingungen des Organs stehend betrachtet werden kann.' Und das ist zweifellos eine ‚Erklärung', sogar eine naturwissenschaftliche (freilich auch, notwendigerweise, philosophische) Erklärung, aber nicht der dinglichen Wirkung aus der dinglichen Ursache, sondern des Vorgangs aus seinem Ursprung, der nicht irgendwo ‚dahinter' steht, sondern in ihm selber gegeben ist. ‚Der Mensch sieht eine Sache, aber ist dies selber eine Sache? Offenbar nicht.' Darin liegt die ganze Revolution beschlossen. Sie führt zu neuartigen Bestimmungen, von denen vielleicht die wesentliche darin ausgedrückt ist, dass die Wahrnehmungswelt des Menschen eine ‚Kunstwelt' ist. Dies nun aber nicht subjektivistisch verstanden, als ob die Welt ‚meine Vorstellung' sei, als ob wir im eigenen Traumprodukt gefangen lebten, sondern es folgt darauf sogleich das nötige dialektische Widerspiel: ‚Das, was erscheint, ist die Wirklichkeit selbst, das, was die Kunst zeigt, ist die Wahrheit selbst.'

Der Mensch ist kein Ding. Aber seine Subjektivität fängt auch nicht erst da an, wo er Akte aus freier Wahl vollzieht – im Begriff der ‚willkürlichen Bewegung', sagt WEIZSÄCKER, ist das enfant terrible der Physiologie untergebracht worden, es schien nämlich Abläufe zu geben, wo die selbsttätige Kausalität durch Freiheit unterbrochen wurde - , sondern seine ‚Freiheit' (wenn man so will) ist schon in dem, was notwendig vor sich geht, und seine Notwendigkeit umgekehrt umfasst auch noch den Spielraum seiner freien Willkür. Nur in solcher Dialektik von Freiheit und Notwendigkeit lässt sich die Subjektivität des Menschen auffassen oder ausdrücken. Keine fromme Lebensart über die Bedeutung der Persönlichkeit, keine wohlige Versicherung, dass ‚selbstverständlich' die seelischen Einflüsse nicht zu unterschätzen seien neben den physischen oder sogar auch vor diesen – all dergleichen ist nichts nutze, solange nicht jene Dialektik den ganzen Lebensbereich erfasst hat, solange nicht jene Revolution vollzogen wird, die WEIZSÄCKER mit dem einfachen, gleichwohl selber schon dialektischen Satze im Beginn bezeichnet hat: Um Lebendes zu erforschen, muss man sich am Leben beteiligen."

Zitierte Arbeiten Viktor von Weizsäckers[1]

1910 Beitrag zur Frage der Blutgeschwindigkeit bei Anämie. GS 2
1917 Über die Energetik der Muskeln und insbesondere des Herzmuskels sowie ihre Beziehung zur Pathologie des Herzens. GS 2
1917 Empirie und Philosophie. GS 2
1919 Über einige Täuschungen in der Raumwahrnehmung bei Erkrankung des Vestibularapparates. GS 2
1922 Über das Verhalten von Reflex- und Willkürbewegungen bei der Einwirkung äußerer. Die Bewegung störender Kräfte. GS 3
1923 Über den Funktionswandel, besonders des Drucksinnes, bei organisch Nervenkranken und über Beziehungen zur Ataxie. GS 3
1924 Untersuchungen des Drucksinnes mit Flächenreizen bei Nervenkranken. (Phänomen der Verstärkung). GS 3
1924 Über eine systematische Raumsinnstörung. (Der Fall H.B.) GS 3
1926 Der Arzt und der Kranke. GS 5
1926 Die Schmerzen. Stücke einer medizinischen Anthropologie. GS 5
1926 Einleitung zur Physiologie der Sinne. GS 3
1926 Seelenbehandlung und Seelenführung. GS 5
1927 Über medizinische Anthropologie. GS 5
1930 Soziale Krankheit, soziale Gesundung. GS 8
1930 Franz Rosenzweig. GS 1
1933 Der Gestaltkreis, dargestellt als psychophysiologische Analyse des optischen Drehversuches. GS 4
1934 Wege psychophysischer Forschung. GS 6
1935 Zum Begriffswandel der Biologie. GS 4
1940 Der Gestaltkreis. Theorie der Einheit von Wahrnehmen und Bewegen. GS 4
1940 Funktionswandel der Sinne. GS 3
1941 Klinische Vorstellungen. GS 3
1942 Otto Foerster 1873-1941. GS 3
1943 Über Psychophysik. GS 4

---

[1] Eine vollständige Bibliographie der Arbeiten Viktor von Weizsäckers findet sich im Band 10 der von Peter Achilles, Dieter Janz, Martin Schrenk und Carl Friedrich von Weizsäcker seit 1986 im Suhrkamp Verlag herausgegebenen Gesammelten Schriften (GS).

1943	Über das Nervensystem. GS 4
1943	Wahrheit und Wahrnehmung. GS 4
1946	Anonyma. GS 7
1947	Der Begriff der Allgemeinen Medizin. GS 7
1947	Über die seelischen Ursachen der Krankheit. GS 6
1947	Jean-Paul Satres ‚Sein und Nichts'. GS 1
1948	Grundfragen Medizinischer Anthropologie. GS 7
1949	Begegnungen und Entscheidungen. GS 1
1949	Psychosomatische Medizin. GS 6
1949	Der Widerstand bei der Behandlung von Organkranken. Mit Bemerkungen über Werke von Jean-Paul Satre. GS 6
1950	Funktionswandel und Gestaltkreis. GS 3
1954	Natur und Geist. Erinnerungen eines Arztes. GS 3
1956	Pathosophie. GS 10

Literaturverzeichnis alphabetisch

(1) **Achilles, P.**: Zur psychosozialen Seite des Berührens: der Gestaltkreis beim haptischen Sinn. Arcus, Architektur und Wissenschaft 16, 30-44, Architektur zum Anfassen, 1992

(2) **Achilles, P.**: Anthropologische Medizin und humanistische Psychologie. Zum Verhältnis von Gestaltkreis und Gestalttherapie. In: Jacobi, R.-M. E., Janz, D., (Hrsg): Zur Aktualität Viktor von Weizsäckers. Beiträge zur Medizinischen Anthropologie Bd. 1, Königshausen & Neumann, Würzburg 2003

(3) **André, H.**: Der Gestaltkreis. Theorie der Einheit von Wahrnehmen und Bewegen. Deutsche Literatur-Zeitung 63, 485-88, 1942

(4) **Arist.-Physik Aristoteles**: Physik. Übersetzt und mit Anmerkungen begleitet von C.H. Weiße, Johann Ambrosius Barth, Leipzig 1829

(5) **Arnim, G. v.**: Die Bedeutung der Bewegung in der Heilpädagogik. In: Die menschliche Nervenorganisation und die soziale Frage. Teil 1: Ein anthropologisch-anthroposophisches Gespräch. Freies Geistesleben, Stuttgart, 1992

(6) **Auersperg, A.**: Zur Frage der psychophysischen Fundierung der Grosshirnpathologie als einer Grenzwissenschaft von Neurologie und Psychiatrie. Z. ges. Neurol. Psychiat. 155, 621-30, 1936

(7) **Auersperg, A.**: von Weizsäcker, Viktor: Der Gestaltkreis. Theorie der Einheit von Wahrnehmen und Bewegen. Deutsche Zeitschrift für Nervenheilkunde 151, 194-8, 1940

(8) **Auersperg, A.**: Dal Biancos Formgesetz der schwunghaft durchgeführten Bewegung. Ein Beitrag zur Theorie der Einheit von Wahrnehmung und Bewegung. Deutsche Zeitschrift für Nervenheilkunde 156, 213-22, 1944

(9) **Auersperg, A.**: Das Schema des getasteten Gegenstandes. Festschrift für Otto Poetzl, H. J. Urban (Hrsg.), 1949

(10) **Auersperg, A.**: Die Coincidentialkorrespondenz als Ausgangspunkt der psycho-physiologischen Interpretation des bewußt Erlebten und des Bewußtseins. Der Nervenarzt 25, 1, 1-11, 1954

(11) **Auersperg, A.:** Zur Psychophysiologischen Bedeutung der Begegnung. Recontre, Encounter, Begegnung, Contributions à une psychologie humaine. Dédiées au professeur F. J. J. Buytendjik. Spectrum, Utrecht/Antwerpen 1957

(12) **Auersperg, A.:** Die Krise vom Standpunkt der teleologisch interpretierten Aktualgenese. Der Nervenarzt 31, 5, 220-3, 1960

(13) **Auersperg, A.:** Körperbild und Körperschema. Der Nervenarzt 31, 1, 19-24. Schriftliche Fassung eines Referates von der 75. Wanderversammlung Südwestdeutscher Neurologen und Psychiater in Baden-Baden am 24.5.1959, 1960

(14) **Auersperg, A.:** Der Gestaltkreis. Probleme der zentralnervösen Regulation. Bad Oeynhausener Gespräche vom 27. und 28.10.1961, 95-102, 1962

(15) **Auersperg, A.:** Großhirnpathologische Syndrome als Zeitigungsstörung der Aktualgenese. In: Schaltenbrand, G. (Hrsg.): Zeit in nervenärztlicher Sicht. S. 19-31, Enke, Stuttgart 1963

(16) **Auersperg, A:** Genetisch und kybernetisch interpretierte Informationstheorie. Der Nervenarzt 35, 5, 212-4, 1964

(17) **Auersperg, A., Sprockhoff, H.:** Experimentelle Beiträge zur Frage der Konstanz der Sehdinge und ihrer Fundierungen. Pflügers Archiv f. d. ges. Physiol. 236, 301-20, 1935

(18) **Auersperg, A., Burmester jr., H.:** Experimenteller Beitrag zur Frage des Bewegtsehens. Z. Sinnesphysiol. 66, 274-309, 1936

(19) **Auersperg, A., Derwort, A., Schrenk, M.:** Beitrag zur Psychophysiologie der intentionalen Blickbewegung. Der Nervenarzt, 31, S. 241-53, 1960

(20) **Bachmann:** Weizsäcker, Viktor von: Der Gestaltkreis. Theorie der Einheit von Wahrnehmen und Bewegen. Medizinische Klinik 13, 421-2, 1952

(21) **Balthasar, K.:** Der Gestaltkreis. Theorie der Einheit von Wahrnehmen und Bewegen. Klinische Wochenschrift 19, 698, 1940

(22) **Barth, K.:** Der Christ der Gesellschaft (1919). In: Moltmann, J. (Hrsg.): Anfänge der dialektischen Theologie. Teil 1, S. 3-37. Kaiser, München 1966

(23) **Barth, K.:** Offene Briefe. Zweite Auflage 1922. Theologischer Verlag, Zürich 1989

(24) **Barth, K.:** Der Römerbrief. Zweite Auflage 1922. Theologischer Verlag, Zürich 1989

(25) **Bauer, A.:** Rosenzweigs Sprachdenken im „Stern der Erlösung" und in seiner Korrespondenz mit Martin Buber zur Verdeutschung der Schrift. Diss. Theologische Fakultät Freiburg, 1990

(26) **Bay, E.:** Agnosie und Funktionswandel. Eine hirnpathologische Studie. Monographien aus dem Gesamtgebiet der Neurologie und Psychiatrie. Heft 73, Hrsg: Vogel, Gruhle, Spatz. Springer, Berlin (u.a.) 1950

(27) **Benda, C. E.:** Der Gestaltkreis (Ed. 4). Viktor von Weizsäcker. Psychosomatic Medicine Nov/Dec 1952

(28) **Benda, C. E.:** Weizsäcker, Viktor von: Der Gestaltkreis. Die Medizinische, 6, 197, 1952

(29) **Bianco, dal P.:** Körperschema und Aktionsschema. In: H. J. Urban (Hrsg.): Festschrift für Otto Pötzl. Wagner, Innsbruck 1949

(30) **Bieler, M.:** Freiheit als Gabe. Ein schöpfungstheologischer Entwurf: Freiburger theologische Studien 145, Freiburg i. Br., Basel, Wien 1991

(31) **Bing, R.:** Der Gestaltkreis. Theorie der Einheit von Wahrnehmen und Bewegen. Schweizer Medizinische Wochenschrift 21, 535, 1940

(32) **Bing, R.:** Der Gestaltkreis. Schweiz med Wochenschrift 24, 1420, 1943

(33) **Bister, W.:** Symptomwandel bei Schizophrenen in psychotherapeutischer Sicht – Über mitmenschliche Kommunikationsweisen Schizophrener. Beiträge aus der Allgemeinen Medizin – Heft 17, Ferdinand Enke, Stuttgart 1960

(34) **Bister, W.:** Weizsäcker, Viktor v. Lexikon der Pädagogik Bd. 4, Herder, Freiburg, Basel, Wien 1971

(35) **Blankenburg, W.:** Die Verselbständigung eines Themas zum Wahn, 137-164 in: Jahrbuch für Psychologie, Psychotherapie und medizinische Anthropologie, 13, Karl Aber, Freiburg 1965

(36) **Blankenburg, W.:** Was heißt „anthropologische Psychiatrie"? In: Kraus, A. (Hrsg): Leib, Geist, Geschichte. Brennpunkte anthropologischer Psychiatrie. Dr. Alfred Hüthig, Heidelberg 1978

(37) **Blankenburg, W.:** Körper und Leib in der Psychiatrie, 13-39 in: Schweizer Archiv für Neurologie, Neurochirurgie und Psychiatrie, 131, 1, Bäbler-Verlag, Bern 1982

(38) **Blankenburg, W.:** Phänomenologisch – anthropologische Aspekte von Wahn und Halluzination. In: Olbrich, M. H. (Hrsg): Halluzination und Wahn. Springer, Berlin (u.a.) 1987

(39) **Blankenburg, W.:** Futur-II-Perspektive in ihrer Bedeutung für die Erschließung der Lebensgeschichte des Patienten, 76-84 in: Blankenburg, W. (Hrsg.): Biographie und Krankheit, Thieme, Stuttgart, New York 1989

(40) **Blankenburg, W.** (Hrsg.): Wahn und Perspektivität. Enke, Stuttgart 1991

(41) **Blankenburg, W.:** Realitätsbezug und Perspektivität. Gegenstand und Landschaft in der Wahrnehmung. Zur gleichnamigen Arbeit von A. Auersperg 1937. In: Oettingen-Spielberg, Th. z., Hermann, L. (Hrsg): Leibliche Bedingungen und personale Entfaltung der Wahrnehmung. Köngshausen & Neumann, Würzburg 1994

(42) **Booth, G.:** Der Gestaltkreis (The Circle of Form Genesis) ed. 3. Weizsäcker, Viktor von. Psychosomat. Med. 11, 129-31

(43) **Boudier, H., S.:** Über Gestaltkreis und Komplementarität. Man and World 23, 2, 143-55, 1990

(44) **Bräutigam, W.:** Theorien und Praxis der psychosomatischen Medizin in 100 Jahren ihrer Geschichte. 29-38, in: Hans-Christian Deter (Hrsg.): Psychosomatik am Beginn des 21. Jahrhunderts. Hans Huber, Bern 2001

(45) **Bresler:** Der Gestaltkreis. Theorie der Einheit von Wahrnehmen und Bewegen. Psychiatrisch - Neurologische Wochenschrift 42, 88-9, 1940

(46) **Brüel, O.:** Weizsäcker, Viktor von: Der Gestaltkreis. Theorie von Wahrnehmen und Bewegen. Nordisk Medicin 45, 743, 1951

(47) **Brunnhuber, S.:** Die Gestaltkreistheorie von V. v. Weizsäcker aus affektpsychologischer Sicht. Fortschr Neurol Psychiat 69, 322-9, 2001

(48) **Buchborn, E.:** Wurzeln der wissenschaftlichen Medizin. 19-25 in: Neuhau, G. A. (Hrsg.): Pluralität in der Medizin. Umschau, Frankfurt 1980

(49) **Bühler K. E.:** Über Ermüdung des menschlichen Organismus unter Berücksichtigung der zugrundeliegenden Regelvorgänge: Kritischer Vergleich mit dem Gestaltkreismodell nach Viktor von Weizsäcker. Dissertation Würzburg, 1974

(50) **Bulitta, A.:** Weizsäcker, Viktor von: Der Gestaltkreis. Theorie von Wahrnehmen und Bewegen. 3. Auflage. Philosophisches Jahrbuch 59, 123, 1949

(51) **Burkhardt-Riedmiller, R.**: Franz Rosenzweigs Sprachdenken und seine Erneuerung humanistischer und jüdischer Lerntraditionen. HAAG und HERCHEN Verlag, 1995

(52) **Buytendijk, F. J. J.**: Zur Phänomenologie der Begegnung. Eranos – Jahrbuch 19, 431-486, 1951

(53) **Buytendijk, F. J. J.**: Allgemeine Theorie der menschlichen Haltung und Bewegung, Springer, Berlin (u.a.) 1956

(54) **Buytendijk, F. J. J.**: Das Menschliche der menschlichen Bewegung. Das Menschliche. Wege zu seinem Verständnis. Der Nervenarzt 28,1-7, 1957

(55) **Buytendijk, F. J. J.**: Der Geschmack. In: Ziegler, K. (Hrsg.): Wesen und Wirklichkeit der Menschen. Festschrift für Helmut Plessner. Vandenhoeck & Ruprecht, Göttingen 1957

(56) **Buytendijk, F. J. J.**: Weibliche Eigenart und existentielle Psychologie. In: Bracken & H.P. David, Perspektiven der Persönlichkeitstheorie. Huber, Bern, Stuttgart 1959

(57) **Buytendijk, F. J. J.**: Prolegomena zu einer anthropologischen Physiologie. Neues Forum. Das Bild des Menschen in der Wissenschaft. Otto Müller, Salzburg 1967

(58) **Buytendijk, F. J. J., Christian, P**: Kybernetik und Gestaltkreis als Erklärungsprinzipien des Verhaltens. Der Nervenarzt 34, 97-104, 1963

(59) **Chomsky, N.**: Reflexionen über die Sprache. Suhrkamp, Frankfurt/M. 1977

(60) **Christan, P.**: Vom Wertbewußtsein im Tun. Ein Beitrag zur Psychophysik der Willkürbewegung. Beiträge aus der Allgemeinen Medizin 4, V. v. Weizsäcker (Hrsg.) 1-20, Enke, Stuttgart 1948

(61) **Christian, P.**: Studium zur Willkürmotorik: 1. Über die Objektbildung in der Motorik. Deutsche Zeitschrift für Nervenheilkunde 167, 237-52, 1952

(62) **Christian, P.**: Über "Leistungsanalyse" dargestellt an Beispielen der Willkürmotorik. Der Nervenarzt 24, 10-6, 1953, 1953

(63) **Christian, P.**: Möglichkeiten und Grenzen einer naturwissenschaftlichen Betrachtung der menschlichen Bewegung. Referat auf der Generalversammlung der Görresgesellschaft in Frankfurt. Jahrbuch Psychologie und Psychotherapie 4, 346-56, 1956

(64) **Christian, P.**: Zur Phänomenologie des leiblichen Daseins. Jahrbuch Psychologie, Psychother 7, 1-15, 1960

(65) **Christian, P.**: Moderne Strömungen in der Medizin und ihre Bedeutung für eine medizinische Anthropologie. Erkenntnis und Glaube. Schriften der evangelischen Forschungsakademie Ilsenburg Bd. 21, 1961

(66) **Christian, P.**: Willkürbewegung und Regulation. Probleme der zentralnervösen Regulation. Bad Oeynhausener Gespräche vom 27. und 28.10.1961, 69-79, 1962

(67) **Christian, P.**: Kybernetik und Gestaltkreis als Erklärungsweisen des Verhaltens. Werden und Handeln. Festsschrift zum 80. Geb. von V. E. Gebsattel. E. Wiesenhütter (Hrsg.)1963

(68) **Christian, P.**: Medizin. 54-77 in: Flitner, A (Hrsg): Wege zur pädagogischen Anthropologie. Versuch einer Zusammenarbeit der Wissenschaften vom Menschen. Quelle und Meyer, Heidelberg 1963

(69) **Christian, P.**: Moderne Handlungstheorien und der ‚Gestaltkreis'. Ein Beitrag zum Werk von Viktor von Weizsäcker mit klinischen Beispielen zum Verständnis psychomotorischer Störungen. Praxis der Psychotherapie und Psychosomatik 31, 78-86, 1986

(70) **Christian, P.**: Der "Gestaltkreis" von Viktor von Weizsäcker. Viktor von Weizsäcker zum 100. Geburtstag, P. Hahn, W. Jakob (Hrsg.) 72-9. Springer, Berlin (u.a.) 1987

(71) **Christian, P.**: Anthropologische Medizin. Theoretische Pathologie und Klinik psychosomatischer Krankheitsbilder. Springer Verlag, Berlin (u.a.) 1989

(72) **Christian, P., Buytendjik, F. J. J.**: Kybernetische Modelle und der "Gestaltkreis" als Erklärungsprinzipien des Verhaltens. Naturwissenschaft und Theologie Heft 7, Materie und Leben, 133-64, 1966

(73) **Conrad, K.**: Viktor von Weizsäcker: Der Gestaltkreis. Theorie von Wahrnehmen und Bewegen. 4. Auflage. Zentralblatt für die gesamte Neurologie und Psychiatrie 112, 318, 1951

(74) **Corti, W. R.**: Der Gestaltkreis. Theorie der Einheit von Wahrnehmen und Bewegen. Schweizer Hochschulzeitung 16, 216, 1942

(75) **Cramer, F.**: Der Zeitbaum. Zur Problematik von Entropie und Irreversibilität. Klett-Cotta, Stuttgart 1974

(76) **Cramer, F.:** Symphonie des Lebendigen. Versuch einer allgemeinen Resonanztheorie. Insel, Frankfurt 1996

(77) **Cramer, F.:** Rhythmus und Resonanz. Der Zeit- und Materiebegriff bei Viktor von Weizsäcker im Lichte neurer Entwicklungen. In: Jacobi, R.-M. E., Janz, D., (Hrsg): Zur Aktualität Viktor von Weizsäckers. Beiträge zur Medizinischen Anthropologie Bd. 1, Königshausen & Neumann, Würzburg 2003

(78) **Creutzfeldt, O. D.:** Cortex Cerebri. Leistung, strukturelle und funktionelle Organisation der Hirnrinde. Springer, Berlin (u.a.) 1983

(79) **Creutzfeldt, O. D.:** Modelle des Gehirns – Modelle des Geistes? In: Klein, P. (Hrsg.): Praktische Logik. Veröffentlichungen der Joachim Jungius Gesellschaft der Wissenschaften, Hamburg Nr. 61, Vandenhoeck & Ruprecht, Göttingen 1990

(80) **Damasio, A., Damasio, H.:** Cortical systems for retrieval of concrete knowledge: the convergence zone framework. In: Koch, C., Davis, J. (Eds.): Large-scale neuronal theories of the brain. Cambridge, Mass.: MIT Press 1994

(81) **Dammer, I.:** Der Gestaltkreis. Einige Anmerkungen zur Ideengeschichte des Modells und seinem Stellenwert in Werk V.v. Weizsäckers. Berliner Studien zur Wissenschaftsphilosophie & Humanontogenetik 3. Herkunft, Krise und Wandlung der modernen Medizin. K. F. Wessel, W. Förster, R.-M. E. Jacobi (Hrsg.) 438-50, Kleine, Bielefeld 1994

(82) **Daugs, R.:** Bewegungslehre zwischen Biomechanik und Kybernetik. Sportwissenschaft 8, 1, S. 69-90, 1978

(83) **Davydov, V.:** The influence of L.S. Vygotsk.ij on Education Theory, Research, and Practice. Educational Researcher, Vol 24, No. 3, pp. 12-21, 1994

(84) **Delbruck, M.:** Mind from Matter? An Essay on Evolutionary Epistemology. Blackwell Scientific, Paolo Alto 1986

(85) **Delius, L.:** Modelle sozialer Einwirkungen auf den Menschen. Psychosomatische Konzepte. Handbuch der Sozialmedizin (3 Bände) Bd 3: Sozialmedizin in der Praxis. M. Blohmke, C. von Ferber, K. P. Kisker, H. Schaefer (Hrsg.) 131-76, Enke, Stuttgart 1976

(86) **Demme:** Der Gestaltkreis. Theorie der Einheit von Wahrnehmen und Bewegen. Medizinische Klinik 36, 1231, 1940

(87) **Derwort, A.:** Zur Psychophysik der handwerklichen Bewegungen bei Gesunden und Hirngeschädigten. Beiträge aus der allgemeinen Medizin 4. V. v. Weizsäcker (Hrsg.) 21-77, Verlag, Stuttgart 1948

(88) **Derwort, A.:** Formen des Leistungsabbaus bei der Motorik. Deutsche Zeitschrift für Nervenheilkunde 164, 80-5, 1950

(89) **Derwort, A.:** Über vestibulär induzierte Dysmorphopsien. Deutsche Zeitschrift für Nervenheilkunde 170, 295-325, 1953

(90) **Derwort, A.:** Über Leistungswandel der Sprachhandlung bei den Aphasien. Deutsche Zeitschrift für Nervenheilkunde 171, 202-27, 1954

(91) **Dewey, J.:** The Refelx Arch Concept in Psychology. Psychological Review, 3, 1896, 357-370

(92) **Dovicchi, S.:** Weizsäcker - Der Gestaltkreis. Theorie von Wahrnehmen und Bewegen. Rivista Italiana d'Igiene 4/5, 1951

(93) **Dreher, W.:** Das pathosophische Denken Viktor von Weizsäckers. Ein Beitrag der medizinischen Anthropologie zu einer anthropologisch fundierten Pädagogik. Herbert Lang Bern, Peter Lang Frankfurt/M, 1974

(94) **Dressler, S.:** Viktor von Weizsäcker. Medizinische Anthropologie und Philosophie. Wiener Studien zur Medizin, Geschichte und Philosophie 1. Ueberreuter Wissenschafts Verlag, Wien, Berlin, 1989

(95) **Ducrocq, A.:** Die Entdeckung der Kybernetik. Europ. Verl.-Anst., Frankfurt/M. 1959

(96) **Dürr, H. P.:** Das Netz des Physikers – Über die Beziehung zwischen Naturwissenschaft und Wirklichkeit. Süddeutsche Zeitung, 21./22.1.1984, 101. Als erweiterter Buchbeitrag in: Dürr, P.: Naturwissenschaftliche Erkenntnis in der Verantwortung. Hauser, München 1988

(97) **Eccles, J. C.:** Die Psyche des Menschen. Gifford-Lectures 1978/79. Reinhard, München 1985

(98) **Edelhäuser, F.:** Intentionalität und Bewegung. Viktor von Weizsäckers Gestaltkreis als intentionaler Akt. L` homme machine?: Anthropologie im Umbruch. Ein interdisziplinäres Symposium. H. Schwaetzer, H. Stahl-Schwaetzer (Hrsg) 1-25. Olms, Hildesheim 1998.

(99) **Ehrenberg, H.:** Das Verhältnis des Arztes Weizsäcker zur Theologie und das der Theologen zu Weizsäckers Medizin. In: Viktor v Weizsäcker. Arzt im Irrsal der Zeit. Eine Freundesgabe zum 70. Geburtstag am 21.4.1956. P. Vogel (Hrsg.) 54-65. Vandenhoeck & Ruprecht, Göttingen 1956

(100) **Ehrenfels, C. v.:** Über Gestaltqualitäten (1890). In: Gestalthaftes Sehen. Ergebnisse und Aufgaben der Morphologie. Zum hundertjährigen Geburtstag von Christian von Ehrenfels, hg. v. F. Weinhandl, Wissenschaftliche Buchgesellschaft, Darmstadt 1967

(101) **Emondts, S.:** Menschwerden in Beziehung. Eine religionsphilosophische Untersuchung der medizinischen Anthropologie Viktor von Weizsäckers. problemata frommann-holzboog, Stuttgart 1993

(102) **Engel, G., L.:** The need for a new medical model: A challenge for biomedicine. Science 196, 129-136, 1977

(103) **Engel, G., L.:** The biopsychosocial model and the education of health professionals. Ann. N. Y. Acad. Sci. 310, 169-181, 1978

(104) **Engel, G. L.:** Wie lange noch muss sich die Wissenschaft der Medizin auf eine Weltanschauung aus dem 17. Jahrhundert stützen? In: Uexküll, T. v.: Psychosomatische Medizin. Urban & Schwarzenberg, München, Wien, Baltimore, 1996 (5. Auflage)

(105) **Ennenbach, W.:** Bild und Mitbewegung. Bps, Köln 1991 (2. Auflage)

(106) **Ennenbach, W.:** Über das Rechts und Links im Bilde. Forschungsberichte der Fakultät für Pädagogik der Universität der Bundeswehr München, 1994

(107) **Ewald, G.:** Neurologie und Psychiatrie. Ein Lehrbuch für Studierende und Ärzte. Urban & Schwarzenberg, München, 1959

(108) **Eye, H.:** Preface. Le Cycle de la Structure. Übers. V. M. Foucault, D. Rocher. Bibliothèque neuropsychiatrique de langue française, Desclée de Brouwer, Bruges (1958)

(109) **Fabro, C.:** Der Gestaltkreis. Theorie der Einheit von Wahrnehmen und Bewegen. Rivista di filosofia, neo-scolastica 33, 107-8, 1941

(110) **Feig , J.:** Quantentheorie unnötig. Deutsches Ärzteblatt 97, 46, 2000

(111) **Ferrio, C.:** Weizsäcker, Viktor von: der Gestaltkreis. Theorie von Wahrnehmen und Bewegen. Note e Reviste di Psichiatria 1, 1951

(112) **Fischer, M. H.:** Der Gestaltkreis. Theorie der Einheit von Wahrnehmen und Bewegen. Berichte über die gesamte Physiologie und experimentelle Pharmakologie 121, 96, 1940

(113) **Flitner, A** (Hrsg): Wege zur pädagogischen Anthropologie. Versuch einer Zusammenarbeit der Wissenschaften vom Menschen. Quelle und Meyer, Heidelberg 1963. Darin Flitner, A.: Die pädagogische Anthropologie inmitten der Wissenschaften vom Menschen, 218-268

(114) **Flügel:** Weizsäcker, Viktor von: Der Gestaltkreis. 4. Aufl. Deutsche Medizinische Wochenschrift 76, 4, 1951

(115) **Fuchs, M.:** Die Entstehung der Funktionellen Entspannung. In: Hans-Christian Deter (Hrsg.): Psychosomatik am Beginn des 21. Jahrhunderts. Hans Huber, Bern 2001

(116) **Fuchs, T.:** Zeit-Diagnosen. Philosophisch-Psychiatrische Essays. Die Graue Edition 2002

(117) **Fuhrer, U.:** Mehrfachhandeln in dynamischen Umfeldern. Hogrefe, Göttingen, Toronto, Zürich 1984

(118) **Fürstenau, P.:** Entwicklungsförderung durch Therapie. Pfeiffer, München 1994

(119) **Gadamer, H.-G.:** Wahrheit und Methode. Grundzüge einer philosophischen Hermeneutik. Mohr Siebeck, Tübingen 1986

(120) **Gebsattel, V. E. v.:** Der Gestaltkreis. Theorie der Einheit von Wahrnehmen und Bewegen. Der Nervenarzt 13, 463-5, 1940

(121) **Gehlen, A.:** Der Mensch. Junker & Dünnhaupt, Berlin 1941 (2., unveränd. Aufl.)

(122) **Gehlen, A.:** Zur Geschichte der Anthropologie (1957). In: Rehberg, K.-S. (Hrsg.): Arnold Gehlen. Philosophische Anthropologie und Handlungslehre. Gesamtausgabe Bd. 4, Vittorio Klostermann, Frankfurt/M. 1983

(123) **Gehlen, A.:** Anthropologische Forschung. Rowohlt, Hamburg 1961

(124) **Gehlen, A.:** Ein anthropologisches Modell (1968). In: Rehberg, K.-S. (Hrsg.): Arnold Gehlen. Philosophische Anthropologie und Handlungslehre. Gesamtausgabe Bd. 4, Vittorio Klostermann, Frankfurt/M. 1983

(125) **Gibson, J. J.:** Wahrnehmung und Umwelt – der ökologische Ansatz in der visuellen Wahrnehmung. Urban & Schwarzenberg, München 1982

(126) **Gilmour, J. Ed.:** Psychoanalysis and Christian Thought: In Search of Man through the Gestaltkreis. Drew University, Madison 1974

(127) **Glatzel, J.:** Die Abschaffung der Psychopathologie im Namen des Empirismus. Nervenarzt 61, Sprigner, Berlin (u.a.) 1990

(128) **Goldstein, K.:** Über die Plastizität des Organismus aufgrund von Erfahrungen an nervenkranken Menschen. In: Handbuch der normalen und pathologischen Physiologie, Hrsg.: A. Behte, G. von Bergmann, G. Emden, A. Ellinger, Bd. XV, 2: Correlationen: Arbeitsphysiologie II, Orientierung, Plastizität, Stimme und Sprache. 1131-74, Springer, Berlin (u.a.) 1931

(129) **Granit, R.:** Comments on history of motor control. 1-16 in: Handbook of Physiology, Bethesda, 1981

(130) **Grätzel, S.:** Die Bedeutung der Utopie im anthropologischen Denken Viktor von Weizsäckers. Philosophisches Seminar, Johannes Gutenberg Universität, Mainz 2003
http://www.philosophie.uni-mainz.de/graetzel/Bedeutung%20der%20Utopie.htm

(131) **Gropius, W.:** Architektur. Wege zur einer optischen Kultur. Fischer, Frankfurt/M 1956

(132) **Grosser, M.:** Ansätze zu einer Bewegungslehre des Sports. Sportwissenschaft 8, 4, 370-92, 1978

(133) **Grupe, O.:** Anthropologische Grundlagen und pädagogische Ziele der Leibeserziehung. 23-48 in: Grupe, O. (Hrsg.): Einführung in die Theorie der Leibeserziehung und des Sports. Karl Hofmann, Schorndorf, 1980 (5.Aufl.), 1968

(134) **Grupe, O.:** Philosophisch-anthropologische Grundlagen des Sports. In: Lenk/Moser/Beyer (Hrsg): Philosophie des Sports. Karl Hofmann, Schorndorf 1973

(135) **Grupe, O.:** Grundlagen der Sportpädagogik. Anthropologisch-didaktische Untersuchungen. Karl Hofmann, Schorndorf 1975

(136) **Habermas, J.:** Anthropologie. In: Diemer, A., Frenzel, I. (Hrsg): Das Fischer Lexikon Philosophie (1958), Fischer, Frannkfurt/M. 1961

(137) **Hacker, W.:** Allgemeine Arbeits- und Ingenieurpsychologie. 3. Auflage VEB Deutscher Verlag der Wissenschaften, Berlin 1980

(138) **Hacker, W.:** Allgemeine Arbeitspsychologie. Psychische Regulation von Arbeitstätigkeiten. Hans Huber, Bern 1998

(139) **Haffter, C.:** Der Gestaltkreis. Theorie der Einheit von Wahrnehmen und Bewegen. Schweizer Medizinische Wochenschrift 29, 727, 1948

(140) **Hahn, P.:** Einführung. Modell und Methode in der Psychosomatik. In: Modell und Methode in der Psychosomatik. P. Hahn, A. Werner et al (Hrsg.) Deutscher Studienverlag, Weinheim 1994

(141) **Hahn, P.:** Psychosomatische Medizin nach 1945 – Erinnerungen und Gedanken. 51-57 in: Hans-Christian Deter (Hrsg.): Psychosomatik am Beginn des 21. Jahrhunderts. Hans Huber, Bern 2001

(142) **Hahn, P.:** Methodologie und Methodenwechsel in der Medizin. In: Jacobi, R.-M. E., Janz, D., (Hrsg): Zur Aktualität Viktor von Weizsäckers. Beiträge zur Medizinischen Anthropologie Bd. 1, Königshausen & Neumann, Würzburg 2003

(143) **Hahn, P., Jacob, W., Klinger, L.:** Gestaltkreislabor. Abschlussbericht. Medizinische Klinik der Universität Heidelberg. Heidelberg, 1992

(144) **Head, H., Holmes, G.:** Sensory disturbances from cerebral lesions. Brain 34, 102-254, 1911

(145) **Heinl, H.:** Therapie vom Leibe her – körperbezogene Behandlung in der Praxis. In: Petzold, H. G., Sieper, J., (Hrsg): Integration und Kreation. Junfermann, Paderborn 1993

(146) **Heinze, M.** (Hrsg): Wolfgang Blankenburg. Psychopathologie des Unscheinbaren. Ausgewählte Aufsätze. Beiträge der Gesellschaft für Philosophie und Wissenschaften der Psyche. Sonderband. Parados, Berlin 2007

(147) **Henatsch, H.-D.:** Bauplan der peripheren und zentralen sensomotorischen Kontrollen. 193-264 in: Gauer/Kramer/Jung (Hrsg.): Physiologie des Menschen, Bd. 14: Sensomotorik. Urban & Schwarzenberg, München 1976

(148) **Henkelmann, T.:** Viktor von Weizsäcker (1886-1957). Materialien zu Leben und Werk. Springer, Berlin (u.a.) 1986

(149) **Henningsen, P.:** Kognitive Neurowissenschaft als ‚Umgangslehre'. In: Zur Aktualität Viktor von Weizsäckers. Beiträge zur Medizinischen

Anthropologie, Bd. 1, R.-M.E. Jacobi, Dieter Janz (Hrsg), Königshausen & Neumann, Würzburg 2003

(150) **Hensel, H.:** Lehrbuch der Physiologie. Allgemeine Sinnesphysiologie. Haut, Geschmack, Geruch. Springer, Berlin (u.a.) 1966

(151) **Hensel, H.:** Allgemeine Sinnesphysiologie. In: Keidel, W.D. (Hrsg.): Kurzgefasstes Lehrbuch der Physiologie, 5.Aufl. Thieme, Stuttgart, New York 1979

(152) **Herrigel, H.:** Vom Prinzipiellen Denken. Die Kreatur, Hrsg: M.Buber, J. Wittig, V.v. Weizsäcker, Lambert Schneider, Berlin 1926/1927

(153) **Herzog, M.:** Phänomenologische Psychologie. (Kap. 8.1.4) Der Gestaltkreis. Asanger, Heidelberg 1992

(154) **Hoff, H.:** Weizsäcker, Viktor von: Der Gestaltkreis. Theorie von Wahrnehmen und Bewegen. 4. Auflage. Wiener Klinische Wochenschrift 64, 3, 1952

(155) **Hoffmann-Axthelm, D.:** Sinnesarbeit. Campus, Frankfurt/M., New York 1987

(156) **Holst, E.v., Mittelstaedt, H.:** Das Reafferenzprinzip. Die Naturwissenschaften 37, 464-476, 1950

(157) **Ingvar/Lassen** (Hrsg.): Brainwork. The coupling of function metabolism and blood flow in the brain. Munksgaard, Copenhagen 1975

(158) **Jacob, H.:** Wahrnehmungsstörung und Krankheitserleben. Psychopathologie des Parkinsonismus und verstehende Psychologie Bewegungs- und Wahrnehmungsgestörter. Monographien aus dem Gesamtgebiete der Neurologie und Psychiatrie 78. H. W. Gruhle, H. Spatz, P. Vogel (Hrsg.), Springer, Berlin (u.a.) 1955

(159) **Jacob, W.:** Sozialphysiologie und Gestaltkreis - Prolegomena zur einer sozialen Krankheitstheorie. Modelle der pathologischen Physiologie. W. Doerr, H. Schipperges (Hrsg.) 153-69. Springer, Berlin (u.a.) 1987

(160) **Jacob, W.:** Viktor von Weizsäcker und Franz Rosenzweig. In: Der Philosoph Franz Rosenzweig (1886-1929). Internationaler Kongress Kassel 1986, W. Schmied-Kowarzik (Hrsg.), Bd. I, Die Herausforderung jüdischen Lernens. Karl Alber, Freiburg, München 1988

(161) **Jacob, W:** Viktor von Weizsäcker (1886-1957). In: Engelhardt, Dietrich v., Hartmann, Fritz (Hrsg.): "Klassiker der Medizin" II, Von Philppe Pinel bis Viktor v. Weizsäcker. Beck, München 1991

(162) **Jacob, W.:** Kreativität und Gestaltkreis. Musik-, Tanz- und Kunsttherapie 3, 10-12, 1992

(163) **Jacobi, R.-M. E.:** Mensch-Sein im Zwischen. Viktor von Weizsäckers Gestaltkreis und das Ethos der Nichteindeutigkeit. Wissenschaftszentrum Nordrhein-Westfalen. Kulturwissenschaftliches Institut. Jahrbuch 1995

(164) **Jacobi, R.-M. E.:** Leben im Zwischen. Vorüberlegungen zu einem erkenntniskritischen Verständnis der Gestaltkreislehre Viktor von Weizsäckers. Selbstorganisation. Jahrbuch für Komplexität in der Natur-, Sozial- und Geisteswissenschaften. L. Pohlmann (Hrsg.). Band 7: Zwischen Kultur und Natur. Neue Konturen medizinischen Denkens. R.-M. E. Jacobi (Hrsg.) 97-118. Duncker & Humblot, Berlin 1997

(165) **Jacobi, R.-M. E.:** Neues Denken und neue Medizin. In: Evelyne Goodman-Thau (Hrsg.): Zeit und Welt. Denken zwischen Philosophie und Religion. Symposium zu Ehren von Reiner Wiehl. C. Winter, Heidelberg 2002

(166) **Jantzen, W.:** A. N. Leont'ev und das Problem der Raumzeit in den psychischen Prozessen. Mitteilungen der Luria-Gesellschaft – 2/2003

(167) **Janz, D.:** Über den Schwindel bei Viktor von Weizsäcker. Spezialisierung und Integration in Psychosomatik und Psychotherapie. F. Lamprecht (Hrsg.) 24-30. Springer, Berlin (u.a.) 1987

(168) **Janz, D.:** Anthropologische Aspekte in der Klinik. Dieter Janz in Diskussion mit Hans-Christian Deter, Wilhelm Rimpau, Roland Schiffter und Hans Stoffels. In: Hans-Christian Deter (Hrsg.): Psychosomatik am Beginn des 21. Jahrhunderts. Hans Huber, Bern 2001

(169) **Jordan, P.:** Die Physik des 20 Jahrhunderts. Die Wissenschaft, 88, 1938

(170) **Jung, R.:** Allgemeine Neurophysiologie. In: Handbuch der Inneren Medizin Bd. 5, Erster Teil Neurologie I, G. v. Bergmann, W. Frey, H. Schwiegk (Hrsg.), Springer, Berlin (u.a.) 1953

(171) **Jung, R.:** Neurophysiologie und Psychiatrie. Psychiatrie der Gegenwart. Forschung und Praxis I/1. Grundlagenforschung zur Psychiatrie Teil A. 325-928. Springer, Berlin (u.a.) 1967

(172) **Jung, R.:** Einführung in die Sinnesphysiologie. In: Gauer/Kramer/Jung (Hrsg.): Physiologie des Menschen, Bd. 11, Somatische Sensibilität, Geruch und Geschmack. Urban und Schwarzenberg, München, Berlin, Wien 1972

(173) **Jung, R.:** Einführung in die Bewegungsphysiologie. 1-79 in: Gauer/Kramer/Jung (Hrsg.): Physiologie des Menschen, Bd. 14: Sensomotorik. Urban & Schwarzenberg, München 1976

(174) **Kaminski, G.:** Probleme einer ökologischen Handlungstheorie. In: Montada/Reusser/Steiner(Hrsg.): Kognition und Handeln. Klett-Cotta, Stuttgart 1983

(175) **Kandinsky, W.:** Punkt und Linie zu Fläche. Benteli, Bern 1973 (7. Auflage)

(176) **Kasanmoentalib, S.:** Humanistische Wesensanthropologie oder pathische Wissenschaft vom Menschen. Philosophische Rede vom Menschen. Studien zur Anthropologie Helmuth Plessners. B. Delfgaauw et al (Hrsg.) 121-37. Peter Lang, Frankfurt/M. 1985

(177) **Keidel, M.:** Das motorische Intentionspotential. MMW 109, 1692-1695, 1983

(178) **Keidel, W. D.:** Normale und pathologische Physiologie der Haut. In: Josef Jadassohn (Hrsg): Handbuch der Haut- und Geschlechtskrankheiten, Bd. 1, Teil 3, Springer, Berlin (u.a.) 1963

(179) **Kielholz, A.:** Der Gestaltkreis. Theorie von Wahrnehmen und Bewegen. Von Viktor von Weizsäcker. 4. Auflage Schweizerische Medizinische Wochenschrift, 80, 1371, 1950

(180) **Kienle, G.:** Die Grundfragen der Nervenphysiologie. In: Die menschliche Nervenorganisation und die soziale Frage. Teil 2: Dokumentarischer Anhang. Freies Geistesleben, Stuttgart 1992

(181) **Kimura, B.:** Leib, Seele, Intersubjektivität. In: Kupke, Ch. (Hg): Zeit und Zeitlichkeit. Beiträge der Gesellschaft für Philosophie und Wissenschaften der Psyche. Band 2, Königshausen & Neumann, Würzburg 2000

(182) **Kirsh, D., Maglio, P.:** On distinguishing epistemic and pragmatic action. Cognitive Science 18, 513-549, 1994

(183) **Klinger, L.:** Einführung in die Gestaltkreisexperimente. In: Henkelmann, T.: Viktor von Weizsäcker (1886-1957). Materialien zu Leben und Werk. Springer, Berlin (u.a.) 1986

(184) **Köhler W.:** Gestaltprobleme und Anfänge einer Gestalttheorie. Jahresbericht über die gesamte Physiologie, 1922, S. 512-539, Berlin 1923

(185) **Köhler W.:** Zum Problem der Regulation. Archiv für Entwicklungsmechanik, 112, 315-332, 1927

(186) **Köhler W.:** Ein altes Scheinproblem. Naturwissenschaften 17, 395-401, 1929

(187) **Kohl, K.:** Zum Problem der Sensomotorik. Psychologische Analysen zielgerichteter Handlungen auf dem Gebiete des Sports. Peter Lang, Frankfurt/M. 1956

(188) **Kraiker, C.:** Zur Entwicklung und Rezeption der Verhaltenstherapie in Deutschland. In: Zeier, H. (Hrsg.): Die Psychologie des 20. Jh., Bd. 4, Kindler, Zürich 1977

(189) **Kraus, A .:** Verschränkung von Wahrnehmung und Bewegung. Über Störungen der Objekt- und Leibwahrnehmung sowie des Gefühlslebens bei Parkinson-Kranken. Leibliche Bedingungen und personale Entfaltung der Wahrnehmung. Ein Symposium von Ärzten, Psychologen, Philosophen zum Werk von Alfred Auersperg. Th. zu Oettingen-Spielberg, H. Lang (Hrsg.) 63-79. Königshausen & Neumann, Würzburg 1994

(190) **Kraus, A.:** Störungen der Wahrnehmung und des Leiberlebens beim Parkinsonismus. Klinischer Beitrag zur Theorie der Einheit von Wahrnehmen und Bewegen. Der Nervenarzt 45, 12, 639-46, 1974

(191) **Kretz, H.:** Die Einführung des Gestaltprinzips in die Psychiatrie. Jahrbuch für Psychologie, Psychotherapie und medizinische Anthropologie 16, 172-6, 1968

(192) **Kruse, C. Chr.:** Viktor von Weizsäcker: Der Gestaltkreis. Theorie der Einheit von Wahrnehmen und Bewegen (1940). Klassiker und Wegbereiter der Sportwissenschaft. J. Court, E. Meinberg (Hrsg) 299-308 Kohlhammer, Stuttgart 2006

(193) **Kükelhaus, H.:** Unmenschliche Architektur. Von der Tierfabrik zur Lernanstalt. GAIA, Köln 1983

(194) **Kükelhaus, H., Lippe, R. zur:** Entfaltung der Sinne. Verlag, Frankfurt 1982

(195) **Kütemeyer, M.:** Versuch der Integration psycho-somatischer Medizin in eine Neurologische Universitätsklinik. In: Uexküll, T. v. (Hrsg.): Integrierte Psychosomatische Medizin. Modelle in Praxis und Klinik. F.K. Schattauer, Stuttgart, New York 1981

(196) **Kunz, H.:** Der Gestaltkreis. Theorie der Einheit von Wahrnehmen und Bewegen. Zentralblatt für die gesamte Neurologie und Psychiatrie 96, 640, 1940

(197) **Kunz, H.:** Viktor von Weizsäcker: Pathosophie. Studia Philosophica 27, 233-5, 1957

(198) **Küppers, B.:** Komplementarität und Gestaltkreis - Viktor von Weizsäcker und die Bedeutung einer allgemeinen Krankheitstheorie. PPmP Psychother. Psychosom. med. Psychol. 42, 167-74, 1992

(199) **Küppers, B.:** Natur als Organismus. Schellings frühe Naturphilosophie und ihre Bedeutung für die moderne Biologie. Klostermann, Frankfurt/M. 1992

(200) **Kurth, W.:** Der Gestaltkreis. Theorie der Einheit von Wahrnehmen und Bewegen. Die Medizinische Welt 14, 1256, 1941

(201) **L.v.B.:** Weizsäcker, Viktor von: Der Gestaltkreis. Acta Neurogica et Psychiatrica Belgica 8, 1950

(202) **Lamprecht, F.:** Neurologie. Kindlers "Psychologie des 20. Jahrhunderts". Psychosomatik Bd. 9, P. Hahn (Hrsg.), 533-78, Kindler, München, Zürich 1979

(203) **Langer, D.:** Informationstheorie und Psychologie. Verlag für Psychologie, Göttingen 1961

(204) **Langer, D.:** Kybernetische Verhaltensmodelle und der "Gestaltkreis", zugleich eine Stellungnahme zu der Arbeit von Buytendijk FJJ und Christian P. Der Nervenarzt 35, 113-20, 1964

(205) **Laubenthal, F.:** Neurologische Untersuchungsmethoden. In: Handbuch der Inneren Medizin Bd. 5, Erster Teil Neurologie I, G. v. Bergmann, W. Frey, H. Schwiegk (Hrsg.), 955-1047, Springer, Berlin (u.a.) 1953

(206) **Leist, K.H.:** Motorisches Lernen im Sport. In: Thomas, A. (Hrsg.): Sportpsychologie. Urban und Schwarzenberg, München 1982

(207) **Leontjew, A.N.:** Tätigkeit, Bewusstsein, Persönlichkeit. Klett, Stuttgart 1977

(208) **Levi-Bianchini, M.:** Weizsäcker, Viktor von: der Gestaltkreis. Theorie von Wahrnehmen und Bewegen. Sistema Nervosa Fasc. 6, 1951

(209) **Levi-Bianchini, M.:** Weizsäcker, Viktor von: der Gestaltkreis. Theorie von Wahrnehmen und Bewegen. Ressegna di Studi psichiatrici XL, 1, 1951

(210) **Link, Ch.:** Die Einführung des Subjekts. In: Jacobi, R.-M. E., Janz, D. (Hrsg): Zur Aktualität Viktor von Weizsäckers. Beiträge zur Medizinischen Anthropologie, Bd. 1, Königshausen & Neumann, Würzburg, 2003

(211) **Link, Ch.:** Die Erfahrung der Welt als Schöpfung. Anthropologie als Thema von psychosomatischer Medizin und Theologie. M. von Rad (Hrsg.) 73-121. Kohlhammer, Stuttgart 1974

(212) **Linschoten, J.:** Experimentelle Untersuchung der sog. induzierten Bewegung. Psychologische Forschung, Bd. 24, S. 133-142, 1953

(213) **Loch, W.:** Die anthropologische Dimension der Pädagogik. In: Loch/Muth (Hrsg.): Neue pädagogische Bemühungen, Bd. 1/2, Berg, Bochum 1963

(214) **López-Ibor, J. J.:** Psychosomatische Forschung. In: Psychiatrie der Gegenwart. Forschung und Praxis I/2. Grundlagen und Methoden der Klinischen Psychiatrie 77-133. Springer, Berlin (u.a.) 1963

(215) **Luther, E.:** Historische und erkenntnistheoretische Wurzeln der medizinischen Anthropologie Viktor von Weizsäckers. Wissenschaftliche Beiträge der Martin-Luther-Universität Halle-Wittenberg (R 5), 5 – 47, Halle/Saale 1967

(216) **Masuhr, K. F.:** Bewegen und Wahrnehmen. Beschäftigungstherapie und Rehabilitation 1, 24-7, 1976

(217) **Masuhr, K. F., Neumann, M.:** Neurologie. 4. Auflage, Hippokrates, Stuttgart 1998

(218) **Mechling, H., Bös, K.:** Motorik- und Bewegungsforschung – eine Einleitung. In: Rieder/Bös/Mechling/Reizschle (Hrsg.): Motorik – und Bewegungsforschung. Ein Beitrag zum Lernen im Sport. Schriftenreihe des Bundesinstituts für Sportwissenschaft, Bd. 50, Karl Hofmann, Schorndorf 1983

(219) **Meerwein, F.:** Die Technik der psychoanalytischen Behandlung und der Gruppenpsychotherapie. In: Psychiatrie der Gegenwart. Forschung und

Praxis I/2. Grundlagen und Methoden der Klinischen Psychiatrie 332-360. Springer, Berlin (u.a.) 1963

(220) **Meinel, K., Schnabel, G.:** Bewegungslehre. Volk und Wissen, Berlin 1960 (Sportverlag, Berlin 1998 9. Aufl.)

(221) **Metzger, W.:** Zur anschaulichen Repräsentation von Rotationsvorgängen und ihrer Deutung durch Gestaltkreislehre und Gestalttheorie. Zeitschrift für Sinnesphysiologie 68, 261-79, 1940

(222) **Metzger, W.:** Psychologie. Steinkopf, Darmstadt, 5. Aufl. 1975, 2. Aufl. 1954, 1. Auflage 1940

(223) **Metzger, W.:** Der Gestaltkreis. Theorie der Einheit von Wahrnehmen und Bewegen. Zeitschrift für Psychologie 151, 248-9, 1941

(224) **Metzger, W.:** Der Gestaltkreis. Theorie der Einheit von Wahrnehmen und Bewegen. Die Umschau - Wochenschrift über die Fortschritte in Wissenschaft und Technik. 46, 78, 1942

(225) **Meyer-Abich, K. M.:** Korrespondenz, Individualität und Komplementarität. Eine Studie zur Geistesgeschichte der Quantentheorie in den Beiträgen Nils Bohrs, Steiner, Wiesbaden 1965

(226) **Meyer-Abich, K. M.:** Komplementäre Erfahrung von Ganzheit im Gestaltkreis. Anfänge eines Naturbildes, in dem wir selbst vorkommen. Selbstorganisation. Jahrbuch für Komplexität in der Natur-, Sozial- und Geisteswissenschaften. U. Niedersen (Hrsg.); Bd. 7: Zwischen Kultur und Natur. Neue Konturen medizinischen Denkens. R.-M. E. Jacobi (Hrsg.), 21-39, Duncker & Humblot, Berlin 1997

(227) **Meyer-Abich, K. M.:** Vom Baum der Erkenntnis zum Baum des Lebens. Ganzheitliches Denken der Natur in Wissenschaft und Wirtschaft. C. H. Beck, München 1997

(228) **Meyrat, G.:** Viktor von Weizsäcker: La vie n´est pas un mécanisme.

(229) **Miller, GA, Galanter, E., Pribram, KH :** Plans and the structure of behavior. Holt, Rinehart and Winston, New York 1960

(230) **Miller, G., Galanter, E., Pribram, K.:** Strategien des Handelns. Klett, Stuttgart 1980

(231) **Mittelstaedt, H.:** Regelungsvorgänge in der Biologie. Oldenburg, München 1956

(232) **Müller, J.:** Handbuch der Physiologie des Menschen für Vorlesungen. Bd II, 2. Abt: Der Speciellen Physiologie v. Buch: Von den Sinnen. Hölscher, Coblenz 1838

(233) **Neuser, W.:** Einfluss der Schellingschen Naturphilosophie auf die Systembildung bei Hegel: Selbstorganisation versus rekursive Logik. In: Gloy, K., Burger, P. (Hrsg.): Die Naturphilosophie im Deutschen Idealismus, S. 238-266. Fromann & Holzboog, Stuttgart 1993

(234) **Neuser, W.:** Methodischer Neuplatonismus. Selbstorganisationstheorie und Gestaltkreis im Vergleich. In: Jacobi, R.-M. E., Janz, D., (Hrsg): Zur Aktualität Viktor von Weizsäckers. Beiträge zur Medizinischen Anthropologie Bd. 1, Königshausen & Neumann, Würzburg 2003

(235) **Nitschke, A.:** Das verwaiste Kind der Natur. Ärztliche Beobachtungen zur Welt des Jungen Menschen. In: Bollnow/Flitner/Nitschke (Hrsg.): Forschungen zur Pädagogik und Anthropologie, Bd. 5., Max Niemeyer, Tübingen 1962

(236) **NN:** Der Gestaltkreis. Journal of nervous and mental diseases 93, 264-5, 1941

(237) **NN:** Viktor von Weizsäcker: Der Gestaltkreis. Naturheilpraxis 3/10.10.1950

(238) **NN:** Viktor von Weizsäcker: "Der Gestaltkreis". Westdeutsche Allgemeine III, 258/4.11.1950

(239) **NN:** Viktor von Weizsäcker, Der Gestaltkreis. (griechisch) Aktines 120, 1951

(240) **NN:** Der Gestaltkreis, par Weizsäcker, Viktor von (4e édition). Médecine et Hygiène 192/15.4.1951

(241) **NN:** Der Gestaltkreis. Theorie von Wahrnehmen und Bewegen. Fourth edition. (The Gestalt Circle. Theory of the Unity of Perception and Motion.) The Psychiatric Quarterly, April 1952

(242) **Östringer, M.:** Entspannung als Baustein einer ganzheitlich - orientierten Grundschule. Erste Staatsprüfung für das Lehramt an Grund- und Hauptschule. Pädagogische Hochschule Heidelberg. Referent Prof. B. Lange, http://www.ph-heidelberg.de/org/phb/ganzhei.html 1998

(243) **Paschen, K.:** Bewegungserziehung, Voggenreiter, Bad Godesberg, 1954

(244) **Perls, F.:** Gestalttherapie in Aktion. Klett-Cotta, Stuttgart 1974

(245) **Petersen, T.:** Aspekte qualitativer Bewegungsforschung, Sportunterricht 31, 1, S. 12-19, 1982
(246) **Petersen, T.:** Anthropologie – ein vergessener bzw. missverstandener Ansatz in der aktuellen Bewegungsforschung. 118-34 in: Lenk, H.: Aktuelle Probleme der Sportphilosophie. Karl Hofmann, Schorndorf 1983
(247) **Petersen, T.:** Wege zu einer qualitativen Bewegungsforschung – Historische, Methodologische und Anthropologische Aspekte einer Bewegungslehre des Sports. Inaugural-Dissertation zur Erlangung der Doktorwürde der Fakultät für Sozial- und Verhaltenswissenschaften der Ruprecht-Karls-Universität Heidelberg, Betreuer: Prof. Dr. H. Rieder, 1984
(248) **Petersen, T.:** Qualitative Bewegungsforschung. In: Rieder, H. (Hrsg.): Beiträge zur Bewegungsforschung im Sport. Limpert, Bad Homburg, 1985
(249) **Petzold, H.:** Humanistische Psychologie (1975), S. 138; ders.: Integrative Therapie. Modelle, Theorien und Methoden für eine schulenübergreifende Psychotherapie. Bd. 1: Klinische Philosophie, Bd.2: Klinische Theorie, Bd.3: Klinische Praxeologie. Junfermann, Paderborn 1993
(250) **Philipsborn E. v.:** Der Gestaltkreis. Theorie der Einheit von Wahrnehmen und Bewegen. Bioklimatische Beiblätter der meteorologischen Zeitschrift, 7, 146, 1940
(251) **Piaget, J., Inhelder, B.:** Die Entwicklung des räumlichen Denkens beim Kinde. Klett, Stuttgart 1971
(252) **Plessner, H.:** Die Stufen des Organischen und der Mensch, 2. Auflage, de Gruyter, Berlin 1965
(253) **Plessner, H.:** Anthropologie der Sinne. In: G. Doux, O. Marquard, E. Ströker, (Hrsg): (1980) Gesammelte Schriften. Bd. III, Suhrkamp, Frankfurt/M. 1970
(254) **Plessner, H.:** Philosophische Anthropologie. Condition Humana. S. Fischer, 1971
(255) **Plessner, H.:** Über die Erkenntnisquellen des Arztes (1923), in: Werke, Band IX, Suhrkamp, Frankfurt/M. 1985
(256) **Ploog, D.:** Verhaltensforschung und Psychiatrie. In: Psychiatrie der Gegenwart. Bd. I/1B, Grundlagenforschung zur Psychiatrie. Springer, Berlin (u.a.) 1964

(257) **Poppelbaum, H.:** Warum nannte Rudolf Steiner sensible und motorische Nerven wesensgleich? In: Die menschliche Nervenorganisation und die soziale Frage. Teil 2: Dokumentarischer Anhang. Freies Geistesleben, Stuttgart 1992

(258) **Rad, M. v.:** Gestaltkreis und medizinische Anthropologie. Das Erbe Viktor von Weizsäckers. 182-90 in: Psychologie des 20. Jahrhunderts. Bd. 9/1, Psychosomatik, Kindler, München, Zürich 1979

(259) **Ramrath, B.:** Weizsäcker, Viktor von: Der Gestaltkreis. Ärztliche Forschung 5, II, 68, 1951

(260) **Reenpää, Y.:** Über Wahrnehmen, Denken und messendes Versuchen. Bibliotheca Biotheoretica Vol. 3, Series D, Brill, Leiden 1947

(261) **Reenpää, Y.:** Aufbau der allgemeinen Sinnesphysiologie. Grundlegung einer Wissenschaft vom Beobachten. Klostermann, Frankfurt/M. 1959

(262) **Reenpää, Y.:** Allgemeine Sinnesphysiologie. Klostermann, Frankfurt/M. 1962

(263) **Reenpää, Y.:** Über die Lehre vom Wissen. Helsinki 1966

(264) **Reenpää, Y.:** Wahrnehmen, Beobachten, Konstituieren. Klostermann, Frankfurt/M. 1967

(265) **Rijnberk, G. van:** Weizsäcker, Viktor von, Der Gestaltkreis. Theorie von Wahrnehmen und Bewegen. Nederlandsch Tijdschrift voor Geneeskunde 39, 1950

(266) **Rimpau, W.:** Weg zur anthropologischen Medizin: Viktor von Weizsäcker. Jahrbuch für Kritische Medizin 12. Medizin, Moral und Markt. Argument Sonderband 146, 54-67, 1987

(267) **Rinofner, S.:** Projekt: Zentrum für Subjektivitätsforschung in der Medizin. Arbeitsgruppe für Ethik und Praktische Philosophie am Institut für Philosophie an der Geisteswissenschaftlichen Fakultät der Universität Graz. 2007
http://www-gewi.uni-graz.at/phil/subj.html

(268) **Ritschl, D.:** Modell und Methode - Implizite Axiome der Theoriewahl in der Psychosomatischen Medizin? Modell und Methode in der Psychosomatik. P. Hahn, A. Werner et al (Hrsg.) 11-23, Deutscher Studienverlag, Weinheim 1994

(269) **Röhrs, H.:** Die Sportpädagogik als erziehungswissenschaftliche Disziplin. 113-26 in: Rieder, H. (Hrsg.): Bewegung – Leistung – Verhalten. Karl Hofmann, Schorndorf

(270) **Rombach, H.:** Strukturanthropologie. „Der menschliche Mensch". Alber, Freiburg, München 1987

(271) **Rorarius, W.:** Das pathosophische Denken Viktor von Weizsäckers. Der Nervenarzt 37, 6, 266-72, 1966

(272) **Rorarius, W.:** Persönlichkeit und Wille. Kindler, München 1974

(273) **Rorarius, W.:** Viktor von Weizsäckers Pathosophie. Thieme, Stuttgart 1991

(274) **Rosenzweig, F.:** Das Neue Denken (1925). In: Reinhold und Annemarie Mayer (Hrsg.): Der Mensch und sein Werk. Gesammelte Schriften III: Zweistromland. Kleinere Schriften zu Glauben und Denken. Haag 1984

(275) **Rothschuh, K. E.:** Geschichte der Physiologie. Springer, Berlin (u.a.) 1953

(276) **Rumpf, W.:** Über die verschiedenen Bedeutungen des „Gestaltkreis". (unveröffentlichtes Manuskript)

(277) **Sack, M.:** Alfred Prinz Auersperg (1899 - 1968). Von der Neuropathologie zur Phänomenologie – ein Beitrag zur Geschichte der Heidelberger Schule. Beiträge zur anthropologischen Medizin, Bd. 4, Königshausen & Neumann, Würzburg 2005.

(278) **Salber, W.:** Morphologie des seelischen Geschehens. A. Henn, Ratingen 1965

(279) **Saller, K.:** Weizsäcker, Viktor von: Der Gestaltkreis. Hippokrates 2, 1948

(280) **Schad, W.:** Das Nervensystem und die übersinnliche Organisation des Menschen. In: Die menschliche Nervenorganisation und die soziale Frage. Teil 1: Ein anthropologisch-anthroposophisches Gespräch. Freies Geistesleben, Stuttgart 1992

(281) **Schaefer, H., Novak, P.:** Anthropologie und Biophysik. Neue Anthropologie. Bd.1. Biologische Anthropologie H-G Gadamer, P Vogler P (Hrsg:), 22-58, Thieme, Stuttgart 1972

(282) **Schaefer, H., Heinemann, H.:** Modelle sozialer Einwirkungen auf den Menschen. Sozialphysiologie. In: M. Blohmke, C. von Ferber, K. P. Kisker, H. Schaefer (Hrsg.): Grundlagen und Methoden der Sozialmedizin. (Handbuch der Sozialmedizin, Bd. 1, S. 92-130) Enke, Stuttgart 1975

(283) **Schaltenbrand, G.:** Grenzen der Maschinentheorie des Nervensystems. Erschienen in Regelungsvorgänge in der Biologie (Vorträge zusammengestellt von H. Mittelstaedt). Beihefte zur Regelungstechnik. R. Oldenburg, München 1956

(284) **Schaltenbrand, G.:** Allgemeine Neurologie. Thieme, Stuttgart 1969

(285) **Scheurle, H.-J.:** Die Gesamtsinnesorganisation - Überwindung der Subjekt-Objekt-Spaltung in der Sinneslehre. (1.Auflage), Thieme, Stuttgart, New York 1977

(286) **Scheurle, H.-J.:** Der Gestaltkreis Viktor von Weizsäckers als Ausgangspunkt einer neuen Sinneslehre. Spezialisierung und Integration in Psychosomatik und Psychotherapie. F. Lamprecht (Hrsg.) 31-40, Springer, Berlin (u.a.) 1986

(287) **Scheurle, H.-J.:** Der Bewegungssinn und das Problem der motorischen Nerven. In: Die menchliche Nervenorganisation und die soziale Frage. Teil 1: Ein anthropologisch-anthroposophisches Gespräch. Freies Geistesleben, Stuttgart 1992

(288) **Schieber, M., Hibbard, L.:** How somatotopic is the motor cortex hand area? Science 261, 489-492, 1993

(289) **Schilder, P.:** Das Körperschema. Ein Beitrag zur Lehre vom Bewusstsein des eigenen Körpers. Springer, Berlin (u.a.) 1923

(290) **Schilling, F.:** Entwicklungspsychologische Aspekte des Sports. In: Thomas, A. (Hrsg.): Sportpsychologie. Urban & Schwarzenberg, München 1982

(291) **Schmahl, F. W., Weizsäcker, C. F. v.:** Moderne Physik und Grundfragen der Medizin. Deutsches Ärzteblatt 97, 4, B 139-141, 2000

(292) **Schmitz, J. N.:** Bewegungslernen im Sportunterricht. Grundlagen und didaktisch-methodische Aspekte. Karl Hofmann, Schorndorf 1970

(293) **Schnabel, G.:** Zur Bewegungskoordination, Wissenschaftliche Zeitschrift der Deutschen Hochschule für Körperkultur Leipzig, 10, 13-32, DDR, 1968

(294) **Schneider, G.:** Konzepte der Ästhetischen Erziehung. In: Gottfried Bräuer/Gerhard Schneider/Wolfgang K. Schulz: Zugänge zur ästhetischen Elementarerziehung. Grundbaustein Teil 1. Musisch-Ästhetische Erziehung in der Grundschule. Tübingen (DIFF), S. 31-102, http://www.uni-tuebingen.de/uni/sea/BraeuerAeErz.pdf. 1989

(295) **Schott, H.:** Selbsterfahrung im Gestaltkreis. Über Viktor von Weizsäckers Theoriebildung. Der Nervenarzt 52, 418-22, 1981

(296) **Schrey, H.-H.:** Dialogisches Denken. Wissenschaftliche Buchgesellschaft, Darmstadt 1970

(297) **Schultz, J. H.:** Der Gestaltkreis. Theorie der Einheit von Wahrnehmen und Bewegen. Zentralblatt für Psychotherapie XIV, 111-9, 1942

(298) **Schultz, J. H.:** Der Gestaltkreis. Theorie der Einheit von Wahrnehmen und Bewegen. Medizinische Welt 18, 275, 1944

(299) **Siebeck, R.:** Der Gestaltkreis. Theorie der Einheit von Wahrnehmen und Bewegen. Deutsche Medizinische Wochenschrift 66, 242-3, 1940

(300) **Siebeck, R.:** Die Einheit von Leib und Seele in der theologischen Anthropologie und in der anthropologischen Medizin. In: Viktor v Weizsäcker. Arzt im Irrsal der Zeit. Eine Freundesgabe zum 70. Geburtstag am 21.4.1956. P. Vogel (Hrsg.) 54-65. Vandenhoeck & Ruprecht, Göttingen, 1956

(301) **Sprockhoff, H.:** V. v. Weizsäcker, Der Gestaltkreis. Theorie der Einheit von Wahrnehmen und Bewegen. Zentralblatt für Neurochirurgie 5, 111-2, 1940

(302) **Stadler/Seeger:** Psychologische Handlungstheorie auf der Grundlage des materialistischen Tätigkeitsbegriffes. In: Lenk, H. (Hrsg.): Handlungstheorien – interdisziplinär, Bd. III/1. Fink, München 1981

(303) **Sternberger, D.:** Der Mensch ist kein Ding. Zum Buche eines Naturforschers. Frankfurter Zeitung. 07.05.1940

(304) **Steinbuch, K.:** Kybernetik – Brücke zwischen den Wissenschaften. Umschau, Frankfurt/M. 1962 (2. Aufl.)

(305) **Steinbuch, K.:** Ansätze zu einer kybernetischen Anthropologie. In: Gadamer, H.G., Vogler, P. (Hrsg): Neue Anthropologie. Band 1 Biologische Anthropologie Erster Teil. Thieme, Stuttgart 1972

(306) **Stöcker, G.:** Grundlagen der Leibeserziehung in Theorie und Praxis. Pädagogischer Verlag Schwann, Düsseldorf 1970

(307) **Stoffels, H.:** Situationskreis und Situationstherapie. In: Jacobi, R.-M. E., Janz, D., (Hrsg): Zur Aktualität Viktor von Weizsäckers. Beiträge zur Medizinischen Anthropologie Bd. 1, Königshausen & Neumann, Würzburg 2003

(308) **Stolze, H.:** Konzentrative Bewegungstherapie. 1250 –73 in: Die Psychologie des 20. Jahrhunderts, Bd. III, Freud und die Folgen, Kindler, München, Zürich 1977

(309) **Straus, E.:** Vom Sinn der Sinne. Springer, Berlin (u.a.) 1935

(310) **Straus, E.:** Prof. Dr. V. v. Weizsäcker, Heidelberg, Der Gestaltkreis. Theorie von Wahrnehmen und Bewegen. 4. Aufl. Ars Medici 41, 12, 1951

(311) **Straus, E.:** Psychiatrie und Philosophie. In: Psychiatrie der Gegenwart. Forschung und Praxis I/2. Grundlagen und Methoden der Klinischen Psychiatrie 926-994. Springer, Berlin (u.a.) 1963

(312) **Streller, J.:** Das Subjekt in der Biologie. Die Bedeutung der Gestaltkreislehre Viktor von Weizsäckers. Die Neue Zeitung, Deutschland, 9/186/1953

(313) **Tellenbach, H.:** Geschmack und Atmosphäre. Otto Müller, Salzburg 1968

(314) **Tellenbach, H.:** Melancholie. Springer, Berlin (u.a.) 1983

(315) **Theunissen, M.:** Der Andere. De Gruyter, Berlin 1977 (2. Auflage)

(316) **Thienemann:** Der Gestaltkreis. Theorie der Einheit von Wahrnehmen und Bewegen. Archiv für Hydrobiologie B 39, 368, 1942

(317) **Tholey, P.:** Erkenntnistheoretische und systemtheoretische Grundlagen der Sensomotorik aus gestalttheoretischer Sicht. Sportwissenschaft, 10 (1), S. 7-35, 1980

(318) **Thomas, A.:** Einführung in die Sportpsychologie. Hogrefe, Göttingen 1978

(319) **Thomas, A.:** Entwicklung der Sportpsychologie. In: Sportpsychologie. Ein Handbuch in Schlüsselbegriffen. Hrsg.: A. Thomas. Urban & Schwarzenberg, München, Wien, Baltimore 1982

(320) **Thurstone, L.:** The Stimulus-response Fallacy in Psychology. Psychological Review, 3, 1923, deutsch in: H.v. Balmer (Hg.), Die Psychologie des 20 Jh. (Bd. 1, 117-155) Kindler, Zürich 1976

(321) **Tiwald, H.:** Bewegen zum selbst. Diesseits und Jenseits des Gestaltkreises; für Bewegungswissenschaftler, Philosophen, Mediziner, Psychologen und Pädagogen als Hinführung zum Grundgedanken der ‚Theorie des Gestaltkreises'. Lietzberg, Hamburg 1997

(322) **Tiwald, H.:** Die Kunst des Machens oder der Mut zum Unvollkommenen. Die Theorie der Leistungsfelder und der Gestaltkreis im Bewegenlernen. Edition Lietzberg, Hamburg 1996

(323) **Tranel, D., Damasio, H., Damasio, A. R.:** A neural basis for the retrieval of conceptual knowledge. Neuropsychologia 35, 1319-1327, 1997

(324) **Uexküll, J. v.:** Umwelt und Innenwelt der Tiere. Springer, Berlin (u.a) 1909

(325) **Uexküll, J. v.:** Theoretische Biologie. Paetel, Berlin 1928 (2. Aufl.)

(326) **Uexküll, T. v.:** Lehrbuch der psychosomatischen Medizin (1979). Urban & Schwarzenberg, München, Wien, Baltimore 1981

(327) **Uexküll, T. v.** (Hrsg.): Integrierte Psychosomatische Medizin. Modelle in Praxis und Klinik. F.K. Schattauer, Stuttgart, New York, 1981.

(328) **Uexküll, T. v.:** Gestaltkreis und Situationskreis. Viktor von Weizsäcker zum 100. Geburtstag, P. Hahn, W. Jakob (Hrsg.), 126-3, Springer Verlag, Heidelberg 1987

(329) **Uexküll, T. v., Wesiack, W.:** Theorie der Humanmedizin. Urban & Schwarzenberg, München, Wien, Baltimore 1990

(330) **Ulrich, G.:** Biomedizin. Die folgenschweren Wandlungen des Biologiebegriffs. F. K. Schattauer, Stuttgart, New York 1997

(331) **Ungerer, D.:** Leistungs- und Belastungsfähigkeit im Kindes- und Jugendalter. Schriftenreihe zur Praxis der Leibeserziehung und des Sports, Bd. 15, Karl Hofmann, Schorndorf 1967

(332) **Ungerer, D.:** Die Selbstbewegung. 157-80 in: Rieder, H. (Hrsg.): Bewegung – Leistung – Verhalten. Karl Hofmann, Schorndorf 1972

(333) **Ungerer, D.:** Zur Theorie des sensomotorischen Lernens. Karl Hofmann, Schorndorf 1973 (2. Aufl.)

(334) **Ungerer, D.:** Die Wahrnehmung der Füße. Arcus, Architektur und Wissenschaft 16, 56-62, "Architektur zum Anfassen", 1992

(335) **Ungerer, D., Daugs, R.:** Bewegungslehre – unter besonderer Berücksichtigung der Sensomotorik. 142-82 in: Grupe, O. (Hrsg.): Einführung in die Theorie der Leibeserziehung und des Sports. Karl Hofmann, Schorndorf 1968 (1. Aufl.), 1980 (5. Aufl.)

(336) **Urban, M.:** Kybernetische Modelle. Die Psychologie des 20. Jahrhunderts Bd. 9: Ergebnisse für die Medizin 1. Psychosomatik. P. Hahn (Hrsg.) 261-73, Kindler, München, Zürich 1979

(337) **Villar, A. A.:** Prólogo: filosofia, psicologica, pedagogia. El círculo de la forma. Teoría de la unidad de percepción y movimiento. Übers. v. A: Sarrate. Ed. Morata, Madrid (1962)

(338) **Vogel, P.:** Der Gestaltkreis. Theorie der Einheit von Wahrnehmen und Bewegen. Hippokrates 11, 435-6, 1940

(339) **Vogel, P.:** Viktor von Weizsäcker: Der Gestaltkreis. II. Aufl. Deutsche Zeitschrift für Nervenheilkunde 156, 303, 1944

(340) **Vogel, P.:** Viktor von Weizsäcker: Der Gestaltkreis. III. Aufl. Deutsche Medizinische Wochenschrift 13/16, 1948

(341) **Volkelt, H.:** Simultangestalten, Verlaufsgestalten und Einfühlung. In: F. Sander & H. Volkelt, Ganzheitspsychologie, S. 137-149, Beck, München 1962

(342) **Volkelt, H.:** Grundfragen der Psychologie. Beck, München 1963

(343) **Volpert, W.:** Maschinen-Handlungen und Handlungs-Modelle – ein Plädoyer gegen die Normierung des Handelns. Gestalt Theory, Vol 6 No 1: S. 70-99. Westdeutscher Verlag, Wiesbaden 1984

(344) **Vygotskij, L. S.:** Geschichte der höheren psychischen Funktionen. Fortschritte der Psychologie Bd. 15, LIT Verlag, Münster 1992

(345) **Vygotskij, L.S.:** Die Lehre von den Emotionen. Eine psychologiehistorische Untersuchung. Fortschritte der Psychologie Bd. 19, LIT Verlag, Münster 1996

(346) **Wagner, W.:** Der Gestaltkreis. Von Prof. Dr. Viktor von Weizsäcker. Medizinische Monatsschrift 12, 1950

(347) **Wagner, W.:** Paraphrase zum Gestaltkreis. Der Nervenarzt 22, 26-8, 1951

(348) **Wehrt, H., Uexküll, T. v.:** Ökologie und die Problematik des Überlebens. Der Physiker (Nils Bohr) und ein Biologe (Jakob von Üexküll) als Wegbereiter einer neuen Wissenschaft. In: Wehrt, H. (Hrsg.): Humanökologie. Beiträge zum ganzheitlichen Verstehen unserer geschichtlichen Lebenswelt. Birkhäuser, Berlin, Basel, Boston 1996

(349) **Wehrt, H.:** Über Irreversibilität, Naturprozesse und Zeitstruktur. In: Weizsäcker. E.v. (Hrsg.): Offene Systeme I. Beiträge zur Zeitstruktur von Information, Entropie und Evolution. Ernst Klett, Stuttgart 1974

(350) **Wehrt, H.:** Über Irreversibilität, Naturprozesse und Zeitstruktur. In: Weizsäcker, E., U. (Hrsg.): Offene Systeme I. Beiträge zur Zeitstruktur von

Information, Entropie und Evolution. Klett-Cotta, Stuttgart 1986 (2. Auflage)

(351) **Weinberg, P.:** Handlungstheorie und Sportwissenschaft. Köln 1978

(352) **Weizsäcker, C. F. v.:** Gestaltkreis und Komplementarität. Viktor von Weizsäcker. Arzt im Irrsal der Zeit. Eine Freundesgabe zum 70. Geburtstag am 21.4.1956. P. Vogel (Hrsg.), 21-53, Vandenhoeck & Ruprecht, Göttingen 1956

(353) **Weizsäcker, C. F. v.:** Der Garten des Menschlichen. Beiträge zur geschichtlichen Anthropologie. C. F. von Weizsäcker (Hrsg.) Darin das Kapitel „Die Einheit von Wahrnehmen und Bewegen", 206-24, und das Kapitel „Selbstdarstellung", 553-97, Hanser, München 1977

(354) **Weizsäcker, C. F. v.:** Viktor von Weizsäcker zwischen Physik und Philosophie. Viktor von Weizsäcker zum 100. Geburtstag, P. Hahn, W. Jakob (Hrsg.) 72-9. Springer, Berlin (u.a.) 1987

(355) **Weizsäcker, C. F. v.:** Zum Weltbild der Physik. Hirzel, Stuttgart 2002 (14. Aufl.), 1943 (1. Aufl.). Der GK findet sich zum ersten Mal in der 6. Auflage von 1954 ausführlich beschrieben.

(356) **Weizsäcker, E. U. v. (Hrsg.):** Offene Systeme. I. Beiträge zur Zeitstruktur von Information, Entropie und Evolution. Klett-Cotta, Stuttgart 1974

(357) **Wiedebach, H.:** Die theologische Dimension der biologischen Gestalt. Grundfragen einer ‚pathischen' Urteilkraft. In: Merz-Benz, P.-U., Renz, U. (Hrsg.): Ethik oder Ästhetik? Zur Aktualität der neukantianischen Kulturphilosophie. Königshausen & Neumann, Würzburg 2004

(358) **Wiehl, R.:** Logik und Metalogik bei Cohen und Rosenzweig. In: Der Philosoph Franz Rosenzweig (1886-1929). Internationaler Kongress Kassel 1986, W. Schmied-Kowarzik (Hrsg.), Bd. II, Das neue Denken und seine Dimensionen. Karl Alber, Freiburg, München 1988

(359) **Wiehl, R.:** Form und Gestalt im ‚Gestaltkreis'. In: Jacobi, R.-M. E., Janz, D., (Hrsg): Zur Aktualität Viktor von Weizsäckers. Beiträge zur Medizinischen Anthropologie Bd. 1, Königshausen & Neumann, Würzburg 2003

(360) **Wiener, N.:** Cybernetics or Control and Communication in the Animal and in the Machine. Hermann [usw.], Paris 1948

(361) **Wiener, N.:** Über Informationstheorie. Naturwissenschaften 48, 174, 1961

(362) **Wiesenhütter, E.**: Der Gestaltkreis. Jahrbuch für Psychologie, Psychotherapie und medizinische Anthropologie 4, 163-73, 1956

(363) **Wils, J.-P.**: Sittlichkeit und Subjektivität. Zur Ortsbestimmung der Ethik im Strukturalismus, in der Subjektivitätsphilosophie und bei Schleiermacher: Studien zur theologischen Ethik 21. Universitätsverlag, Freiburg (Schweiz) 1987

(364) **Wyrsch, J.**: Bedeutung und Aufgabe. Ich und Person. Bewusstsein. Über Bedeutung und Aufgabe der Psychopathologie. In: Psychiatrie der Gegenwart. Forschung und Praxis I/2. Grundlagen und Methoden der Klinischen Psychiatrie 1-22. Springer, Berlin (u.a.) 1963

(365) **Wyrsch, J.**: Der Gestaltkreis. Theoretische Einheit von Wahrnehmen und Bewegen. Zeitschrift unbekannt.

(366) **Wyss, D.**: Viktor von Weizsäckers Stellung in Philosophie und Anthropologie der Neuzeit. 181-290 in: Wyss, D. (Hrsg.): Viktor von Weizsäcker. Zwischen Medizin und Philosophie. Vandenhoeck & Ruprecht , Göttingen 1957

(367) **Wyss, D.**: Die tiefenpsychologischen Schulen von den Anfängen bis zur Gegenwart. Vandenhoeck & Ruprecht, Göttingen 1961 (1. Aufl.), 1977 (5. Aufl.)

(368) **Wyss, D.**: Die anthropologisch-existentialontologische Psychologie und ihre Auswirkungen insbesondere auf die Psychiatrie und Psychotherapie. Die Psychologie des 20. Jahrhunderts Bd. 1: Die Europäische Tradition. Tendenzen, Schulen, Entwicklungslinien. H. Balmer (Hrsg.) 461-569, Kindler, Zürich 1976

(369) **Wyss, D.**: Vom Gestaltkreis zur Person. Zur Anthropologie Viktor von Weizsäckers. Prax Psychother Psychosom 31, 69-77, 1986

(370) **Wyss, D.**: Von zerstörten zum wieder entdeckten Leben. Kritik der modernen Biologie, Vandenhoeck & Ruprecht, Göttingen 1986

(371) **Zacher, A.**: Der Krankheitsbegriff bei Viktor von Weizsäcker. Anthropologie des kranken Menschen. Dissertation, Würzburg 1978

(372) **Zacher, A.**: Konzeptionen einer anthropologischen Medizin. Viktor von Weizsäcker und Dieter Wyss. Psyche 40, 248-62, 1986

(373) **Ziehen, V.**: Der Gestaltkreis. Theorie der Einheit von Wahrnehmen und Bewegen. Münchner Medizinische Wochenschrift 90, 27, 1943

(374) **Zutt, J.:** Über verstehende Anthropologie. In: Psychiatrie der Gegenwart. Forschung und Praxis I/2. Grundlagen und Methoden der Klinischen Psychiatrie 764-852. Springer, Berlin (u.a.) 1963

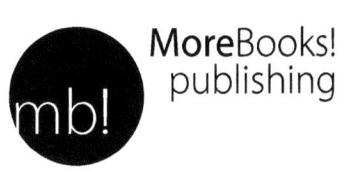

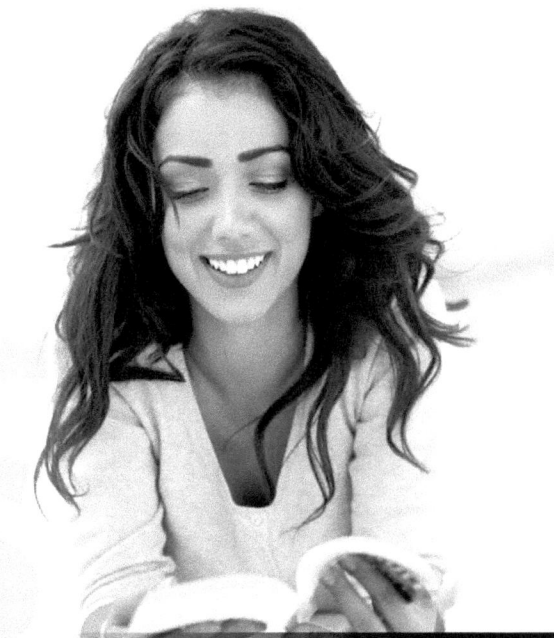

i want morebooks!

Buy your books fast and straightforward online - at one of world's fastest growing online book stores! Environmentally sound due to Print-on-Demand technologies.

Buy your books online at
www.get-morebooks.com

Kaufen Sie Ihre Bücher schnell und unkompliziert online – auf einer der am schnellsten wachsenden Buchhandelsplattformen weltweit! Dank Print-On-Demand umwelt- und ressourcenschonend produziert.

Bücher schneller online kaufen
www.morebooks.de

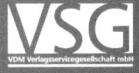

VDM Verlagsservicegesellschaft mbH
Heinrich-Böcking-Str. 6-8   Telefon: +49 681 3720 174   info@vdm-vsg.de
D - 66121 Saarbrücken   Telefax: +49 681 3720 1749 www.vdm-vsg.de

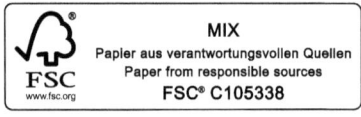

Printed by Books on Demand GmbH, Norderstedt / Germany